LA
Médecine
à
Grenoble

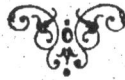

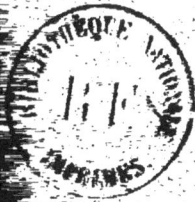

NOTES POUR SERVIR A L'HISTOIRE

DE

l'École de Médecine et de Pharmacie

PAR

LE Dʳ A. BORDIER

Directeur

———

GRENOBLE

IMPRIMERIE ET LITHOGRAPHIE DE VEUVE RIGAUDIN

8, RUE SERVAN, 8

—

1896

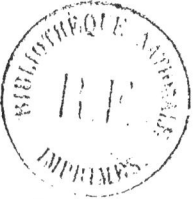

LA

MÉDECINE A GRENOBLE

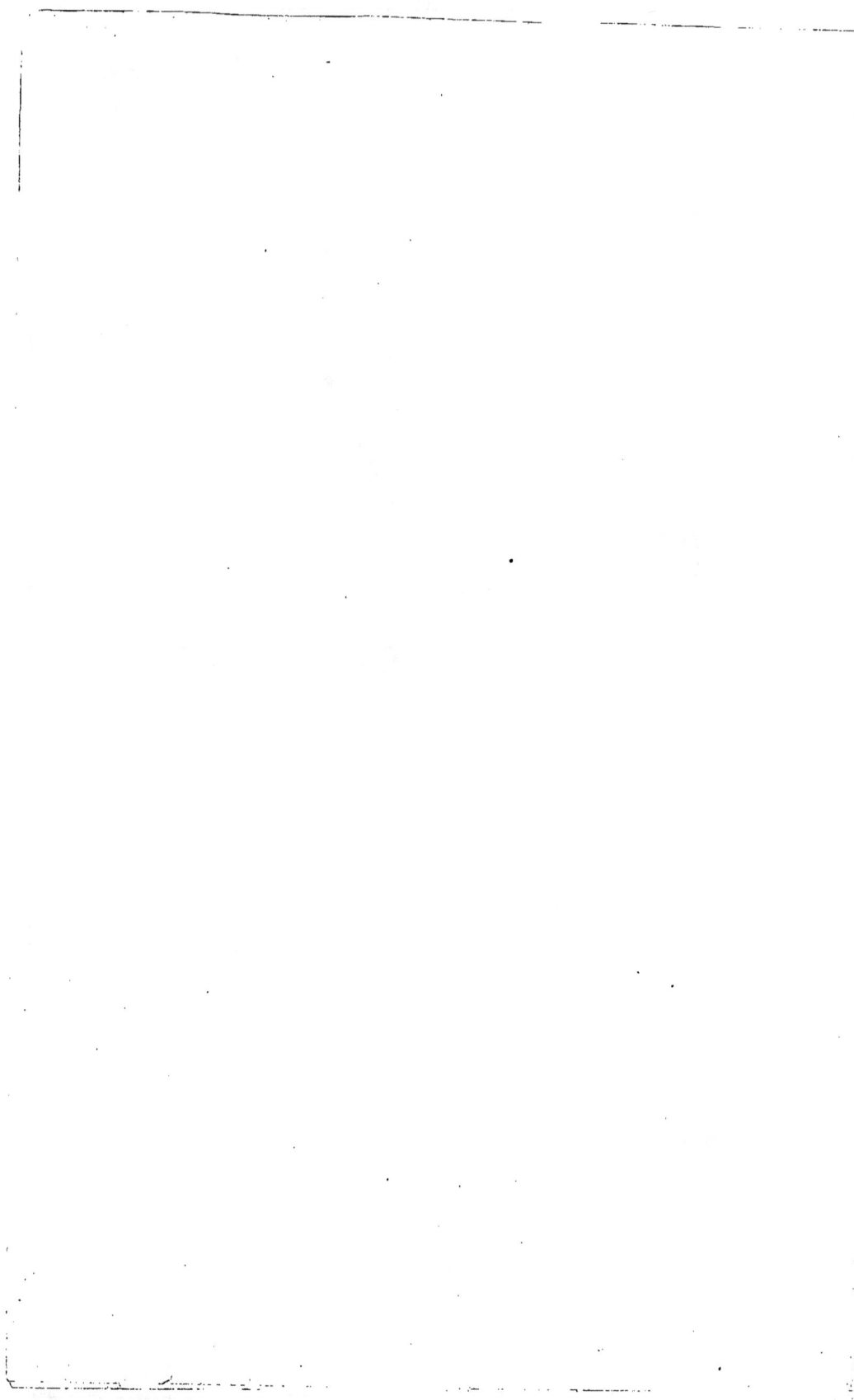

1771. Ecole publique de chirurgie.

An XII. Réorganisation de l'Ecole de chirurgie (29 frimaire).

1806. Cours pratiques de médecine, de chirurgie et de pharmacie (20 novembre).

1820. Ecole secondaire de médecine (5 juillet).

1841. Ecole préparatoire de médecine et de pharmacie (3 octobre).

1866. Première réorganisation (20 novembre).

1894. Deuxième réorganisation (22 octobre).

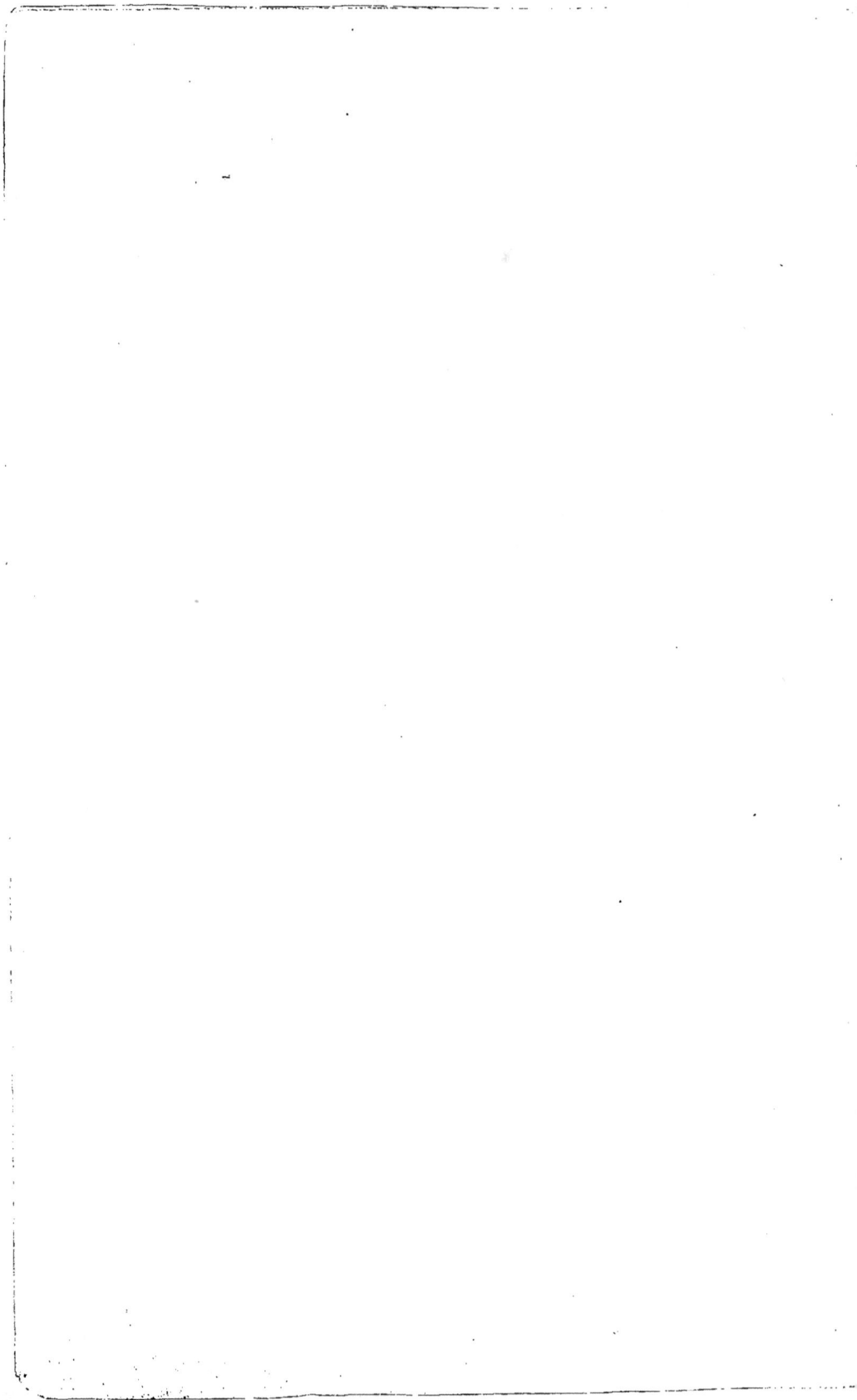

Directeurs de l'École de Médecine et de Pharmacie

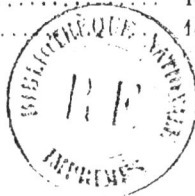

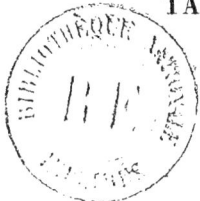

TABLE DES CHAPITRES

CHAPITRE PREMIER

(1244-1349)

CHAPITRE II

(1349-1542)

CHAPITRE III

(1542-1605)

CHAPITRE IV

(1605-1638)

CHAPITRE V

(1638-1771)

CHAPITRE VI

(1771-1792)

CHAPITRE VII

(1792-1806)

CHAPITRE VIII

(1807-1820)

CHAPITRE IX

(1820-1841)

CHAPITRE X

(1841-1866)

CHAPITRE XI

(1866-1894)

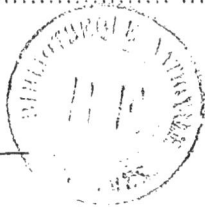

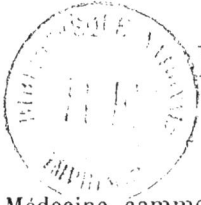

PRÉFACE

La Médecine, comme la maladie, est si intimement liée à la vie des hommes, que son histoire spéciale se confond forcément avec l'Histoire générale. Pour suivre le mouvement de la Médecine à Grenoble d'une manière complète, il eût fallu parcourir, après tant d'autres, l'Histoire tout entière de notre pays : la peste, la guerre, les inondations, les famines, les querelles religieuses et les réjouissances elles-mêmes sont autant de chapitres, où nous aurions rencontré des documents intéressants.

Science ou art, la Médecine a en outre ceci de particulier, que sa pratique et son enseignement prennent naissance presque en même temps et se développent parrallèlement : l'abondance des malades attire un certain nombre de praticiens ; ceux-ci s'entourent d'aides, d'imitateurs, successeurs désignés, qui commencent par être des initiés, des élèves, et forment de bonne heure une petite Ecole ; le nombre, l'importance des uns et des autres décident de la renommée de l'Ecole, qui se développera ou périra, suivant la valeur des maîtres et des apprentis qui la constituent. Les Ecoles célèbres dans l'antiquité de Cnide ou de Cos, elles-mêmes, n'avaient pas d'autre origine ; ce n'étaient pas des Ecoles au sens administratif que nous attachons à ce mot, c'était un groupe d'auditeurs venus pour suivre le pratique de médecins heureux, autour d'un Temple qui attirait les malades.

C'est par le même mécanisme que les hôpitaux sont devenus le noyau d'Ecoles plus ou moins importantes, qui valaient ce que valaient les maîtres et les élèves qui les suivaient.

Ces Ecoles de médecine embryonnaires sont très peu dogmatiques ; elles sont essentiellement cliniques et simplement professionnelles. Elles naissent, en apparence spontanément, du concours de certains hommes dans certaines circonstances, se développant ou disparaissant suivant que le milieu leur est favorable ou non, mais, à l'inverse des Ecoles modernes, aucun pouvoir ne les crée, aucun ne les modifie ou ne les supprime à son gré.

Pandulfe, maître Jean, Pierre de Boenc et deux ou trois autres médecins, attirés par la munificence du Dauphin Humbert avaient autour d'eux quelques jeunes apprentis, qui profitaient de leurs leçons et de leurs conseils: telle était l'Ecole de Grenoble au xiv° siècle.

Plus tard, les maîtres-praticiens sont plus nombreux et, autant par intérêt que par un sentiment de dignité très légitime, ils pratiquent une sorte de sélection, n'admettant dans leur corporation qu'après certaines formalités, moyennant certaines garanties, après de réels examens.

Les Collèges de médecine ainsi constitués sont la seconde forme que revêtent nos Ecoles ; ce sont des corps examinants qui confèrent le privilège professionnel après avis donné par tous les agrégés au Collège : la Faculté de Paris de la rue de la Bùcherie n'était autre chose que le Collège des médecins de Paris ; chaque affilié avait droit d'interroger le récipiendaire et de formuler le *Dignus intrare*. Quelques membres de ce Collège étaient en outre chargés par leurs collègues de faire des démonstrations publiques : c'était le côté enseignement du Collège ; c'est l'origine directe de la Faculté de Médecine de Paris. Il en était de même à Grenoble ; nous connaissons même quelques-unes des questions posées au candidat par les membres du Collège de notre ville au xvii° siècle et nous savons que parmi ces agrégés au Collège, quelques-uns étaient désignés par leurs collègues pour faire des démonstrations publiques, des *lectures*, aux apothicaires et aux barbiers.

Lorsqu'un gouvernement a voulu, à diverses époques, organiser cet enseignement médical spontané, il n'a eu qu'à tailler dans les éléments que la force des choses avait déjà rassemblés : Humbert n'a eu qu'à prendre les médecins de sa petite cour pour remplir dans son Université le cadre de la médecine ; il en fut de même au xvi° siècle, lors de la réorganisation de l'Université de Grenoble.

Mais l'étude de la Médecine était alors trop exclusivement professionnelle, pour vivre de la vie universitaire. Privée des sciences naturelles, sur lesquelles elle s'appuie aujourd'hui et dont elle décuple la puissance en se les assimilant et en les mettant en quelque sorte à son service, elle se bornait à d'insipides commentaires de Galien. Aussi son foyer fut-il à Grenoble, et cela pendant longtemps, l'Hôpital. C'est là que, dès le XVIIe siècle, les Pères Saint-Jean-de-Dieu fondèrent, pour l'usage de leurs novices, une petite *Ecole de chirurgie* qui devint *publique* en 1771 et qui, jusqu'à la Révolution, représenta, avec le Collège des médecins, le véritable enseignement de la médecine à Grenoble.

Lorsque les corporations furent détruites et que le Collège des médecins cessa d'exister, l'Hôpital devint le seul refuge d'un enseignement, que les guerres, qui allaient ébranler l'Europe pendant vingt ans, devaient rendre plus nécessaire que jamais. C'est à l'Hôpital que la Société de médecine, en l'an XII, fit revivre un instant l'ancienne *Ecole de chirurgie*; c'est là, qu'en 1806, Napoléon institua les *Cours pratiques de médecine et de chirurgie*; ils furent, jusqu'en 1815, une pépinière de jeunes chirurgiens, qui munis à la hâte du bagage scientifique indispensable étaient de suite expédiés aux armées.

Cette spécialisation de nos cours de chirurgie ne fut pas sans nous nuire, car c'est dès le début qu'il importe pour une Ecole de de prendre position : pour avoir fabriqué rapidement de jeunes praticiens à l'usage des armées, nous fûmes regardés pendant longtemps comme indignes de l'enseignement supérieur et l'Empereur ne nous fit pas l'honneur de nous admettre dans son Université. Ce n'est qu'en 1820 que ses portes nous furent ouvertes, date mémorable, car c'était le seul moyen, tout en laissant à l'enseignement de la Médecine le caractère professionnel et pratique qui lui est plus nécessaire encore qu'à toute autre science, de l'ennoblir en le forçant à évoluer dans les hautes sphères de l'Enseignement supérieur; mais une tare nous restait encore, car nous n'étions qu'Ecole *secondaire*. L'année 1841 fut pour la date nous un progrès nouveau: nous devinmes Ecole *préparatoire*.

Mais, depuis lors, organes éloignés du centre universitaire, vouées à une fonction modeste, l'émission de médecins d'ordre inférieur, les Ecoles de médecine et en particulier la nôtre, ont, à plusieurs reprises, vu la mort de près ; maintes fois elles ont failli succomber, étouffées par la centralisation et dégénérées par l'habitude d'un rôle secondaire.

Cette fonction subalterne, les Ecoles tenaient cependant à la conserver, car c'était leur raison d'être et elles craignaient que la suppresion des officiers de santé entraînat la leur à brève échéance. Ces craintes avaient leur point de départ dans l'inconscience où elles étaient de leur propre vitalité et dans l'oubli de leur origine. Les Ecoles de médecine méconnaissaient, en outre, leur intérêt, qui était non pas de faire des médecins secondaires à titre d'Ecoles secondaires, mais de préparer et de développer pleinement des médecins instruits et complets; elles n'ont jamais eu intérêt à constituer une sorte de sentier médical aboutissant à quelque impasse, mais bien à faire partie de la grande route qui conduit au Doctorat. On peut discuter sur le point de savoir jusqu'à quel grade nous conduirons les élèves, mais la direction doit être la même.

La suppression des officiers de santé s'imposait d'ailleurs : d'abord parce qu'il ne peut y avoir deux ordres de médecins; ensuite parce que l'éducation des officiers de santé ayant fini par être la même que celle des docteurs, il n'y avait plus de raison pour conserver un titre grevé d'infériorité et ne correspondant plus à une inégalité dans la valeur réelle des hommes. Pour les Ecoles, cette suppression équivalut donc à l'enlèvement du boulet qui nous tenait abîmés dans la médiocrité.

Restait la centralisation qui nous eut certainement étouffés si la corde n'eut été coupée, avant que l'aphyxie fut complète. Il était temps !

La loi nouvelle sur les Universités, qui a été votée depuis que ce livre est écrit, permet enfin de faire circuler autour de nous l'air, la lumière et la vie. La Médecine est devenue, en effet, une science exacte; elle repose aujourd'hui sur *l'universalité* des connaissances humaines qu'elle met à profit

et nous ne sommes plus à l'époque où le rôle d'un médecin de l'Université de Grenoble consistait à paraphraser
quelque vieux texte.

Notre outillage perfectionné de médecine expérimentale, nos
salles d'hôpital devenues plus secourables au malade, à mesure
qu'elles se transforment elles-mêmes en véritables [laboratoires
scientifiques, sont aujourd'hui aussi bien aménagées dans nos
Ecoles que dans les Facultés. Or, si la centralisation est funeste,
l'uniformité dans le progrès est bonne. Aux élèves il appartient
maintenant de se décentraliser eux mêmes, de se répandre dans
la France entière, au lieu de s'étouffer dans quelques grands
centres.

L'Université de Grenoble est toute prête pour les recevoir
et leur rendre le travail agréable et fécond. Pour ne parler que
de l'Ecole de médecine, ils trouveront, avec des éléments de
dissection nombreux, un enseignement complet de bactériologie, illustré par un laboratoire de sérothérapie, un laboratoire
de zoologie libéralement entretenu d'animaux marins par M. le
professeur Lacaze-Duthiers, des laboratoires de physiologie,
d'histologie, de photographie. Ils trouveront à l'hôpital de
nombreux malades formant un chiffre d'entrée considérable.

Si je parle ce cette installation excellente de la Médecine à
Grenoble, c'est que je tiens à en faire remonter tout le mérite à la
Ville, qui n'a jamais, à aucune époque, ménagé ses deniers, à
M. le Ministre de l'Instruction publique et à M. le Directeur de
l'Enseignement supérieur qui n'ont jamais désespéré de nous
et nous ont largement tendu la main tutélaire de l'administration ;
c'est que je tiens à témoigner la reconnaissance de l'Ecole
aux deux Recteurs éclairés qui ont aidé puissament, l'un au
début, l'autre au couronnement de l'édification morale et matérielle de notre Ecole, M. le recteur Bizos et M. Zeller, le premier Recteur de la jeune Université de Grenoble.

En reportant nos regards en arrière, nous devons également,
il me semble, quelque reconnaissance à tous ces praticiens cou-
rageux qui nous ont précédés ; ils n'étaient pas outillés comme
nous, ils parcouraient à cheval les chemins mal entretenus de
nos montagnes et trouvaient encore le temps d'observer,

d'écrire, d'enseigner en même temps que l'occasion toujours renaissante de se dévouer.

Ces hommes avaient nom : *Charvet, Billerey, Albin Gras, Bilon, Silvy, Gagnon, Villars, Beylié, Donis, Monin, Tardin, de Villeneuve, Davin* le médecin de Lesdiguières et *Pierre Areoud*, le légendaire *Maître Pierre*, de l'Ecole de Grenoble au XVIᵉ siècle. Ce sont eux en somme qui ont fait l'Ecole de Grenoble ou du moins qui lui ont donné des fondations assez solides, pour que les modernes puissent édifier sur elles leurs laboratoires coûteux et compliqués.

Je crois rendre à tous ces ancêtres plus ou moins éloignés, un hommage respectueux et je m'acquitte en même temps d'un devoir personnellement agréable, en remerciant les personnes qui, versées dans l'étude du passé, me les ont fait connaître et ont mis, avec une extrême obligeance, à ma disposition, tous les documents qu'elles possédaient : l'érudit et toujours obligeant M. Maignien, conservateur de la Bibliothèque de Grenoble ; M. Reymond, le sympathique secrétaire général de la mairie de Grenoble ; M. Prudhomme, archiviste départemental et M. Pilot de Thorey : les renseignements de l'un et de l'autre sont toujours précieux.

Je souhaite que cette étude du passé de notre Ecole, qui n'a pas été sans éclat, puisse encourager mes collègues et leur rappeler, que leurs efforts et leur dévouement à la science ne sont pas des actes isolés dans l'histoire de Grenoble, que notre ville a toujours été un foyer médical ardent, qu'ils font partie d'une série évolutive à marche lente d'abord, s'accélérant avec le temps, qui commence au Collège des médecins, se continue par l'Ecole des Pères de la Charité et les cours d'Hôpital, et se termine actuellement à notre Ecole *réorganisée* . . . . qui n'est elle-même qu'une courte étape sur la route qui nous mènera bientôt, je l'espère, au titre *d'Ecole de plein exercice* . . . . en attendant mieux.

Dᵉ A. BORDIER.

Grenoble, juillet 1896.

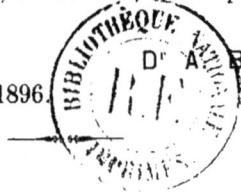

CHAPITRE PREMIER

(1244-1349)

La plus ancienne date relative aux choses de la médecine que j'aie
rencontrée dans l'Histoire de Grenoble est celle de 1244 : à cette époque,
parmi les consuls de la Ville, figure *Julien Gras, apothicaire,* qui fut renommé
en 1290 ; en 1332, un autre apothicaire, *Perronet Fabre,* est consul ;
enfin, en 1347, on trouve encore un apothicaire parmi ces dignitaires de
la Cité, c'est *Pierre Marc* (1).

---

(1) Depuis le xiiie jusqu'au xviiie siècle, les apothicaires de Grenoble ont
toujours joué un rôle assez considérable dans la vie municipale, ce qui permet
de conclure que leur profession était importante et que ses représentants jouissaient d'une assez grande considération.
Voici la liste des apothicaires qui sont, à diverses époques, mentionnés parmi
les consuls :
1405. Guillaume Chaléon.
1447. Pierre Giraud.
1482. Pierre Gras.
1492. Pierre « de Grassi », c'est sans doute le même qu'en 1482.
1503. Antoine Fontaine.
1508. Jean Chosson.
1539. Louis Chosson.
1549. Ennemond Robin.
 Antoine Mégard.
1551. Jacques Aymoz.
1553. Jean Verdonnay.
1554. Louis Chosson,
1557. Pierre Paqualet.
1561. Jean Verdonnay. Il fut délégué aux Etats.
1564. Jean Chays (protestant).
1569. Guigues Sonnier.
1571. Jean Verdonnay.
 Antoine Mégard.
1579. Antoine Mégard.
1580. Jean Peyronin dit Gigues.
1582. Antoine Verdonnay.
 Jacques Mégard.

Les premiers apothicaires ne remontent d'ailleurs pas beaucoup plus loin : dans l'antiquité et au début du moyen âge, les médecins préparaient eux-mêmes leurs médicaments et ce n'est qu'au XIII° siècle que, renonçant aux manipulations, ils les confièrent à leurs élèves, qui les confectionnaient suivant leurs instructions et les portaient ensuite chez les clients.

L'existence de Julien Gras, apothicaire à Grenoble, en 1244, nous prouve que cette modification dans les usages médicaux, qui nous venait d'Italie, eut lieu de très bonne heure chez nous, car en Allemagne, les premiers apothicaires connus remontent, à Münster, à 1267, et à Augsbourg, à 1285 (1).

1583. Guigues Sonnier.
1585. Antoine Mégard.
1586. Jacques Mégard.
1589. Philippe Tacon.
1591. Jacques Sonnier.
1593. Pierre Didier.
1599. Martin Collaud.
      Antoine Mégard.
1603. Mathieu de Bœuf.
1605. Ennemond Mégard.
1608. Martin Collaud.
1610. Pierre-Louis Massard.
1618. Jacques Joubert.
1619. Daniel Archier.
1621. Antoine Mégard.
1623. Jacques Balme.
      Jacques Joubert.
1628. Laurent Roux.
1630. Daniel Archier.
      Pierre Bérard.
1632. Ennemond Collaud.
1634. Antoine Mégard.
1635. Jacques Balme.
1644. Claude Pelissier.
1647. Jacques Massard.
1659. François Pascal.
1666. Jacques Massard.
1696. Laurent Collaud.
1707. Pierre Jomaron.
1717. Jean Bozonat fils.
1737. Pierre Jomaron.
1747. René Marmion.
1790. Breton, officier municipal.
      Mathieu Girard.

(1) Si l'apothicaire, tel que nous le comprenons, est relativement moderne, le mot est beaucoup plus ancien. Jusqu'au XII° siècle, on donnait le nom d'*apotecarii* à tous ceux qui tenaient une boutique, *apotheka*. Une charte de l'église de Cahors (1178) donne à tous les détaillants le nom d'*apotecarii*. Plus tard, le nom d'*apotheka* fut réservé aux magasins où étaient gardés certains produits spéciaux regardés comme rares et précieux. Un document de 1290 emploie ce terme à propos des greniers épiscopaux, pour les figues, les amandes, le riz, les salaisons.

Le premier des médecins dauphinois qui nous soit connu de nom, est *Maytre Brun, fusician*, qui, en 1275, assista comme témoin, dans la grande salle du château d'Uriage, au testament de Guigues Alleman, seigneur du lieu (1).

En 1328, le régent Henri, oncle de Guigues VIII et de Humbert II, son frère, qui lui succéda, laissa par testament plusieurs legs à ses trois médecins : *Jacques Alleman, Pierre de Boenc, maître Jean* (2).

Enfin, en 1334, Humbert II avait auprès de lui un *fusician* ou médecin, qu'il avait ramené de Naples et qui venait de l'Ecole de Salerne, *Pandulfe*, ainsi que nous l'apprend le trésorier du Dauphin, Jean de Poncey (3). Il avait encore auprès de lui un autre médecin nommé *Jean*, sans doute le même que Maître Jean, légataire du régent Henri.

Ces médecins, *fusician* ou *mires* (4), étaient très probablement des clercs; supposition par elle-même en rapport avec le caractère extrêmement religieux de Humbert, qui finit par se retirer dans un cloître ; à cette époque, la culture intellectuelle ne se rencontrait, d'ailleurs, que chez les clercs : eux seuls connaissaient les œuvres des médecins de l'antiquité ; jusqu'au xiie siècle, dans beaucoup de couvents, on enseignait même la médecine à un certain nombre de moines (5); eux seuls croyaient connaître l'action des drogues et leurs indications ; ce sont eux enfin qui ont fait la grande réputation de l'Ecole de Salerne, où Pandulfe avait précisément étudié et peut-être enseigné. Lorsque plus tard d'autres universités se fondèrent, comme celle de Paris, ce fut à des lettrés, c'est-à-dire à des clercs, que fut confié l'enseignement de la médecine. Longtemps après, alors que les laïques eurent forcé les portes de l'enseignement et de la pratique médicales, ils ne se mariaient pas : le célibat fut imposé aux médecins jusqu'au milieu du xve siècle et ce n'est qu'en 1452 que, sur les instances du cardinal d'Estouteville, il cessa d'être une loi pour eux.

Les princes prenaient volontiers ces clercs près d'eux, comme *archiâtres* ou *medici principis* en même temps que *medicorum principes :* la médecine de l'âme y trouvait son compte comme celle du corps. C'étaient les *physici*

Les Lombards tinrent à Paris, dans le quartier qui porte encore leur nom, les produits du Levant et, intermédiaires entre ce que nous nommons aujourd'hui droguiste, confiseur, épicier, devinrent, par suite de la division du travail dans l'organisation de la médecine, les premiers apothicaires-pharmaciens.

(1) Nicolas Chorier: *Histoire du Dauphiné*, Tome I.
(2) Valbonnais, Tome II. — Prudhomme: *Histoire de Grenoble*, p. 162, note 3.
(3) *Extractum computi Johannis de Ponciaco.* — Valbonnais : *Histoire du Dauphiné*, Tome II.
(4) De μυρον onguent.
(5) Chomel : *Essai historique sur la Médecine en France.*

aut medicis regis (1). Charles V, parlant de son médecin Gervais Chrétien (1372), qui était clerc, le désigne par ces mots : « Notre amé physicien ». Humbert aimait trop à imiter les princes plus importants que lui, pour ne pas prendre, comme *archiâtre*, un médecin qui répondait à ses idées religieuses.

Mais ces clercs médecins, sous prétexte que *ecclesia abhorret a sanguine*, se gardaient de toute opération manuelle. Ce furent donc les laïques, moins lettrés d'abord, mais plus pratiques, qui faisaient la plupart des opérations, pas toutes cependant, car les moins difficiles étaient abandonnés aux *barbiers*, auxquels les *chirurgiens* laïques laissaient l'infime besogne (2), tandis que les grandes opérations (cataracte, cure des

---

(1) En 1108, Louis VI avait pour médecin Obison, chanoine de Paris.
En 1137, Louis VII, Lombard, chanoine de Chartres.
En 1180, Philippe II, Gilles, chanoine de Paris;
             Rigord, moine de Saint-Denis;
             Ernauld de Poitiers, chanoine de Saint-Quentin.
En 1223, Louis VIII, Robert de Douai, chanoine de Saint-Denis.
En 1270, Philippe III, Gieffroy de Flavy, chanoine de Tours.
En 1304, Philippe IV, Guillaume d'Aurillac, évêque de Paris.
En 1350, Jean II, Jean de Guisco, chanoine de Nantes;
             Pierre d'Auvergne, chanoine de Pau.
En 1360, Charles V, Gervais Chrétien, chanoine de Paris et de Lizieux.
En 1380, Charles VI, Jean Tabari, évêque de Terouanne;
             Clermont Marle, chanoine de Laon.
En 1422, Charles VII, Jacques Desparts, chanoine de Paris;
             Jean Avantaige, évêque d'Amiens.
En 1443, la reine Marie d'Anjou, Pierre Bachelier, évêque de Chartres.
En 1483, Charles VIII, Angelo Catto, archevêque de Vienne et aumônier du roi.

(2) Les barbiers, qui étaient alors aux chirurgiens ce que ces derniers étaient aux médecins, leur prêtèrent d'abord une assistance *fraternelle* (le nom de *frater* leur est resté); mais ils ne tardèrent pas à former une association fort bien organisée: à Paris, ils reconnaissaient pour chef le premier barbier du roi, qui portait le titre de *maître et garde du métier*. Pour devenir barbier ou maître en barberie, il fallait subir un examen sur la saignée, les luxations, les fractures, et passer huit jours chez chacun des examinateurs, pour qui on fabriquait une lancette. Lorsqu'il refusait le candidat, le patron brisait la pointe de la lancette (Malgaigne, *préface des œuvres d'Ambroise Paré*). Grâce à l'ordonnance royale de 1373, il était permis aux barbiers « d'administrer emplastres, onguements et autres médecines convenables pour boces, apostumes et toutes plaies ouvertes, car les *mires* jurés (médecins) sont gens de grant estat et de grant sallaire et les poures gens ne sauraient les payer ». Bien que leur diplôme, qui devait être, à Paris, scellé du premier barbier du roi, ne coûtât pas cher, ils rendaient des services : Olivier de Marrhe, dans l'*estat de la maison du duc de Bourgogne*, raconte que Charles le téméraire n'avait, dans son armée forte d'environ 20.000 hommes, pour soigner les malades et les blessés, que 26 barbiers. Ambroise Paré, lui-même, n'était d'abord qu'un barbier.

Quant aux *chirurgiens*, dont la querelle avec les médecins dura plusieurs siècles, ils prirent de bonne heure, en France, une situation supérieure à celle des barbiers. Ce qui les ennoblit ce fut la fondation, en 1228, du collège de Saint-Côme, par Jean Pitard, qui, cependant, était clerc. D'abord simple collège de chirurgiens, le collège de Saint-Côme devint bientôt, en face de la faculté des gens de robe, une sorte de faculté laïque.

hernies, taille), étaient, pour longtemps encore, l'apanage d'opérateurs
ambulants (1). La plus grande partie de la clientèle populaire était faite
par des empiriques et des charlatans (2). Dans plus d'une ville, et même
beaucoup plus tard, on vit jusqu'aux bourreaux faire de la chirurgie :
Paracelse conseillait à ses élèves d'apprendre auprès d'eux la réduction des luxations et des fractures dédaignée par les chirurgiens
et les barbiers ; on vit même, en 1775, le bourreau de Fontenay-le-
Comte jouir pour ces accidents d'une véritable réputation, et celui du
Mans prendre le titre paradoxal de *chirurgien restaurateur*.

Il ne faut donc pas s'étonner si les médecins étaient rares à
Grenoble, en 1336. En 1340 les comptes des consuls constatent avec
regret que les malades sont confiés aux barbiers et aux empiriques (3). Il
en était partout ainsi : en 1414, par exemple, un médecin de Montpellier,
du nom de Colne, envoie à Bordeaux comme médecin un nommé Jacmes
Ram, disant qu'il avait appris, par un apothicaire, que les médecins de
cette ville étaient morts, et qu'il avait choisi, pour le leur envoyer, un
médecin distingué (4). A Paris même, à la fin du XIIIe siècle, pour environ
250.000 habitants, il n'y avait que 20 *mires* et 151 barbiers.

A côté des *physiciens* du Dauphin, des « mires de grant estat, trop
chers pour les poures gens », il y avait un médecin qui semble avoir
eu une grande vogue, c'était *Simon le magicien*.

Simon, le magicien, était sans doute un juif, ainsi que paraît l'indiquer
son nom, qui semble comparer son habileté merveilleuse à celle de
Simon le thaumaturge. Les juifs n'étaient pas du reste, à cette époque,
aussi mal vus qu'ils le furent plus tard : en raison de leur origine
sémitique, on les croyait même directement héritiers des doctrines médicales
des Arabes, et ils étaient volontiers admis comme médecins ; Charles-le-
Chauve avait eu jadis, auprès de lui, un médecin juif du nom de Sédécias,
et jusqu'au XIVe siècle, les rois d'Angleterre avaient toujours un juif comme
archiâtre.

---

(1) On les nommait *circulatores* ou *circumforanei*. Au XIIIe siècle, Octavian
de Villa (de Rome) avait été initié à l'extraction de la pierre, par *Mariana de
Barleta*, élève lui-même de *Jean des Romains*. Il venait souvent *travailler* à
Paris. Ce fut le maître de Collot, le chef d'une dynastie qui eut, pendant plusieurs
siècles, le monopole de l'extraction de la pierre.

(2) Henri de Mondeville, chirurgien de Philippe le Bel, s'élève contre « les
barbiers, sorciers, devins, alchimistes, courtissanes, vieilles femmes, juifs convertis, sarrazins, qui font partout de la médecine ». aussi une ordonnance du roi ne
tarda pas à interdire la chirurgie à une foule de « meurtriers, larrons, faux-
monnayeurs, espions, voleurs, abuseurs, arquemistes et usuriers, qui se mêlent
de pratiquer la chirurgie, mettent des bannières à leurs fenestres ». (Ordonnance
de novembre 1301, citée par Malgaigne : *Préface des œuvres d'Ambroise Paré*).

(3) Prudhomme : *Histoire de Grenoble*.

(4) Pery : *Histoire de la Faculté de Bordeaux*.

A l'occasion de ce Simon, nous constatons à Grenoble l'existence d'une charge officielle de *médecin municipal* ou, comme on disait alors, de *medicus pecunarius*.

Il y avait longtemps que les rois et les princes avaient des médecins attachés à leur personne; les Cités, si jalouses de leurs intérêts et de leur indépendance, pouvaient bien se procurer le luxe d'un archiâtre municipal. Déjà, du reste, dans l'Empire romain, à côté des *medici palatini*, médecins de la cour, il existait dans certaines villes des *archiâtres urbains, populaires;* l'Italie du moyen-âge conserva cet usage, car en 1214, Hugues de Lucques s'engageait à servir, pendant sa vie entière, la commune de Bologne, moyennant 600 livres une fois données (1). Il était même tellement lié par ses fonctions, qu'il dut, en 1218-1223, accompagner en Terre-Sainte les troupes envoyées par la ville.

Peut-être l'institution du *medicus pecunarius* avait-elle été apportée d'Italie par Humbert; toujours est-il que Simon exerçait cette fonction à Grenoble en 1340. L'état des recettes et des dépenses des consuls pour cette date constate, en effet, que « firent examinar li dit cossel le nemmo De Gout d'Engins, qui crè acusas de meselli, per la man de Maytre Symon lo mejo et de un barber, tant per lo dépes de l'azamination que per lo salariés del mejo et del barber ».... (2). Plus loin, on constate la dépense de 10 tournois d'argent, pour avoir fait visiter « la malade de dessus le pont » par Maytre Simon et Antoine le Barbier.

Simon le *mejo pecuniarius* ne se contentait pas de toucher ses « salaires » : il prêtait à la ville, et même à gros intérêts, ce qui n'infirme en rien mon hypothèse sur son origine sémitique. Les livres de compte enregistrent : « Payé à maytre Symon lo mejo per la meygain « de C flor. de 1 an feni lo XXVII jor de janver courant MCCC et XL « 10 flor. » (3).

Grenoble paraît avoir précédé la plupart des autres villes dans l'usage excellent de s'attacher un médecin municipal, car ce n'est qu'en 1414 que cette fonction est créée à Bordeaux (4) : le titulaire ne pouvait s'absenter de cette ville qu'avec la permission du maire. A la même époque, cette institution existait en Allemagne, où le médecin qui remplit cette charge est désigné sous le nom de *physikus*. Ses attributions étaient comme

---

(1) Malgaigne : *Œuvres d'Ambroise Paré.*
(2) Pilot : *Histoire municipale de Grenoble.*
(3) Pilot : *Histoire municipale de Grenoble.*
(4) Pery : *Histoire de la Faculté de Bordeaux.*

partout, le traitement des pauvres, la surveillance des épidémies, l'hygiène, etc.....

L'existence, ne fût-ce qu'en miniature, de ce que nous nommerions aujourd'hui, en style administratif, un service municipal de santé, nous montre que Grenoble jouissait déjà à cette époque d'un degré de culture assez élevé : Si la médecine y était appréciée *propter necessitatem*, le droit y était déjà fort en honneur, sans doute pour la même cause, car les plaideurs ont au moins autant à cœur leurs procès que leur santé ; en 1277, un certain Jacques Borgarel, s'intitule : *Professor Legum* (1). Le même titre est pris en 1282 par Berenger Chevalier, et en 1322 par Nicolas Constant. En 1333, Amblard de Beaumont, le protonotaire du Dauphin, son conseiller intime, celui qui le pousse là où il veut, prend le titre de *Professor juris civilis*. Il existait donc déjà un enseignement, que nous nommerions supérieur, et on comprend que lorsque vers 1339, Humbert II fonde l'Université de Grenoble avec la permission du pape Benoît XII, il fasse allusion aux anciens privilèges des études à Grenoble en disant : *Olim in concessione privilegiorum studii nostri Gratianopolitani*, et ailleurs : *Gratianopolis, ubi nuper studia generalia impetravimus* (2).

Il semble donc que c'est en perfectionnant un enseignement, qui existait déjà, que le Dauphin créa l'Université en 1339, afin d'imiter Paris, Naples et Salerne, où il venait de voir les plus belles Universités d'alors. Bien que l'enseignement dut porter sur le droit civil, le droit canonique, la médecine et les arts, nous sommes très peu renseignés sur la nature des travaux de cette Université, mais il ne me semble pas, que la médecine y ait joué un bien grand rôle. Les éléments manquaient évidemment : néanmoins, un titre du prieuré de St-Laurent de Grenoble, daté de décembre 1339, contient cette phrase (3) : *Dominum Alamandi, priorem rectoremque venerabilis Universitatis collegii seu corporis studii civitatis Gratianopolitanæ*. On peut se demander si cet Aleman *prior* et *rector* n'est pas le même que le médecin Jacques Alleman, auquel en 1328 le régent Henri avait fait un legs. En supposant qu'il s'agisse du même personnage, cela prouverait que c'est moins le *physicus* que le clerc qui siégeait à l'Université. Il en était de même dans toutes les Universités, même à Paris.

Au surplus, l'enseignement de l'Université ne fut pas de longue durée. Dès 1340 (4), les consuls se plaignent de la situation déplorable des

---

(1) Pilot : *Histoire municipale de Grenoble.*
(2) Berriat Saint-Prix : *Histoire de l'ancienne Université de Grenoble.*
(3) Berriat Saint-Prix.
(4) *Archives municipales*, B B, 132.

finances de la ville, grevées par la récente construction de l'Université (*ratione studii noviter constructi in civitate*), et, en 1348, la *peste noire* arrête la vie dans l'Europe entière (1). Humbert ne pense plus alors à son Université ; il songe plutôt à brûler les juifs (2), qu'on soupçonne d'empoisonner les fontaines. Enfin, en 1349, le Dauphiné perd son autonomie : il est cédé au roi de France par le Dauphin, réfugié dans un couvent de frères Prêcheurs, et notre Province aura besoin d'un certain temps, pour s'équilibrer dans sa nouvelle situation.

CHAPITRE II

(1349-1542)

Décadence de l'Université. — Etat précaire de la médecine à Grenoble. — Guillaume Dupuys.   Médecins municipaux : Paul de Violardes, Laurent Alpin, Mᵉ Gabriel. — La lèpre. — La peste : Guillaume Dupuys, Pierre Aréoud — Les mystères de St-Christoffe ; l'entrée de François de Bourbon ; le Mystère de la Passion et Pierre Aréoud.

Il ne sera plus guère question de l'Université de Grenoble jusqu'au xvi⁰ siècle. Elle existe pourtant encore ; elle fonctionne, bien que d'une façon à coup sûr peu brillante, car en 1389, dans le latin déjà altéré de cette époque, on trouve cette mention « *pro logerio domus studiorum generalium, 15 flor.* » (3), et lorsqu'en 1452, l'Université de

---

(1) Cette épidémie épouvantable sévit dans tout le Dauphiné, surtout à La Tour-du-Pin. D'après un rapport qui fut présenté au pape Clément VI, elle fit périr en Provence, non compris Avignon, 120.000 personnes ; à Avignon 30.000, à Lyon 45.000, en Bourgogne 80.000.

(2) A Grenoble, 74 juifs furent traduits en justice, incarcérés *apud montem Bonondun* et brûlés : leurs biens confisqués au profit du monastère de Montfleury (Prudhomme : *Histoire de Grenoble*).
On ne trouverait pas, aujourd'hui, 74 juifs à Grenoble et cependant Pilot *(Histoire municipale)* pense que la population de Grenoble ne dépassait pas alors le chiffre de 4.000.

(3) Le latin de cette époque n'avait rien de cicéronien. Aux archives de la ville (série C C, 571) on lit, dans les comptes des deniers communs pour 1363, des phrases comme celle-ci : « *Nomina personarum loyeriam domorum percipientium in dicta parochia sancti Johannis et que nihil solvunt* ». Et cette autre concernant un couturier-tailleur : « *Johannes de Triviis et ejus socii de duobus gipponibus et tribus mantellis* ». En 1373 (série CC, 572), les bourgeois de La Mure envoient à Grenoble, auprès du gouverneur, « *pro cassando gentes armorum* ». En 1403 (C C, 577) on note une dépense, « *ut contrapondus dicti relogii elevetur* ». En 1413, pour parler d'une couverture, on se sert du mot *copertura*, etc. Les amateurs de ce néo-latin pourront lire avec intérêt un mémoire de Berriat Saint-Prix *(Sur l'emploi de la langue latine dans les actes anciens et sur sa prohibition au xviᵉ siècle, 1824)*. Ils y trouveront des expressions comme celles-ci : *Oportet facere duas bonas et grossas archas nemoris contra dravum* (délibération des consuls de Grenoble 1523). Proposition sur l'enchérissement des

Valence sera fondée, qu'elle sera confirmée en 1475, Chorier fera plus tard cette remarque, qu'il y avait alors en Dauphiné deux Universités. Soit. Mais laissons l'Université de Humbert dormir jusqu'au jour où le comte de Saint-Pol la réveillera.

Les médecins ne font pas encore beaucoup de science à Grenoble; ils ne sont pas encore bien nombreux : en 1383, la révision des feux (1) ne mentionne que *Magister Johannes, physicus ;* en 1390, dans un rôle de la taille (2), on trouve deux médecins : Jean « *de Serromonte* », médecin ; *Pierre de Carilly*, médecin ; la même année 1390 (3), on mentionne encore *Maître Jean* et *Pierre de Chanilieu*, ce qui ferait quatre médecins, à moins que Maître Jean, soit Jean de Serromonte, que Pierre de Carilly et Pierre de Chanilieu ne soient qu'un même personnage, dont le nom a été altéré dans l'une des deux copies. Ce qui ferait supposer que ces quatre noms ne représentent que deux personnages, c'est qu'en 1447, on ne trouve encore que 2 médecins, *Paul de Violarde* ou *Maître Paul* et *Maître Jean*, 5 barbiers, dont l'un est qualifié de barbier du Seigneur évêque (4). En 1465, on ne trouve plus que 1 médecin, 4 apothicaires et 6 barbiers.

Du reste, les barbiers faisaient aux médecins une concurrence d'autant plus redoutable, que l'exercice de la médecine ou de la chirurgie n'était pas libre ; dès 1398, il était « défendu à toute personne d'exercer la médecine ou la chirurgie, sans se faire approuver par la Cour des comptes de Vienne (5) ».

La situation sociale des médecins était d'ailleurs loin d'être aussi élevée qu'elle est aujourd'hui (6). Elle n'était brillante que pour ceux qui

---

cuirs et des souliers : *De incariatone coriorum et sotulorum* (id., 1525). *Bledum est valide incariatum* (id., 1526). *Unum album hernesium*, un harnois blanc et des mots comme *logeamenta, bolovardum, capitaneus, garentisamentum, cour·sarius*, signifiant logement, boulevard, capitaine, garantie, coursier.

(1) Pilot : *Histoire municipale*.
(2) *Archives municipales*, série C C.
(3) Pilot : *Loc. cit.*
(4) Pilot : *Loc. cit.*
(5) Ordonnance de 1398. *Thomassin*, fol. 217, cité par Berriat Saint-Prix, *in Recherches sur la législation criminelle en Dauphiné*.
(6) Depuis la chute de l'Empire jusqu'au XIIe siècle. la situation des médecins était fort médiocre. Une loi de Théodoric, en vigueur jusqu'au XIIe siècle, dit : « Aucun médecin ne doit saigner une femme ou une fille noble sans qu'un parent ou un domestique soit présent à l'opération. Dans le cas de contravention à la loi, il payera une amende de 10 sous. *Quia difficillimum non est in tali occasione ludibrium interdum adhærescat.* (Dans un procès du XVIIe siècle, à Grenoble, nous verrons une accusation de ce genre, précisément au· suje] d'une saignée, être portée contre un pharmacien). « Si un médecin vient à blesser un noble, il paiera une amende de cent sous, et si le noble meurt des suites de l'opération, il sera livré aux parents du mort qui pourront le traiter

étaient attachés à quelque grand personnage, ou qui, comme nous en rencontrerons bientôt quelques-uns, avaient su se faire un nom, et rehausser par leur mérite le prestige de la profession. Ainsi, en 1533, on trouve (1) la mention commune d'une *gratification* accordée aux *chirurgiens*, huissiers, sergents et portiers de la ville. Le chirurgien ainsi gratifié était *Antoine Telmon*, dit *Gallitrot*, à la fois chirurgien et barbier (2) ; au-dessus de lui sont mentionnés deux médecins *Jean d'Auriac* et *Pierre Vaya*.

Au milieu des praticiens demeurés obscurs, il convient de mettre en évidence un médecin qui nous ramène, pour un moment, à l'Université. Y faisait-il beaucoup de cours ? je n'oserais l'affirmer ; il s'intitule cependant professeur de *médecine à l'Université de Grenoble*, en 1536 ; c'est Guillaume *Du Puis* ou *du Puys*, ou *Puteanus* (3), né à Blangy (en Artois). L'Université n'était donc pas tout à fait morte à cette époque. Nous sommes surtout renseignés sur Guillaume Dupuis par son fils Louis Dupuis, qui « *donnoit des leçons avec grande fréquence d'escholiers* » à Paris, de 1540-1542, puis à Poitiers en 1544. Un de ses ouvrages est, en effet, dédié à son père, avec cette dédicace : « A Guillaume du Puys, docteur en médecine, et d'icelle, professeur excellent en la ville de Grenoble. » Il est probable que les fonctions universitaires de Guillaume Dupuis l'absorbaient peu ; nous verrons d'ailleurs plus tard, qu'il tenait surtout à la clientèle du *très vénérable et très noble couvent de Saint-Chief*, dont il prend le titre de médecin ordinaire. Il a, dit Rochas, laissé un livre très rare qui se trouve à la Bibliothèque Sainte-Geneviève à Paris, et qui a pour titre : « *Phlebotomie artificielle, utile aux médecins et très nécessaire à tous chirurgiens et barbiers ; quant et comment il faut artificiellement phlébotomiser toutes veines du corps humain. Se vend rue Mercière, chez Germain Rose et J. Mounier. Lyon, 1536.* » Il signe ce livre : *Guillielmus Putaneus, Blangiacus, medicus civisque Gratianopolitanus*.

Mais tout le monde n'était pas professeur de médecine à l'Université de Grenoble, ni médecin du très vénérable couvent de Saint-Chef ! et

---

comme bon leur semblera ». Au reste, Grégoire de Tours (*Hist.*, lib. 5, cap. 36) rapporte qu'en 580, la femme de Gontran ou Guntschramm, roi d'Orléans et de Bourgogne, Austrechilde, prête à rendre, comme dit l'historien de Tours, « son âme scélérate à Dieu », exigea de Guntschramm que les médecins qui l'avaient soignée fussent mis à mort. Il les fit égorger et enterrer avec elle. (Pouchet : *Les Sciences naturelles au Moyen-Age*).

Lorsque la médecine devint l'apanage des clercs, elle s'éleva incontestablement au point de vue intellectuel. Ils eurent surtout le soin.... de la rendre plus sûre et moins périlleuse.

(1) *Archives municipales*, B B, 10.
(2) *Archives municipales*, C C, 626.
(3) Rochas : *Biographie du Dauphiné*.

encore, même dans les Universités, les collègues ne manquaient pas toujours de se montrer sceptiques vis-à-vis les médecins, témoin cette épigramme que fit, précisément cette année 1536, un légiste, qui devait plus tard illustrer l'Université de Grenoble, Govea. Le célèbre jurisconsulte était alors à la Faculté de droit de Bordeaux, et un de ses collègues de la Faculté de médecine, nommé Tarraga, venait de mourir. Voici les réflexions que cet événement inspire à Govea (1) :

> Viderat et poterat venientem evadere mortem
> Tarraga : at certo maluit ille mori.
> Maluit ille mori, melius quo vivere posset
> In superis. Medicum nil medicina juvat.

Les lois ne donnaient pas d'ailleurs, alors, à la pratique médicale, cette indépendance supérieure, qui est aujourd'hui le plus noble apanage de notre profession. Je n'en veux pour preuve que cet arrêt de la Cour du 17 mars 1538, qui faisait défenses « à tous médecins, apothicaires et chirurgiens, de continuer à visiter une personne qu'ils connaistraient estre dangereusement malade avec péril de mort, qu'ils ne l'eusse averty de donner ordre à sa conscience par une confession faite à un prestre et à ses affaires par un testament. » Les guerres de religion vont bientôt nous montrer d'autres attentats à la liberté de conscience.

Néanmoins, la municipalité tenait toujours à s'attacher un *archidtre* populaire, comme au temps de Simon le magicien. En 1447, le médecin payé par la ville recevait 50 florins par an et était exempté de la taille. Il s'engageait, en échange, à être toujours au service des malades ; c'était en quelque sorte le médecin de garde. Cette fonction était remplie alors par *Paul de Violardes*, *magister in medecina, pecuniarius dictæ civitatis* (2). Il paraît que *Maître Paul* ne remplissait pas convenablement sa fonction : les consuls lui reprochèrent du moins d'être, en même temps que médecin, apothicaire et marchand, et le destituèrent en 1456. Violardes réclama auprès du roi, qui, le 20 mars 1463, donna raison aux consuls (3).

En 1473, le poste est occupé par *Laurent Alpin*, qui porte le titre de *stipendatus* (4). Il jure la main sur les évangiles, « de servir la chose publique de la dite ville et les habitants y demeurant, autant que possible,

---

(1) Pery : *Histoire de la Faculté de Bordeaux.*
(2) Pilot : *Recherches sur les anciennes Universités du Dauphiné.* Pilot estime les 50 florins à 300 francs de notre monnaie. Albin Gras évalue la somme à 568 francs.
(3) Albin Gras : Institutions médicales de la ville de Grenoble, in *Société de statistique*, 1844.
(4) Pilot : *Recherches sur les Universités du Dauphiné : Société de statistique*, 1855.

de la manière accoutumée, de faire et remplir tout et chaque chose qu'ont été habitués de faire, dans ladite ville, depuis longtemps, les médecins pensionnés.» On lui répond, en lui conférant son grade, qu'on prend note de son serment, qu'on espère surtout qu'il n'imitera pas ses prédécesseurs, « attendu qu'il est arrivé que plusieurs se sont absentés et que, faute de secours, plusieurs personnes sont mortes. » Au surplus, on tient compte des bons renseignements, qui ont été donnés sur lui, par les consuls, par plusieurs citoyens de la ville et par l'évêque, qui se sont assurés «de ses mœurs, de son honnêteté et de sa légalité(1)». La sanction à sa nomination est donnée par le Seigneur de Saint-Priest, gouverneur du Dauphiné (2).

En 1519, le médecin de la ville est *Maître Gabriel*. Il réclame même 4 écus d'or (3), qui lui sont refusés, pour le premier terme de ses gages, fixés à 8 écus au soleil. Le Parlement enjoint aux consuls de s'exécuter (18 août), mais ceux-ci refusent encore (2 septembre).

Certains chirurgiens étaient aussi attachés à la ville, car en 1535 on trouve un mandat de 3 florins (4) au nom de *François de Molines, chirurgien de la ville*, pour ses *gages* de janvier et de février.

La Ville avait également son apothicaire, ainsi que le prouve un mandat de 200 florins délivré en 1519 à *Jean Chausson, apothicaire de la ville* (5).

Enfin les médecins et chirurgiens de la ville n'étaient pas seuls requis par elle ; elle commissionnait, dans certains cas, des praticiens payés en proportion de leurs services, pour l'examen des lépreux, par exemple.

Cette maladie n'était pas rare en Dauphiné, et une léproserie existait à la Buisserate. On faisait assez souvent examiner les suspects ; ainsi, en 1403, figure un mandat *pro solvendo medicis et sulorgicis qui examinationem fecerunt* (6). *Pierre Gaston, fuziciano*, reçoit, la même année, pour 7 jours d'une sorte de tournée à la recherche des lépreux, 9 florins (7). Encore en 1403, mandat du même genre à *Mᶜ Durand* (de Romans) et à *Guillaume Grand* (de Mens), *fuzicianis* (8). Nouveau mandat de 3 florins à *Randon*, médecin, pour 5 jours de visites aux lépreux (9).

Les médecins et les chirurgiens avaient à combattre, presque à l'état

(1) Pilot : *Loc. cit.*
(2) *Archives municipales*, A A, 18.
(3) *Archives municipales*, B B, 6.
(4) *Archives municipales*, B B, 10.
(5) *Archives municipales*, B B, 6.
(6) *Archives municipales*, série C C, 577.
(7) *Archives municipales*, série C C. 577.
(8) *Archives municipales*, série C C, 577.
(9) *Archives municipales*, série C C, 577.

permanent, un autre ennemi plus redoutable que la lèpre, c'était la peste.

En 1410, cette maladie qui devait revenir souvent, règne à Grenoble. L'évêque se retire au château de Saint-Hilaire, près du Touvet, pour échapper à la contagion (1).

En 1482 (2), nouvelle épidémie violente, le Parlement se réfugie à Moirans, où il tient ses séances, dans le réfectoire des Cordeliers. L'officialité se retire d'abord à Voreppe, puis à Domène. La moitié des habitants de Grenoble avaient émigré ; tous ceux qui restaient furent atteints. Les mesures les plus sages étaient empreintes de toute la rudesse de l'époque : ainsi, aussitôt qu'un malade était soupçonné d'avoir la peste, il était impitoyablement chassé de la ville et réduit à aller mourir dans la campagne.

En 1485, encore la peste. Nouvel exode du Parlement et de l'officialité, mais cette fois on se montre moins brutal envers les malades : on possède une certaine expérience chèrement payée. On ouvre pour les pestiférés, près de la chapelle de Saint-Roch, dans l'Ile (aujourd'hui l'Ile-Verte), un hôpital, dont le nom d'*Hôpital de l'Isle* restera longtemps et tristement célèbre (3).

En 1493, nouvelle alerte ; on ferme les portes. Rétribution spéciale au gardien de la Perrière, *ad causam pestis urgentis tunc* (4).

Les craintes se renouvellent en 1497. On ferme encore les portes, pour empêcher ceux qui viennent des régions contaminées et, en attendant le redoutable ennemi, le 15 juillet, l'évêque Laurent Alleman bénit le cimetière de l'Isle. La maladie sévit déjà au Fontanil, comme à Crémieu et à Lyon (5).

Enfin elle entre, malgré tout, dans Grenoble, car, en 1499, il est fait mention de 4 florins payés à *Jean Joassen* (6), pour soins donnés aux pestiférés, expulsés de la ville ; on quête partout pour eux, on fait des distributions de pain et de viande aux suspects évacués sur l'Hôpital de l'Isle, car on n'expulsait pas seulement les malades, mais tous les habitants d'une maison contaminée.

Si la maladie semble s'éteindre, elle se rallume vite ; en 1503 (7), les

---

(1) Pilot : *Société de statistique*, 1846.
(2) Prudhomme : *Histoire de Grenoble*.
(3) Pilot : *Histoire municipale*.
(4) *Archives municipales*, C C, 583.
(5) *Archives municipales*, B B, 2.
(6) *Archives municipales*, C C, 584.
(7) *Archives municipales*, C C, 585.

comptes de la ville mentionnent pour les gages d'un homme chargé
d'inhumer les pestiférés, 4 florins par mois, soit pour 6 mois, 24 florins,
et pour les honoraires de *Jean François*, chirurgien, pour avoir soigné
les pestiférés hors de la ville, du 25 octobre 1503 au 9 février 1504, 4 écus
par mois (1). C'était toujours un chirurgien qu'on enfermait dans l'Hôpital
de l'Isle, pour panser les *bubons* des pestiférés; un autre mandat concerne
André « le Selorgien ».

En 1516, la peur de la peste revient seule: les portes sont gardées par
les bourgeois eux-mêmes pour empêcher l'entrée des gens suspects de
contagion (2).

Les mesures dictées par la crainte étaient d'ailleurs encore très radicales, car, en 1519, on expulse purement et simplement de la ville un
homme, qui, malgré les défenses faites, est allé à Chambéry où sévit,
dit-on, l'épidémie et rentré secrètement à Grenoble, *cubavit cum uxore* (3).

Mais en 1520, c'est la maladie elle-même qui est revenue; mention de la rétribution de 20 sous à un homme chargé de rechercher
les malades atteints de peste et d'ensevelir les morts de l'Hôpital
de l'Isle, pendant le mois de mars (4). Autre mention de 4 florins
pour deux mois, payés à *Antoine Telmon*, barbier, chargé de visiter et de
soigner les pestiférés. *Jacques du Bois*, chirurgien, fait l'autopsie de
Guillaume Bourgeois, décédé récemment, pour voir s'il est mort de la peste:
3 florins. On expulse toujours de la ville les malades et même les
suspects, car on paye 6 florins et 8 sous pour leur entretien dans l'Isle.
Sur ces entrefaites, on apprend le passage prochain des troupes de M. de
Saint-Vallier. Il faut éviter à tout prix cette agglomération ; on s'en tire en
lui offrant une certaine quantité de vin blanc, *ad evitandum armigeros
ne logiarentur in hac civitate*, précaution qui nous indique que la peste
était plutôt hors de la ville que dans ses murs.

Vives alarmes encore en 1521, la peste est à Lyon ; beaucoup de
marchands veulent aller à la foire dans cette ville ; mais le conseil décide
que ceux qui iront à Lyon seront bannis de Grenoble, ainsi que leur
famille. Quant au chirurgien qui vient d'être interné, avec les pestiférés,
dans l'Hôpital de l'Isle, *Maître Antoine Gallistorz*, il sera soumis à une
quarantaine avant de rentrer chez lui (5).

---

(1) *Archives municipales*, C C, 585.
(2) *Archives municipales*, B B, 4.
(3) *Archives municipales*, B B, 6.
(4) *Archives municipales*, C C, 611.
(5) *Archives municipales*, B B, 7.

En 1522 (1), l'épidémie sévit avec une violence nouvelle, « le nombre des mezons ynfaictes de la peste septe année 1522 » est de 87. Ces 87 maisons ont fourni 144 victimes « et dura la dicte peste dez le 10 julliet jusqu'à la faicte de toutz saints. » On prie le Parlement de faire désinfecter les maisons « affin que Dieu le créateur et sa glorieuse mère nous puisse préserver et garder pour le temps à venir. Amen. » Ne trouvant plus assez de chirurgiens pour l'Hôpital de l'Isle, les consuls promettent à *Etienne* que s'il veut s'enfermer dans l'Ile, on lui donnera, après la contagion, une maitrise et une boutique dans la ville (2). Cette habitude d'avoir des élèves *gagnant maîtrise* par leurs services a été suivie plus tard dans l'Hôpital de Grenoble, ainsi que nous le verrons. 8 florins 6 sous à un nommé Roland, chargé d'ensevelir les pestiférés et de désinfecter leurs maisons. Un chirurgien, *Rodolphe Juvenis Doyat*, sorte de médecin temporaire de l'état civil, examinera tous les morts afin de s'assurer s'ils ne sont pas une source de contagion. On lui compte 13 florins 4 sous pour la visite de *quelques* morts (3). Une autre fois le même *Rodolphe Juvenis Doyat* (4) touche 4 écus d'or pour avoir signalé, plusieurs pestiférés à expulser.

Cependant l'anarchie semble régner dans la ville. Toutes les maisons contaminées sont closes ; aucun habitant ne peut y rentrer avant qu'elles aient été désinfectées (5). Les voleurs, moins craintifs et sans doute sceptiques à l'endroit de la *parfumerie,* comme on disait alors, pillaient les logis inhabités. Beaucoup de membres du Parlement, des nobles, des avocats, des bourgeois, « tous citoyens, » étaient partis (6) ; la justice n'était plus rendue. Aussi demande-t-on « que si le Parlement quittait la ville à cause de la peste, les consuls et capitaines pourraient connaitre des procès qui s'élèveraient dans la ville ».

On ne reçoit en ville aucune personne qui ne soit porteur de ce que nous nommons aujourd'hui une patente de santé, « de bons et suffisants bulletins » sous peine de 100 marcs d'amende. Enfin tout s'apaise, car le 19 décembre 1522, le chirurgien de l'Hôpital de l'Isle déclare que depuis un mois il n'a plus de malades ; il demande à toucher ses gages et à rentrer dans la ville (7),

---

(1) *Archives municipales*, C C, 614.
(2) *Archives municipales*, A A, 6.
(3) *Archives municipales*, C C, 613.
(4) Un frère prêcheur, du nom de *Jacques-Juvenis Doyat*, sans doute son parent, reçoit, la même année, 30 florins comme prédicateur du Carême, C C, 614.
(5) *Archives municipales*, B B, 8.
(6) *Archives municipales*, A A, 6.
(7) *Archives municipales*, B B, 8.

Mais ce n'était qu'une accalmie ; en 1523, de nouveaux cas se présentent, et on peut dire que pendant plus d'un demi-siècle, la peste a été en permanence. Comme toutes les maladies infectieuses, elle ne semblait s'éteindre que pour se rallumer peu de temps après.

De 1523 à 1535 la peste n'a pas quitté la ville (1). En 1523 elle se déclare à l'hôpital Saint-Jacques (2) (le 23 décembre). On s'empresse, dès le 28, de nommer, dans chaque rue, deux commissaires chargés de rechercher les malades (3), car la crainte des vexations exercées pour leur légitime défense par les voisins portait les malades et leurs familles à cacher la vérité. Maître *Lavorel*, chirurgien, est nommé à l'Hôpital de l'Isle, véritable enfer où l'on entasse tous les malheureux suspects, et comme on ne peut pas les y laisser mourir de faim, la ville (4) dépense pour eux 177 florins 7 sous 10 deniers ; une autre fois 70 florins pour « *les pauvres pestiférés* ». Lavorel ne suffit plus : *François de Molines, Jean Morèle, Rodolphe Doyat*, que nous avons déjà vu près des pestiférés, *Bernardin Tanain*, tous chirurgiens, viennent toucher des mandats pour soins donnés aux malades.

Nous voyons, pour la première fois, sur les mandats de cette année, un nom que nous retrouverons souvent, celui d'un homme remarquable par son zèle, son activité dévorante, son intelligence et son savoir, celui du médecin *Pierre Aréoud* (5) ou *Areod*, déjà ennobli, en 1515, par François Ier, pour son *savoir profond* (Guy Allard·.

En 1524, la peste qui, pendant 10 ans, va être en permanence, redouble, et, comme pour porter la misère à son comble, l'Isère inonde les rues de la ville (6. Un véritable affolement s'empare de tous. Des vagabonds, soupçonnés d'être cause de la recrudescence de l'épidémie, sont condamnés à mort et exécutés ; un vicaire de Notre-Dame, qui avait confessé une femme atteinte de la peste, est expulsé. Le médecin de la ville, appelé à Sassenage pour soigner un malade, n'obtient des consuls l'autorisation

---

(1) Prudhomme : *Histoire de Grenoble*.
(2) L'hôpital Saint-Jacques avait été fondé rue du Pont-Saint-Jayme en 1329, par le banquier florentin Jacques de Die, dit *Lappol* et Catherine Montaigne, sa femme. En 1545 ; il fut réuni à l'hôpital Notre-Dame et vendu en 1645. (Prudhomme : *Introduction aux archives hospitalières*.
(3) *Archives municipales*, B B, 8.
(4) *Archives municipales*, C C, 615.
(5) Un de ses historiens, de Berluc-Perussis, dit qu'il était né à Forcalquier et que son nom, *Aréoud* ou *Areod*, avait passé chez ses ancêtres par les formes d'*Araudi, Araldi, Areudi*. On les nommait aussi *Carlet*, en souvenir de quelque *Carle Araudi* leur ancêtre. Le nom d'Aréoud est aujourd'hui oublié dans leur pays d'origine, mais il existe encore des Carlet à Niozelles. Le père d'Areod, Pierre Araudi, était notaire à Forcalquier en 1448.
(6) Prud'homme : *Histoire de Grenoble*.

de sortir que sous la réserve que sa rentrée en ville pourra lui être interdite, si sa cliente est atteinte de la peste.

En 1525 la question du secret professionnel, chez nous récemment discutée mais finalement tranchée dans l'intérêt de la santé publique, est déjà résolue : tous les médecins doivent prêter le serment de révéler aux consuls les noms de toutes les personnes qu'ils sauraient atteintes, mesure fort sage assurément; mais en même temps, les ordres les plus intempestifs sont donnés coup sur coup : un habitant de la ville, nommé Jean Béatrix, étant mort de la peste, qu'on espérait toujours voir finir lorsque, survenait la moindre période de détente, tous ceux qui l'ont visité depuis le début de sa maladie sont expulsés (1), mesure qui ne pouvait avoir d'autre résultat que d'exposer les malades à l'indifférence et à l'abandon. On va jusqu'à faire murer, dans la rue Saint-Laurent, les fenêtres ouvertes sur la montagne, du côté de la façade postérieure, dans la crainte que des gens atteints de peste ne puissent entrer par ces ouvertures (2).

Les livres de comptes de la ville ne parlent plus que de mandats au nom des médecins, chirurgiens, barbiers ou même des *corbeaux* chargés d'enterrer. Les noms de François de *Molines*, barbier et chirurgien, de Rodolphe *Juvenis-Doyat*, chirurgien, et surtout celui de Pierre *Aréoud*, médecin, reviennent à chaque page.

En 1533, sur quatre consuls, deux se sont enfuis. Des deux qui sont courageusement demeurés à leur poste, *Gaspard Fléard*, docteur en droit, et *Antoine Avril*, praticien, le dernier mourut victime de son dévouement. Il ne resta plus que deux conseillers: *Chosson*, armurier et *Maxime*, marchand.

Le médecin *Guillaume Dupuis*, le professeur de médecine dont nous avons déjà parlé, reçoit 10 livres pour soins donnés au malheureux consul Antoine Avril. Ces honoraires ne semblent pas, il est vrai, l'avoir satisfait: il avait dû, en effet, subir une expulsion assez injuste et il avait failli perdre la clientèle de son couvent de Saint-Chef. « Guillaume Dupuis, docteur en médecine et citoyen de Grenoble, expose (3) qu'après avoir fait sa quatarantaine de certain dangier où il s'était trouvé, il fut requeru de venir visiter et médiciner en ceste présente ville feu M. le Coss-Aprilis, lequel il est allé veoir souventes foys en sa propre maison, pour le faire saïgner et aultres remèdes nécessaires à son mal......... de quoy a esté contraint de soy absenter de messieurs de Saint-Chief, par l'espace

---

(1) *Archives municipales*, B B. 8.
(2) *Archives municipales*, B B, 8.
(3) *Archives municipales*, C C, 625.

de 40 jours et s'en aller vivre à Lyon avec gros frais et despens, par quoy supplie avoir regard au dangier en quoy se metait et aux despens, pour faire service à la ville ».

Un chirurgien est mort de la contagion à l'Hôpital de l'Isle. Quant à maître François, il y reste toujours enfermé, sans communications au dehors, ni grand confortable, car « on achète une « *flasque* » de verre pour porter ung pot d'eau ardent à M. François dans l'Ile ».

Pierre Aréoud touche 230 livres pour les soins qu'il a donnés aux pestiférés; le dévouement de ce médecin croissait d'ailleurs comme le danger; en cette année 1533, où *maxima populi pars interiit*, au milieu de l'affollement général, il prodigue à tous ses soins, ses conseils et ses encouragements (1); partout, sous ses ordres, on désinfecte les maisons en brûlant de la poudre et du genièvre; la ville exécute scrupuleusement les conseils qui lui sont donnés, elle indemnise les victimes de leur dévouement et secourt les malheureux, aussi lui faut-il emprunter 10.000 livres pour l'entretien des pauvres et des gens brutalement expulsés comme suspects de peste (2).

Au milieu de la tristesse générale, il fallait bien s'amuser : on joue des mystères. En 1526, on joue le mystère de Saint-Christophe; des tréteaux à plusieurs étages sont dressés, le peuple accourt, contemple les écriteaux, les banderolles, les personnages allégoriques, écoute les farces et sotties mises, sans souci des anachronismes les plus grossiers, dans la bouche des personnages. Quel est le boute-en-train, le décorateur, le costumier, l'auteur souvent, l'acteur parfois, de ces *pièces*, qui sont elles-mêmes un préservatif contre la tristesse et partant contre la contagion ? c'est notre médecin *Pierre Aréoud, maître Pierre*, comme on le nomme, quand il passe. Il reçoit, du reste, 66 florins 8 sous pour l'indemniser de ses peines et de ses frais.

En 1527, la peste laisse un peu de repos. Le gouverneur François de Bourbon, comte de Saint-Pol, fait son entrée à Grenoble; il s'agit de le recevoir convenablement : « échaffauds, jeunes filles bien costumées, écriteaux symboliques, etc... » Quel est encore le metteur en scène, le grand impresario? toujours *maître Pierre !* Sa note est de 30 florins (3).

L'arrivée du comte de Saint-Pol ne devait pas tarder à être heureuse pour Grenoble : c'est lui qui va, dans quelques années, relever l'Univer-

---

(1) *Registres manuscrits*, 1534, folios 285 et 263 et *Archives municipales*, A A, 6.
(2) *Archives municipales*, B B, 10.
(3) *Archives municipales*, C C, 621.

sité, pas encore tout à fait morte mais assez peu vivace, il me semble, malgré *Guillaume Dupuys* et même malgré *Pierre Aréoud.*

A peine arrivé, le gouverneur veut du mouvement dans sa bonne ville de Grenoble : on décide donc que le jour de la Pentecôte 1535, on jouera un grand mystère de la passion, qui ne durera pas moins de quatre jours. Une « commission », comme nous dirions aujourd'hui, se réunit, le 28 février (1) 1535, pour préparer le programme. Elle était composée de : 1° respectable maître *François Feysan, procurator fiscalis generalis;* 2° *magister Petrus Arcod, medicus;* 3° *nobilis Claudius Chappuysii, secretarius curi parlementi;* 4° *Henricus Materonis, secretarius cameræ computorum* et *Enimondus Rossignol, secretarius status delphinatus.* Le rôle de Jésus-Christ sera tenu par maître *Pierre Buchicher,* bientôt recteur de l'Université. Tout se passe pour le mieux, malgré les hésitations de Buchicher, qui cherche à se dérober. *Pierre Aréoud* et *F. Feysan* toucheront , pour leurs peines, un mandat de 180 livres (2). On voit que notre actif collègue était vraiment bon à tout.

Nous le retrouverons encore à l'Université, aux fêtes publiques et au lit des pestiférés ; mais, entre temps, il avait eu assez de loisirs pour écrire un livre sur la *Fontaine ardente* (3), où il ne fait pas preuve, bien entendu, de connaissances très étendues en chimie et en géologie, mais où il montre au moins qu'il connaît merveilleusement ses auteurs anciens. Aréoud est le type, en notre pays, de ces médecins encyclopédistes que le Moyen-Age nous a donnés et qui deviennent de jour en jour plus rares devant les progrès de la spécialisation professionnelle.

---

(1) Berriat Saint-Prix : *Remarques sur les anciens jeux des mystères.*
(2) *Archives municipales,* C C, 627.
(3) Voici le titre de ce petit volume, fort curieux, qui se trouve à la Bibliothèque de Grenoble (X, 4524) : *Habes lector humanissime fontis ignivomi ardentis, proxime gratianopolim positi ecphrasim, non solum medicis phisicisve sed quoque nature rimari miranda expetentibus opus exactissimum, nunc primum a Petro Arcodo forcalqueriensis medice facultatis doctori, gratianopoli in civitate allobrogum nobilissime praxim exercente editum, quod sane optime discipienti immaculatum tersum elegans illaboratum que offertor* ερρωσο (1525).
Esprit philosophique et généralisateur, d'un savoir *profond,* dit Guy Allard, il avait, en outre, publié un commentaire du *Thimée* de Platon ou *De la nature.*

CHAPITRE III

(1542-1605)

I

L'Université de Grenoble était depuis longtemps mourante, mais e'le n'était pas morte encore, puisque, pour ne parler que de la médecine, à laquelle se borne cette étude, nous avons vu Guillaume Dupuys prendre le titre de professeur de médecine dans cette Université. Le 16 août 1542, François de Bourbon, comte de St-Pol, gouverneur du Dauphiné, put donc dire « qu'aucune mesure n'avait prononcé la suppression de l'Université de Humbert » et autoriser la ville à faire de nouveaux statuts, qui seraient soumis au roi, « attendu que la ville de Grenoble est propice au dit estude, tant en droits canon et civil, *médecine* et aultres arts ». Le 25 août, le conseil prit une délibération conforme, où il est dit que l'Université avait duré *longtemps*, et le 17 septembre, l'Université *réorganisée*, pour employer le terme consacré, s'installait dans le réfectoire des Cordeliers, où une chaire et des bancs avaient été aménagés (1).

Elle comprenait la théologie, le droit et la *médecine;* le titulaire de la chaire de médecine était *Melchior Payen*, docteur en médecine.

Mais l'hospitalité des cordeliers parait n'être que temporaire, car en 1543, ces moines sont priés de vouloir bien prêter encore pour quelque temps leur réfectoire, pour les cours de l'Université (2). Cette dernière fait du reste les appropriations nécessaires et fait poser des châssis de

---

(1) Berriat Saint-Prix : *Université de Grenoble.* — Prudhomme : *Histoire de Grenoble.* — *Archives municipales,* série B B, 13.
(2) *Archives municipales,* B B, 13.

papier aux fenêtres ; par qui? c'est là ce qui nous intéresse pour le moment, par *Barthélémy Reynier*, barbier. La dépense n'était pas énorme : 22 sous 3 deniers (1)

A peine réorganisée, la pauvre Université joue de malheur. En vain avait-on fait venir, pour le droit, des professeurs étrangers fort en renom (2), le Drac, lorsque la peste laisse les Grenoblois tranquilles, rompt ses digues que tous les consuls, qui se succèdent, passent leur vie à réparer ; la ville n'a plus d'argent pour payer les étrangers et les professeurs grenoblois continuent seuls à faire des *lectures* jusqu'à la fin de 1546.

Les cordeliers refusent en outre, et cette fois positivement, de loger encore l'Université ; la petite bataille universitaire, où des bancs et des tables volèrent en l'air et blessèrent le frère Fiquet, a été souvent racontée (3); la ville fait payer par les moines les bancs cassés, décide, comme suprême vengeance, qu'une enquête sera faite « *super mala versatione, vita et moribus d'iceulx* », et on reprend, tant bien que mal, la vie universitaire un moment troublée. Elle ne sera plus distraite que par des fêtes.

En 1547, le duc de Guise François de Lorraine, nouveau gouverneur, fait son entrée solennelle à Grenoble. L'Université est fermée pour cause de fête. Réjouissances publiques. Naturellement, c'est *Pierre Aréoud*, le médecin à tout faire, qui dirige tous les préparatifs: on joue une sorte de mystère allégorique « l'*Histoire* », par Mᵉ *Pierre Aréoud*. Les jeunes filles qui jouent l'*Histoire* sont habillées de taffetas de Lyon rouge et incarnat ; l'une d'elles, *Anne Aréoud*, est la fille de l'auteur. Ce dernier touche d'ailleurs un mandat de 20 écus d'or pour la composition « des dictons que l'on jouera » (4).

A peine les fêtes pour l'entrée du gouverneur sont-elles terminées, que le roi Henri II vient à son tour (10 août). *Pierre Aréoud* se charge encore de régler le détail des fêtes et le conseil adopte « *son invention* » (5). Il s'agit d'une vaste composition allégorique, où *Noblesse* présente les clefs au roi. Elle est suivie de *Sapience*, de *Renommée*, et, je ne sais pourquoi, *Jupiter* et *Prometeus* se trouvent mêlés dans « l'*invention* ». L'auteur, devenu fabricant de décors pour la circonstance, traite avec un serrurier pour dresser une pyramide d'après ses propres dessins.

Les gouverneurs se succédaient en vérité comme pour donner de la

(1) *Archives municipales*, C C, 636.
(2) Mathieu Gribald.
(3) *Archives municipales*, B B. 13. — Berriat Saint-Prix: *Histoire de l'Université.*
(4) *Archives municipales*, B B, 14.
(5) *Archives municipales*, B B, 14.

besogne à *Maître Pierre*. Nous le voyons encore sur la scène faisant répéter, en 1564 et en 1565, pour l'entrée de M. le prince de la Roche-sur-Yon, nouveau gouverneur, et recevoir 70 écus d'or pour les deux cérémonies.

On pourrait croire Pierre Aréoud suffisamment occupé, tout au moins détourné des choses sérieuses ? il suffisait à bien d'autres choses encore ! Surintendant des écoles avec Pierre Buchicher et Girard Servient, docteurs en droit (1), il est encore chargé, en 1555, de rédiger les statuts de ce que nous nommerions l'enseignement primaire (2). En 1557, avec *Nicolas*, médecin, il interroge un régent de Romans, qui se présente pour remplacer le recteur des Ecoles (3).

Sans quitter encore Pierre Aréoud, revenons à l'Université.

La médecine y semble encore assez délaissée. Les professeurs de droit, dont quelques-uns sont attirés de loin(4), semblent seuls occuper la scène ; cependant si les médecins étaient moins bruyants, moin sexigeants surtout sur le chapitre « salaire » que leurs collègues étrangers du droit, ou même de la théologie, ils semblent avoir montré plus de zèle et d'abnégation que l'histoire de cette Université ne leur en accorde généralement. *Pierre Aréoud* nous surprendrait, s'il n'avait pas appartenu à l'Université et si, ayant l'honneur de lui appartenir, il n'eût pas rempli ses fonctions, avec l'activité qu'il apportait dans tout.

En 1558 (5), le 2 septembre, *Pierre Aréoud* et *Nicolas Allard*, docteurs en médecine, exposent en effet que, pour l'augmentation de l'Université, ils ont fait par ci-devant lectures publiques, « sans avoir heu aulcung payement, toutes foys l'estranger en a le proffict ». Une compensation était bien due à *Pierre Aréoud*, personnage à coup sûr sympathique : il demande pour lui et pour son fils André Aréoud, avocat, l'exemption des tailles, « attendu qu'ils sont nobles, ainsi qu'il résulte d'une enquête faite à Forcalquier, leur ville natale (6) ». Je ne sais s'il fut fait droit à cette demande, mais le 17 février 1559, une décision du conseil fixe pour l'avenir les « gages » de *Pierre Aréoud* et de *Nicolas Allard*, professeurs à *l'Université*

---

(1) *Archives municipales*, B B, 13.
(2) *Archives municipales*, B B, 15.
(3) *Archives municipales*, B B, 16.
(4) Jérôme Atheneus, de Padoue; Gribald; Govéa, en 1550 ; Hector Richerius, d'Udino, en Frioul ; Boissonne, de Chambéry. Les professeurs étrangers étaient payés sur un don de 1.500 livres provenant de la ferme du sel, que le roi avait attribuée aux deux Universités de Valence et de Grenoble, soit 750 livres pour Grenoble. En 1558, la somme fut portée à 1.000 livres, auxquelles il faut ajouter 400 livres sur la ferme des gabelles de Pont-Saint-Esprit, soit 1.400 livres.
(5) *Archives municipales*, B B, 17.
(6) *Archives municipales*, B B, 17. — Il avait été ennobli par François Iᵉʳ, ainsi que je l'ai dit plus haut.

de Grenoble, à 100 livres par an (1), satisfaction purement platonique, car le 25 juin de la même année, la délibération du conseil accordant des gages aux professeurs de médecine à l'Université est rapportée, « attendu que les deniers attribués par le roi à ladite Université sont expressément réservés au traitement des docteurs étrangers (2) ».

En fait, ce qui manquait à Grenoble ce n'étaient pas les élèves : ils étaient, en 1560, tellement nombreux, que les aubergistes ne pouvaient plus les loger ; ce n'étaient pas non plus les professeurs, même ceux de la région ; c'était l'argent ! Bien que les Etats de Dauphiné donnassent une subvention, l'Université était surtout *munieipale* : or la ville avait de nombreuses charges, et le conseil, bien différent de ses successeurs modernes, ne savait pas toujours faire à temps les sacrifices nécessaires pour assurer l'existence d'une institution, qui lui était cependant chère.

Sans doute les consuls se montraient, en toute occasion, dévoués à l'Université : ainsi l'un d'eux devait toujours assister aux examens de doctorat (3) ; ce sont eux qui passaient avec les professeurs les *lonages* ou *conduites* (4) ; mais l'argent manquait et Valence, l'ancienne rivale, n'avait pas perdu tout espoir de devenir le seul centre universitaire de la région. Montluc, qui protégeait cette ville, se chargea de faire réussir la campagne qu'on allait entreprendre.

Les querelles religieuses étaient un trop bon prétexte pour qu'on ne s'en servit pas : on commença donc par dire « que l'Université de Grenoble commense fort à dyminuer et deschoir (5) », que ses professeurs sont « mal sentant la foi chrétienne (6) ». Il fallait se défendre ! Antoine Aréoud, fils de *Me Pierre,* est chargé de rédiger un mémoire pour la défense de l'Université ; en 1561, les quatre docteurs de l'Université, qui avaient cessé leurs cours, sont invités à les reprendre pour faire preuve de vitalité (7), bien que la guerre civile commencée ne donnât guère aux

---

(1) *Archives municipales,* B B, 17.
(2) *Archives municipales,* B B, 17. — Il en était partout ainsi : Berriat Saint-Prix constate également que les professeurs étrangers touchaient toute la somme disponible. A peine s'il restait 100 livres pour chacun des professeurs du pays même. avec un casuel modique et quelques petites prérogatives. (Berriat Saint-Prix : *Histoire de l'Université de Grenoble*). A Bordeaux, les professeurs de l'Université ne touchaient aucun gage jusqu'en 1615. Ils touchèrent alors 200 livres. (Pery : *Histoire de Bordeaux*).
(3) *Archives municipales,* B B, 14.
(4) Berriat Saint-Prix : *Histoire de l'Université de Grenoble.*
(5) *Archives municipales,* B B, 18.
(6) Gribald est accusé, auprès du duc de Guise, alors gouverneur, de ne pas assister au « service divin » et de ne pas croire à la divinité de Jésus-Christ. (Berriat Saint-Prix).
(7) *Archives municipales,* B B, 18.

études la tranquillité qui leur est nécessaire. Heureusement la pacification du 19 mars 1563 permit de reprendre la vie normale (1) et *Pierre Aréoud*, qui est toujours sur la brèche, recrute sans doute des élèves, car il présente plusieurs candidats au doctorat en médecine, entre autre Corneille de Blockland, de Montfort, près d'Utrecht (2).

Les diplômes grenoblois sont ainsi libellés : *Doctorem medicinæ declaramus, Doctorum privilegiis hic et ubique frui posse testamur* (3).

On fait réparer « la chièse et bancz de l'auditoire de l'Université ». On se montre enfin décidé à travailler quand même ; les consuls refusent aux réformés le grand réfectoire des cordeliers, qu'ils demandaient pour y tenir leurs prêches, « attendu que ce local sert aux lectures de l'Université (4) »; mais ces efforts sont inutiles.

En 1565, le roi rend à Bordeaux un édit qui réunit l'Université de Grenoble à celle de Valence et donne à cette ville les 1400 livres de la gabelle. L'Université de Grenoble a vécu. Elle essaie vainement de lutter devant le conseil privé (1566); la procédure se continue en 1571, mais tout est inutile et, malgré de nombreuses tentatives, faites à diverses reprises, c'est à l'époque contemporaine qu'il était réservé de voir refleurir l'*Université* de la vieille capitale du Dauphiné.

II

L'activité des médecins de Grenoble, pendant toute cette période universitaire, n'avait pas manqué d'emploi professionnel, et les conditions au milieu desquelles ils vivaient leur laissaient en vérité peu de loisirs. Comment la Faculté de Médecine eût-elle pu prospérer dans de pareilles conditions ?

Les pauvres étaient nombreux et toutes les fondations hospitalières, encore dispersées, en hébergeaient un assez grand nombre, qu'elles faisaient soigner aux frais de la ville, par des chirurgiens et même des barbiers plus souvent encore que par des médecins. Ces fondations dispersées étaient l'Hôpital de la Madeleine, fondé au XIIIe siècle, l'Hôpital Notre-Dame, l'Hôpital St-Antoine, rue Perrière, et l'Hôpital St-Jacques. C'est ainsi qu'en 1539 nous voyons *Mᵉ Hugues Reynier*, barbier chargé

---

(1) On engage Loriol.
(2) Berriat Saint-Prix a présenté, à la *Société des Antiquaires de France*, plusieurs diplômes de doctorat en médecine délivrés par l'Université de Grenoble, en 1563. (Voir les notes de son mémoire sur l'*Emploi de la langue latine dans les actes, op. cit*)
(3) *Archives municipales*, C C, 660.
(4) *Archives municipales*, B B, 19.

de soigner les malades à l'Hôpital Notre-Dame (1), moyénnant 2 florins par mois (2).

En 1541, un chirurgien, *Pierre Blanc,* est mandaté de 30 sols pour avoir guéri un malade de l'Hôpital Notre-Dame atteint de la « maladie de Naples ». Mais *Pierre Blanc* n'avait sans doute été appelé pour ce cas grave qu'à titre de chirurgien consultant, car la même année 1541 c'est encore le barbier *Hugues Reynier* qui est chargé du service médical à l'Hôpital Notre-Dame (3).

En 1544, le barbier n'est plus suffisant. Il s'agit d'une opération grave et il est fort probable que le chirurgien qui fut appelé à l'Hôpital Notre-Dame pour « coupper ung petit enfant et luy oster une grosse pierre de gravelle (4) », *Me Claude Port,* n'était pas de Grenoble et appartenait à cette catégorie d'opérateurs ambulants qui pratiquaient surtout la taille et sur lesquels j'aurai occasion de revenir. Du reste, si chacun des petits hôpitaux, qui existaient avant leur fusion, au xviie siècle, en un hôpital général, avait son barbier, il semble que les consuls avaient fini par nommer un chirurgien général, qui faisait, à titre de chirurgien des hôpitaux, le service de toutes les fondations hospitalières de la ville. C'est ainsi que nous trouvons en 1550 un mandat de 12 florins (5) en faveur de *Jean Têtu,* chirurgien-barbier, lequel est encore commissionné par la ville en 1551, pour une période de trois ans, aux gages de 2 florins par mois, « à la charge que le dit *Têtu* debvra servir et médiciner tous les pouvres malades et ulcérés de touts les hôpitaulx de la présente cité, tous jours et à toutes heures qui sera mandé pour ce, et tant en dangier de peste, guerre et aultres dangiers, et aussi en dangier de peste aller servir en personne, à l'ospital de l'Isle, tous malades et dangereux de peste de la présente cité, en luy fournissant des drogues et onguents, et en temps de peste luy seront establis aultres gages, que seront advisés par les consuls (6) ».

A l'époque à laquelle nous sommes parvenus, et depuis longtemps déjà, le pouvoir central de Paris veut, en toute occasion, faire sentir son

----

(1) L'Hôpital Notre-Dame avait été fondé, en 1422, rue Chenoise, par Aimon de Chissé, évêque de Grenoble. Placé, depuis 1516, sous l'administration de la Ville, il disparut, comme tous les autres hôpitaux de Grenoble, lors de la fondation de l'Hôpital général sur le terrain de la Trésorerie en 1638. (Prudhomme: *Introduction aux Archives hospitalières*).

(2) *Archives municipales,* B B, 12.

(3) *Archives municipales,* C C, 635.

(4) *Archives municipales,* C C, 636.

(5) *Archives municipales,* B B, 18.

(6) *Archives municipales,* B B, 14.

action : les prérogatives, les honneurs de l'ancien *medicus pecuniarius*, de l'ancien médecin municipal sont attribués en partie au *médecin du roi*, titre qui implique celui de conseiller d'Etat ; c'est le médecin et conseiller ordinaire du roi.

Primitivement, les médecins du roi étaient ceux qui soignaient le roi ; ils ne le quittaient guère et il y en eut naturellement de tout temps(1) mais les médecins, qui soignaient le roi chaque jour, n'étaient plus seuls à porter ce titre ni à jouir au moins de la plus grande partie de ses privilèges. Dans les provinces, ce titre était donné à un certain nombre de médecins qui, le cas échéant, eussent pu soigner le roi, mais qui ne l'avaient peut-être jamais vu. Ces médecins du roi étaient, sinon les princes de la science, du moins les princes de la médecine professionnelle dans leur province.

Or, en 1550, Lesdiguières avait amené avec lui un médecin du nom de *Davin* (2), qui ne le quittait jamais. En reconnaissance de ses nombreux services, il le fit nommer *conseiller et médecin du roi* « pour avoir l'œil et tenir exactement la main, en ce qui sera à l'assistance et secours des malades et blessés », moyennant quoi Davin « recevra, sur tous les butins qui se feront sur l'ennemi, tant par les gens de cheval que de pied, de quelque qualité et condition qu'ils soyent, *ung* sol par livre, revenant à cinq pour cent. »

Ces honoraires sentent un peu le brigandage de l'époque et le connétable faisait payer Davin plus militairement que royalement ; mais lorsque les troubles seront finis, les médecins du roi auront des prérogatives d'une origine plus pacifique. En tous cas, ce médecin se montra toujours plein de

---

(1) J'ai déjà parlé des *archiatres*, c'est le nom par lequel Galien désigne Andromaque médecin de Néron. Grégoire de Tours parle de l'*archiatre* ou *primu medicorum*. Le mot était, depuis cette époque, tombé en désuétude, lorsqu'il fut repris, sous la forme de *comte des Archiatres*, par Marc-Miron, seigneur de l'Hermitage, médecin de Henri III, en 1574. L'appellation ne dura pas, mais les privilèges restèrent ; les médecins du roi jouissaient un peu des prérogatives que le Code théodosien assigne aux *professoribus medicis*, médecins du palais, « *qui in sacro palatio, inter archiatros militarunt, nulla senatoria vel glebali collatione, nulla municipali, nulle curialium conventione revandos* ». A l'époque où nous sommes, les médecins du roi jouissaient encore d'une foule de prérogatives : ils prenaient les premiers, à l'église, le pain bénit et l'eau bénite, et, dans un autre ordre d'idées, pouvaient pratiquer la médecine à Paris sans passer par la Faculté de cette ville. Lorsqu'ils venaient à l'Ecole couverts de leur robe de satin, emblème de leur titre de conseiller d'Etat, ils devaient être reçus au bas de l'escalier par les docteurs-régents. Plus tard, en 1606, Henri IV leur accorda, pour André du Laurens, son médecin, le droit de commettre, par tout le royaume, un ou deux chirurgiens chargés des rapports judiciaires, et en 1611, Louis XIII leur attribua l'intendance sur la médecine, la chirurgie, la pharmacie, avec le droit d'approuver, de recevoir et de graduer les barbiers-chirurgiens et les apothicaires.

(2) Maignien : *Esquisses dauphinoises*, Davin.

sollicitude pour son client, dont il connaissait, sans doute à fond, le tempérament: Videl raconte, en effet, que, lorsqu'en 1598, Claudine Bérenger, première femme de Lesdiguières, tomba malade, il conseilla à son illustre maître de faire venir près de lui Marie Vignon : « l'y exorthant et lui remontrant, par des raisons tirées de sa complexion naturelle, que sa santé se pouvait altérer dans cette sorte de vie, le fit résoudre d'appeler auprès de lui une jeune femme, nommée Marie Vignon, qu'il possédait depuis quelques années en secret » (1).

Aussi bien, une autorité médicale supérieure aux autres devait devenir nécessaire, car la peste était toujours menaçante.

En 1542, le bruit court qu'elle est à Chambéry; on envoie aux renseignements et défense est faite de laisser entrer dans Grenoble toute personne venant de cette ville (2). Elle est à Vienne, à Lyon ; à Grenoble même des cas de *fièvre grave* (?) apparaissent; on fait des processions pour que « toutes gens, tant d'église que aultres, s'amendent et corrigent des péchés tant publicz que aultres, comme des usures, fornications, adultères, blasphèmes, jeux privez et publicz, de toute paillardise » (3).

Malgré ces sages précautions, en 1545 la peste n'est plus douteuse ; l'évêque de Grenoble part pour l'abbaye de Saint-Cernin de Toulouse, les consuls défendent aux prêtres de confesser les pestiférés ; plusieurs des médecins même quittent la ville et il ne reste plus que l'homme décidément indispensable, *Pierre Aréoud* (4). La peste est aussi à Lyon: il est à craindre que les marchands de Grenoble, qui se rendent dans cette ville, n'en rapportent de nouveaux germes; on autorise cependant les apothicaires à s'y approvisionner des drogues de médecine(5). L'épidémie s'étend à Fontanil, à Saint-Martin-d'Hères, à Vizille, à Chirens, à Montbonnot, à Moirans, à Voiron (1546) (6). On rétablit l'usage des bulletins de santé exigibles à l'entrée de la ville et, comme on est convaincu de l'influence des astres sur l'épidémie, on défend aux habitants des communes voisines d'entrer en ville jusqu'à ce que « *la lune soit virée* ». Pour plus de sûreté, une clôture est établie tout autour de la ville (7). Les marchands n'iront pas à Lyon, mais, pour ne pas paralyser complètement le commerce, il est décidé que deux marchands, de chaque corpo-

---

(1) Maignien : *Esquisses dauphinoises*, Davin.
(2) *Archives municipales*, B B, 13.
(3) *Archives municipales*, B B, 13.
(4) Prudhomme : *Histoire de Grenoble*.
(5) *Archives municipales*, B B, 13.
(6) Pilot : *Histoire municipale*.
(7) *Archives municipales*, C C, 636.

ration auront seuls le droit de se rendre à la foire de cette ville et qu'ils feront les achats de leurs confrères (1). On fera l'autopsie de tous les décédés, afin d'être exactement renseigné et c'est *Grégoire Lyonnet*, le chirurgien, qui en est chargé; quant à *Pierre Aréoud*, qui soigne les pestiférés de Grenoble et du Fontanil, il touche un mandat de trois écus (2).

On respire un peu : de nouvelles craintes viennent bien de Chambéry en 1551, mais on est quitte pour quelques précautions. Entre autres, on fait « *déloger grand nombre de garces malhonnêtes et débauchées qui sont établies près la porte de la Perrière, à cause du dangier de peste que ces filles font courir à la ville* » (3).

Treize années se passent dans le calme à ce point de vue, mais, en 1564, l'épidémie est sérieuse et elle dura l'année suivante 1565, mauvaise condition pour empêcher la chute de l'Université menacée. La maladie, qui régnait en Savoie, en Suisse et à Lyon, éclate à Grenoble, rue de Beullerie, depuis rue du Bœuf (4); on mande le chirurgien-barbier que nous connaissons déjà, *Lyonnet*, dit le *Baron* (5), « pour çavoir de luy sa résolution, s'il entendait de servir la ville en ce temps de nécessité de peste, pour secourir et subvenir à ceulx qui se trouveront attainctz de la dicte maladie ». Lyonnet s'engage « pour tout le moys d'aoust à secourir les pestiférés selon son art et profession et, si besoin était, suivant l'ordonnance de maître Pierre Aréoud, pour 25 écus pour ledit moys.... et sera tenu, ledit Lyonnet, de faire son devoir, sans exiger des malades autre somme, sinon que libéralement elle lui fut offerte », mais il est bien convenu que « lorsque ledit Lyonnet commencerait de visiter quelqu'un suspect de ladite maladie, dès lors il se serrerait, luy et son ménage, dans sa maison et que on luy ferait fournir en icelle tout ce qui luy serait besoin par ses voisins ou serviteurs de la ville; de laquelle maison ne serait loysible au dit Lyonnet sortir, si non quand il y aurait nécessité de visiter quelque malade, et en commandement et permission des dits consuls, lesquels, en ce cas, seraient tenus de bailler un serviteur de ville, qui, avec une baguette blanche, irait quérir dans sa maison ledit Lyonnet et le conduirait là où besoin serait et le ramènerait dans sa dite maison ».

Pour être minutieuses et un peu puériles, ces mesures étaient plus humaines que par le passé ; on n'expulsait plus hors de la ville les malades, les suspects et leurs voisins. Le service de Lyonnet était dûr néanmoins,

---

(1) *Archives municipales*, B B, 13.
(2) *Archives municipales*, B B, 13.
(3) *Archives municipales*, B B, 14.
(4) Pilot : *Histoire municipale*.
(5) Pilot de Thorey : *le Dauphiné*, 1895, p 119.

aussi ne le faisait-il pas, paraît-il, d'une façon suffisante. Mal lui en prit :
la Cour ordonne, en effet, et sans plus d'attermoiement, « que commandement sera fait audit Lyonnet de servir de son art et satisfaire à la convention portée par ledict rapport et pour le temps y contenu, sous peine
de la vie et d'être arquebouzé impunément en cas de contravention » (1).
Quant aux autres médecins, ils sont invités à ne pas quitter la ville sous
peine de perdre leurs privilèges (2).

Ces mesures radicales se comprennent aisément, quand on considère
que la plupart des habitants, presque tous les magistrats, les hommes de
loi, les notaires, les membres même du Conseil de la ville, avaient pris la
fuite. Du 11 août au 15 décembre, le Conseil ne tint plus séance (3) et la ville
était tellement déserte, qu'on ne put procéder à l'élection des consuls pour
1565 (4). On a fait venir de Gap un chirurgien nommé *Nicolas Carlot*;
quant à *Pierre Aréoud*, nommé *capitaine de santé*, il est toujours là, encou-
rageant tout le monde et donnant des recettes pour éviter la contagion.
Son collègue *Nicolas Allard* se montre digne de lui ; mais ce ne sont pas
eux qui ont la direction administrative de la santé. Ce service nouveau
et si nécessaire, pour lequel on a créé le poste de *sous-intendant de la
santé*, est confié à un médecin qui semble être étranger et nouveau venu
à Grenoble : c'est Mᵉ *Antoine Charbonnel*, qui veille à la santé publique,
sans doute de concert avec Aréoud et Allard.

Les danses et les concerts sont interdits ; défense d'acheter ou de vendre
des habits ou meubles d'occasion sous peine de 10 livres d'amende et de
prison ; de porter des masques ; défense de louer les maisons qui n'ont pas
de latrines ; toute personne malade doit se présenter au sous-intendant
de la santé. Chacun doit nettoyer sa maison, y répandre de la chaux et du
vinaigre (5), et comme bien des malades sont abandonnés même par les
leurs, il est décidé que les serviteurs et chambrières atteints de la peste
en soignant leurs maîtres devront être nourris pendant leur maladie aux
frais de ceux-ci (6). Sous les ordres d'un état-major composé du sous-
intendant et de ses deux confrères Aréoud et Allard, se trouvent le chirurgien de l'Hôpital de l'Isle, *Pierre Mimoz*, et en ville, les chirurgiens *Grégoire Lyonnet* dit le *Baron* devenu, sans doute, plus fidèle observateur de
ses règlements, *Jean Têtu, Jean Flachard* et *Jean Noël*.

---

(1) Pilot de Thorey : *loc. cit.*
(2) *Archives municipales*, B B, 19.
(3) Berriat Saint-Prix : *Histoire de l'ancienne Université.*
(4) Prudhomme : *Histoire de Grenoble.*
(5) Prudhomme : *Histoire de Grenoble.*
(6) *Archives municipales*, B B, 20.

A la fin de l'épidémie, *Pierre Aréoud* et *Nicolas Allard* sont récompensés de leur dévouement par une exemption de taille : Nicolas Allard reçoit même deux coupes en argent et trois charges d'avoine. Mais là ne se bornait pas la note des frais que la ville avait à payer, aussi dût-elle faire une taille exceptionnelle sur les exempts et non exempts « pour le fait de la peste » (1), et Pierre Aréoud dut encore prêter 73 livres.

Il fallait, en effet, payer tout le monde : 14 livres 8 sous aux commissaires chargés d'ensevelir les morts ; 9 livres 12 sous aux paysans requis pour les aider ; autant à *Pierre Mimoz,* le chirurgien de l'Isle ; à *George Lyonnet,* 30 livres ; à *Antoine Pinaud,* 2ᵉ consul, pour être allé à Gap chercher un chirurgien, 24 livres 10 sous ; à *Nicolas Carlot,* précisément le chirurgien ramené par Pinaud, 225 livres 8 sous ; à *Pierre Aréoud,* pour ses ordonnances, 48 livres ; au même, pour ses gages de *capitaine de santé,* pour le mois de septembre, 100 livres ; aux chirurgiens *Jean du Villars, Jean Têtu, Jean Flachard,* pour leurs gages, 58 livres 16 sous ; enfin, à *Antoine Charbonnel,* docteur en médecine, sous-intendant de la santé, 19 livres 12 sous. Il faut payer l'apothicaire *Ennemond Robin,* qui a fourni aux pestiférés des quantités de « *succo rosarum,* de *syrop de limon,* d'on*guent apostolorum,* de *basalicon,* d'*aloës,* d'*anis confitz,* d'*emplâtre divinum* », remèdes plus chers qu'efficaces ; il faut payer Robert Mermont : c'est lui qui portait la lanterne au-devant « tant des pestiférez que aultres suspectz ». (2)

En somme, en 1566, le total des emprunts que la ville dut faire à l'occasion de la peste s'élève (24 nov.) à la somme de 2.500 livres (3).

L'épidémie va laisser quelque répit à Grenoble, bien que quelques cas, éclatant comme les derniers coups de feu après la bataille, viennent de temps en temps entretenir la peur ; en 1567, peste à Crolles ; défense aux portiers de laisser entrer les gens de cette localité (4). En 1568, on a encore à payer « pour l'entretien des pauvres gentz resarrés de la rue Saint-Laurent, estans soubspeçonnés de peste ».

Mais d'autres émotions attendent maintenant les Grenoblois, et, comme aux dernières années de l'Université, les troubles vont recommencer.

On était sur pieds à chaque instant ; on croyait toujours entendre le bruit de l'arquebusade et on commentait les nouvelles les plus alarmantes colportées dans la ville. Les consuls de Grenoble, catholiques fanati-

---

(1) *Archives municipales,* B B, 19.
(2) *Archives municipales,* C C, 661.
(3) *Archives municipales,* B B, 20.
(4) *Archives municipales,* B B, 22.

ques, avaient en outre une peur horrible des Huguenots ! D'ailleurs le vent n'est guère à la conciliation, au moment où Charles IX vient d'écrire au lieutenant-général (1) « là où vous sentirez aucuns qui branlent seulement pour venir secourir et aider à ceux de la nouvelle religion, vous les empêcherez de bouger par tous les moyens possibles et si vous reconnaissez qu'ils soient opiniâtres à vouloir venir et partir, vous les taillerez et ferez mettre en pièces, sans en épargner un seul, car *tant plus de morts, moins d'ennemis* ». Aussi les chirurgiens vont-ils laisser un moment les bubons pour les plaies d'arquebuse.

En 1568, *Grégoire Lyonnet* et *Barthélemy Reynier*, chirurgiens, sont mandatés pour avoir soigné un blessé. Reynier touchera, en 1571, un nouveau mandat pour le même motif ; il en touche un autre encore en 1573, « pour avoir pansé deulx soldatz blessés venantz de Corps ». Mais cette fois les consuls n'admettaient pas d'abord le mandat qui était de 40 florins, « à laquelle somme la ville fut cependant condamnée envers ledit Reynier, pour médicaments par luy fournys et vaccations par lui faictes (2) ».

En 1573, autres mandats à *Jean Legendre* et à *Pierre Masse*, chirurgiens, pour avoir pansé trois Suisses blessés (3). En 1577, tous les lits de l'Hôpital Notre-Dame sont occupés par les blessés « *et il y sent bien mauvais* (4). » En 1590, *Claude Michal*, chirurgien, panse les soldats blessés, venant du camp de Montbonnot et déposés dans l'Hôpital St-Antoine ; la même année, *Pierre Didier* (5), apothicaire, touche 53 écus pour les médicaments fournis aux soldats blessés au siège de Montbonnot. Nouvelle facture en 15f3, au nom de ce même *Pierre Didier*, pour des médicaments fournis à des soldats de l'armée de M. d'Ornano, blessés devant la Buissière (6). *Grégoire Dutruc*, chirurgien, reçoit 4 écus pour avoir soigné les blessés qui sont amenés à Grenoble (1593) (7).

Occupés et payés au dehors pour ces services exceptionnels, les chirurgiens négligent le service des Hôpitaux, cependant toujours remplis de pauvres, de mendiants et de malades. Me *Sébastien Babolin, Jean Flachard, Pierre Rochette* et *Pierre Mazet*, refusent de faire gratuitement le service des malades. L'administration hospitalière n'était pas encore réformée, comme elle le fut depuis Nous verrons plus tard que l'Hôpital Général

---

(1) *Bulletin de l'Académie delphinale* 1, 481-482.
(2) *Archives municipales*, C C, 674.
(3) *Archives municipales*, C C, 682.
(4) *Archives municipales*, E, 2.
(5) *Archives de l'Hôpital*, C C, 712.
(6) *Archives municipales*, B B, 45.
(7) *Archives municipales*, C C, 716.

parvint petit à petit, quoique non sans peine, à améliorer le service médical, et que, par les secours qu'il rendra à la population, comme par l'enseignement clinique, officiel ou non, dont il sera la source, il deviendra le laboratoire où s'élaborera la future Ecole de médecine.

Pour suffire à tant d'occupations diverses, les médecins manquaient d'ailleurs ; Aréoud était bien là, pour rédiger, suivant l'ordre des consuls, un règlement destiné à prévenir la contagion (1572) (1), mais Nicolas Allard venait de mourir (2) ; on cherchait à le remplacer.

Or, précisément un médecin, dont la réputation était venue jusqu'à Grenoble, *Louis de Villeneuve*, de Montélimar, « où il faisait sa résidence près du lieu de sa naissance » (3), avait été appelé dans notre ville, pour soigner Mme de Gordes. En 1573, les consuls décident « de le retenir et de lui fournir un logis commode durant trois ans » (4) ; le Parlement de son côté lui alloue 300 livres par an (5). Cette invitation flatteuse fut acceptée, même non à la légère et sans oublier de compter toutes les dépenses accessoires, car en 1574, on trouve dans les comptes « à M. de Villeneuve, docteur médecin, 50 livres, qui lui ont été attribués pour le parfaict de 500 livres, à lui accordées pour le débris et voycture de ses meubles venant demeurer dans la présente cyté » (6). Il est vrai que la même année Louis de Villeneuve prête 200 livres à la ville (7).

A peine arrivé, il prend de suite à Grenoble une haute situation ; en 1576, « on a heu advertissement qu'on se meurt en Italie, à Turin et aultres lieux, en Allemagne et à Dijon ; sera bon d'adviser de prendre garde des passans de ceste ville » ; les consuls lui demandent donc, en 1577, dans le cas où on le ferait demander au conseil, de vouloir bien donner son avis, « *pour le fait de la santé* » (8). Sur ses conseils, on prend contre les voyageurs, qui viennent de Lyon, les mesures les plus sévères : la famille de La Marche a reçu, il y a quelques jours, un de ses fils arrivant de cette ville ; tous les membres qui la composent sont expulsés (9). La peste étant à Bernin, et non encore à Grenoble, *de Villeneuve* va (1580), lui-même, à Bernin et à Crolles, visiter les malades

---

(1) Albin Gras : *Institutions médicales de la ville de Grenoble*, 1844.
(2) Ses héritiers prêtèrent 1.000 livres à la ville.
(3) *Archives municipales*, B B, 65.
(4) *Archives municipales*, C C. 683.
(5) *Archives municipales*, B B, 25.
(6) *Archives municipales*, C C, 691.
(7) *Archives municipales*, C C, 683.
(8) *Archives de l'Hôpital*, E.
(9) *Archives municipales*, B B, 29.

et ordonne le transfert dans cette dernière localité, où sont déjà les suspects, d'une femme soupçonnée de contagion, « qui est présentement
dans ung champ fermée en l'Isle ».

S'il n'a pas à lutter, avec une épidémie comme celle de 1564, de
Villeneuve semble au moins avoir montré la plus grande vigilance dans
l'application des mesures préventives ; les consuls en faisaient grand cas ;
c'était d'ailleurs un catholique fanatique et Chorier, dont le récit est admis
par Rochas, raconte, à son sujet, une anecdote, qui ne serait pas à son
honneur, bien que l'illustre historien du Dauphiné le félicite et le compare
à Hippocrate : Bérenger de Morges, commandant du fort de Bosançieu,
pour les protestants, étant tombé malade et l'ayant fait appeler, de
Villeneuve aurait refusé, « ne voulant pas que son sçavoir s'employât
contre les siens, en contribuant à la guérison de leur plus dangereux
ennemi ». Il faut espérer pour de Villeneuve que ce n'est là qu'une
légende. M. Prudhomme le défend de cette accusation et pense que s'il n'est
pas allé soigner de Morges, c'est que les consuls s'y sont opposés (1) ; en
tout cas, s'il a commis cette faute, il n'avait pas l'excuse d'Hippocrate, puisqu'il s'agissait d'une guerre civile et non d'une guerre étrangère et d'ailleurs
le père de la médecine, lui-même, eût beaucoup mieux fait d'aller à la
cour d'Artaxercès, tout en refusant les fameux présents, et d'y arrêter,
s'il l'eut pu, l'épidémie. Cela eût évité aux Grecs une énorme mortalité,
et à nous.... une gravure célèbre.

Quoiqu'il en soit, de Villeneuve, qui manifestait l'intention d'aller se
fixer à Lyon, vit les avances des consuls redoubler pour le retenir. Il fut
ennobli, sur les vives instances de la ville de Grenoble ; il est en outre
conseiller et médecin ordinaire du roi et comme tel, exempté de la plus
grande partie des tailles.

Les alertes militaires continuent : en 1585, *Pierre Mollard*, chirurgien,
est payé 24 écus par la ville, pour avoir pansé les blessés de Vif, pendant
une sortie de la garnison (2). Les chirurgiens étaient d'ailleurs toujours
insuffisants à Grenoble : en 1580, on ne trouve dans les rôles des tailles,
outre ceux que nous connaissons, que les noms des chirurgiens *Guillaume
Cuvilier, Clément Pingon, Jean du Villard* et *Barthélemy Reynier* ; cependant la population de Grenoble vers cette époque (exactement en 1593),
est estimée à 14.000 (3).

Aussi les consuls cherchaient à faire venir des médecins ou chirurgiens

---

(1) Prudhomme : *Histoire de Grenoble.*
(2) *Archives municipales*, B B, 38.
(3) Pilot : *Histoire municipale de Grenoble.*

même de Paris : c'est du moins ce qui ressort d'une lettre du 28 octobre 1584, où « *Maître Vallier*, chirurgien de Paris, originaire de Grenoble, remercie les consuls de l'honneur qu'ils lui font en le priant de venir exercer dans cette ville. Il leur demande un délai pour se rendre à son poste ». Il ne semble pas qu'il soit jamais venu.

Le déficit de médecins est d'autant plus regrettable, que l'année 1586 amène cette fois une épidémie de peste plus terrible que les précédentes. Suprême complication : le Drac déborde. La peste, la guerre, l'inondation ! La contagion *fauche* le peuple du Diois, dit un historien comtemporain. Les hostilités furent suspendues (1) ; à Grenoble les deux tiers de la population périrent (2), aussi les habitants demeurés en ville déclarent qu'ils sont ruinés et demandent à être déchargés de l'imposition de guerre levée pour l'entretien et la solde de la garnison (3). Les malheureux suspects, chassés, ne savent où aller. Un bourgeois, du nom d'Ennemond Charvet, fait le récit suivant, qui donne une idée des misères du temps : « Comme après que cette même cité fut abandonnée d'un chacun, en la présente année 1586, pour la contagion de la peste, le suppliant, qui estait resté, alla loger au couvent des Jacopins, se voyant tout seul en la rue où est size sa maison, auquel couvent il séjourna jusques à la contagion (4), qui y arriva, comme chacun sçait, chose qui lui donna occasion d'absenter le dit couvent, et ne se povant retirer en deux petites maisonnettes qu'il a, à Gorget, pour l'infection notoire qui y estait, dont une sienne fille, femme du sieur Reynier, mourut, il fut contrainct errer par les champs et vagabonder pour trouver logis, chose très difficile, parce que pendant qu'il séjourna aux Jacopins, les logis champêtres furent enarrez, et si, d'adventure, il en resta quelqu'un, il estait suspect ou infect de la même contagion ; voire la maison de Château-Revol, son gendre, en laquelle luy et sa femme firent deux quarantaines, avant que ledit suppliant y ose entrer ; pour quelles difficultés le suppliant fut contrainct fère sept ou huit logis..... »

Parmi les chirurgiens et les médecins, qui donnèrent leurs soins aux malades, on retrouve les noms de *Clerget*, chirurgien, qui ne fut payé qu'en 1597 de 50 écus qu'il réclamait ; de *Cuvilier*, chirurgien, qui reçut 66 écus ; de *Raphaël*, médecin, 100 écus. Il faut encore avoir recours à une taille supplémentaire « pour le fait de la santé ».

---

(1) Long : *La réforme et les guerres de religion en Dauphiné.*
(2) Long : *La réforme et les guerres de religion en Dauphiné.*
(3) *Archives municipales*, C C, 705.
(4) La peste atteignit le couvent.

Pierre Aréoud (1) est mort ; c'est *Villeneuve* qui le remplace et comme lui jadis, le médecin du roi est appelé à donner son avis en toutes circonstances. En 1587 il est prié « de donner certains androictz et poinctz de bons auteurs sur la réthorique et logique, pour fère la lecture et disputer aux maîtres (d'Ecole) qui se présentent pour être receuz. »

Une autre fois, on le prie « de dresser quelques poinctz en l'art d'oratoyre et filosophie pour fère dispute dimenche prochain, pour après choisir cellui qui sera treuvé le plus souffizant » pour remplir la charge de second régent des écoles (2). Les juges qui donnent cette mission au médecin ne sont cependant pas des ignorants ; ce sont le premier Président, Mgr d'Embrun, d'autres ecclésiastiques et des avocats.

L'épidémie a cessé. La ville liquide ses comptes « pour le fait de la santé » : de Villeneuve, 150 écus ; Claude Basset (3), *capitaine général de la santé*, ses gages de janvier-juin, 116 écus 40 sous ; portiers de la ville, gardiens chargés d'empêcher les pestiférés de sortir de l'Ile, émoluments des *galopins* pour enterrer les morts, etc....... La ville soutient procès contre Guigues Sonnier, apothicaire, qui réclame une indemnité pour avoir nourri et soigné des pestiférés enfermés dans l'Isle en 1586 et 1587 (4). On ne rompt pas avec lui, cependant, car la même année, nous le voyons envoyé à Mens (5) pour « s'enquérir au vray sur le bruit semé que l'on s'estoyt mort de nouveau de la contagion au dict lieu (6) ».

La trève n'est pas de longue durée : en 1586 la peste revient ; le fermier de l'impôt de 2 sous par charge de farine expose qu'il n'a pu percevoir « tant à cause de la guerre qui survint en la dicte année conte les Savoyards, que de la contagion, qui estait en cette ville, qui fist que la plus grant part des

---

(1) Aréoud avait des fils ou des frères qui occupaient des situations élevées :
André *Aréoud*, avocat, avait été consul en 1574 (B B, 26) ; il avait été délégué aux Etats de Romans en 1575 (B B, 27) ; en 1585, il était prieur de Moidieu (*Archives départementales*, B, 230).
Antoine *Aréoud*, docteur en droit, plaidait souvent pour la ville (C C, 638) ; en 1549 notamment. En 1580, on le trouve avec le titre de seigneur de Seyssins (*Archives départementales*, B, 197) On trouve encore en 1582. *Christoff Aréoud*, et en 1593 *Jacques Aréoud*, juge des taxes et seigneur de Ventadour. M. de Berluc-Perussis (*op. cit,*) nous apprend que Antoine Aréoud a écrit quelques vers latins parmi les pièces liminaires d'un missel imprimé par l'ordre de l'évêque Laurent Alleman. Cet ouvrage se trouve dans la Bibliothèque d'Aix et dans celle de Grenoble. *Missale secundum usum gratianopolitanum.*
(2) *Archives municipales*, C C, 708.
(3) Claude Basset est le premier capitaine de santé que nous rencontrions qui ne soit pas médecin. Nous en verrons bientôt un autre.
4) *Archives municipales*, C C, 717.
(5) *Archives municipales*, C C 1063.
(6) *Archives municipales*, C C, 717.

habitants d'icelle l'abandonnèrent (1) ». La contagion s'étend de Saint-Jean-de-Vaulx à la Côte-Saint-André.

En 1597 elle éclate plus que jamais à Grenoble. Le surintendant de la santé est encore noble *Louis de Villeneuve*, conseiller et médecin du roi ; à côté de lui apparaît comme *capitaine de santé* un homme nouveau, qui va, quoique non médecin, nous arrêter quelque temps : *Guillaume de Lérisse*

Il imprimera plus tard, en 1608, un livre sur la *peste* qu'il est intéressant de feuilleter (2) et qui nous renseigne sur l'épidémie de 1597. Ce livre est dédié à « Monsieur noble Loys de Villeneuve, conseiller et médecin ordinaire du roy, habitant Grenoble. » L'auteur déclare tout d'abord, qu'il n'est « médecin, appoticayre, ny chirurgien (3) », mais qu'il a souvent assisté de près à la peste. Il a vu celle de 1586, et voici dans quelles conditions : « Cependant que j'étois à Lyon (1586) occupé en affaires, ayant laissé ma feu femme avec aucuns de ma famille à Chasteau-Neuf de Gallaure, dans la maison de deffunct Monseigneur Montchenu, vivant chevalier de l'ordre du roi et son panetier ordinaire, le mal de contagion print dans la dite maison, en une jeune damoiselle, fille de Monsieur de Coulaux, de Vivarais, à présent seigneur de Peloux, laquelle morut, qui donna telle alarme à mon dict seigneur de Montchenu, que luy et toute sa famille s'ecartèrent, qui sça qui là, et ma dicte femme et tous ceux qui estaient avec elle furent de la partie, et se retiraient dans une grange champestre où, le lendemain, sa chambrière se trouva frappée et mourut dans le quatrième jour couverte de *tac*. Incontinent cet accident survenu j'en fus averty, qui me donna occasion de prendre du seigneur Charles de Villeneuve, votre frère, un bon nombre de médicaments, pour aller au secours de mon dict seigneur de Montchenu, de ses domestiques, et de ma dicte femme et famille, et partis du dict lieu dans un batteau, qui en extrême diligence me rendit bientôt près d'eux, où je les secourus par la

---

(1) *Archives municipales*, C C, 1063.

(2) Méthode excellente et fort familière pour guarir la peste et se préserver d'icelle, avec un opuscule contenant l'ordre qu'on doit tenir pour désinfecter les villes quand elles sont infectes et pour éviter que la peste ne fasse progrès en icelles. Composé par Guillaume de L'Erisse, Dauphinois, cy devant capitaine de santé en la cité de Grenoble, ville capitale du dict pays. A Grenoble, chez Guillaume Verdier, 1608.

(3) Dans un quatrain « de l'autheur au docte lecteur », il est dit au début du livre :

> Toi qui te ris de mon expérience
> Adjoutes-y ta profonde science.
> Lors on dira malgré les envieux
> Que j'ay bien fait et toy encore mieux.

grâce de Dieu, leur donnant de mes préservatifs si à propos, qu'aucun d'eux n'en périlla ».

Voilà comment il devint, en 1597, capitaine de santé à Grenoble, depuis le 27 août jusqu'au 20 octobre, montrant, ainsi qu'il le dit lui-même, « que la nécessité a souvent fait changer de qualité et de condition aux hommes ». Il a donc droit de prendre un instant rang parmi les médecins : il ne se tire d'ailleurs pas mal de son nouveau rôle, « et peut-on dire avec vérité que, selon le mal, ça a esté avec perte d'aussi peu de gens qu'on l'aurait pu souhaiter ; car, aux autres pestes, il mourut dans la dicte cité plus de personnes en huit jours, qu'il n'en morut en la dicte année, dans cinquante, ce qu'on doit attribuer à la toute-puissance et miséricorde de Dieu ». Il ajoute modestement, s'adressant à Louis de Villeneuve : « Ce que vous avez pu sçavoir comme médecin de la santé, à la à la même cité, m'assistant de votre bon et prudent conseil ».

Guillaume de Lérisse nous peint bien les horreurs de la peste et, comme il n'est pas du métier, sa franchise ne ménage pas les médecins. « En plusieurs endroictz, lorsque la peste arrive, apoticaires et chirurgiens deslogent les premiers et peu s'en trouvent (si non aux bonnes et grosses villes) qui s'enferment aux infirmeries et hospitaux pestiférés, et autres lieux. Si aucuns s'hasardaient, c'est pour l'espérance du lucre, et le plus souvent par faute de jugement et d'expérience, en tuent plus qu'ils n'en guérissent ».

Il voit d'ailleurs, en philosophe, combien dans les moments d'affollement apparaissent à nu la couardise et l'égoïsme ! Il faut citer certains passages qui en valent la peine et qui font songer à Tacite et à Juvénal : « Ce qui est terrible, c'est la pauvreté et nécessité qui volontiers accompaigne ceux qui se trouvent en cette misère : au temps de la quelle, quels biens et moyens qu'ils ayent, le plus souvent sont abandonnés de tout secours de leurs voysins, pour avoir le chacun à penser à soymême et encore abandonnés de leurs parens, par la même raison, et notamment des habils à succéder qui, soubs espérance de retirer les héritages, ayment mieux le tombeau que l'ombre de l'affligé. Et s'il se trouve des personnes qui secourent les affligés, c'est soubz espérance qu'ils testeront à leur proffit, et, le mot dit, le poussent plus tôt au sépulcre que de l'en tirer. »

Et plus loin : « En temps de guerre, le laboureur qui sort de la charrue pour aller à la guerre, le premier logis qu'il fait sur celuy de son espèce, il le bat, desrobe, l'arrançonne, et le traicte fort rudement ; en temps de guerre on ne voit que pilleurs, assassinats, bruslements, proditions et autres choses exécrables. »

« Au temps de famine, celuy qui a du bled à vendre, le cache attendant qu'il vaille 10 escus le setier, et verroit mourir de faim tous ses parents et amis plustôt que de leur donner un morceau de pain, tant en ce temps-là la charité est refroidie. »

« Elle ne l'est pas moins en temps de peste. Quand le fils abandonne le père, le mari, qui par l'estroit lien du mariage doit suivre toutes les fortunes de sa femme, l'abandonne ; le parant son parant, et le voisin son voisin. »

Mais le capitaine de santé n'était pas là pour deviser sur la bassesse humaine. De Lérisse savait, au moment voulu, faire montre de bon jugement et de décision. «Tout aussitôt que la peste soit connue, il faut establir un bon et *solide conseil avec authorité*, telle qu'il appartient, par l'advis duquel toutes choses soyent mûrement disposées. » La première chose que doit faire le conseil, c'est de nommer un capitaine, « ou maitre de la santé, qui ait telle authorité, que tout ce qu'il commandera au faict de sa charge, soit incontinent exécuté et luy soit obéi comme au conseil même. » Il recommande d'établir la surveillance des habitants par les habitants : « parce que en temps de peste, les pestiférés, le plus souvent, cachent leur mal jusques à ce que la mort de l'un de la famille le descouvre, ce que faisant en la fréquentation de leurs voisins, ils sont cause de beaucoup de mal.» Il veut que les médecins visitent les boutiques des apothicaires, pour voir si elles sont bien pourvues ; il recommande d'éviter que les maisons des pestiférés soient pillées ; il veut qu'on tue les chiens, les chats et qu'on bannisse les poules, chapons, poulets, pourceaux « parce qu'ils fréquentent partout et se vautrent sur les choses ordes et puantes ». Ces mesures étaient d'autant plus utiles qu'au xvii° siècle et même au début du xviii° siècle on faisait encore du fumier dans les rues de Grenoble, on y teillait du chanvre et on y élevait des pourceaux (1). Insistant avec raison sur l'hygiène, il recommande de loger en lieu sain, au soleil levant, de *parfumer* la maison matin et soir, d'ouvrir les fenêtres au nord. «On ne sortira que quand le soleil aura battu la campagne une heure ou deux. »

Par le mot *parfumerie* on entendait alors la désinfection, même par des substances mal odorantes ; mais néanmoins, les parfums, au sens moderne du mot, passaient généralement pour désinfectants ; de Lérisse conseille, en effet, pour éviter la peste, des sachets de senteur, des pommes « ou boytes d'argent percées, plaines d'esponges imbibées de l'odorat

_____

(1) Pilot : *Statistique générale du département de l'Isère.*

de nos réceptes, ou bien des pommes de senteurs de bonne et suave
odeur. »

Les maisons doivent être « parfumées » avec « du bois de genièvre et
de la graine d'iceluy », qu'on fait brûler avec « le *marrube blanc*, la
sauge, la lavande, le rosmarin. »

Au sujet du traitement, de Lérisse n'est pas plus banal et plus mauvais que
les médecins de son temps : « le baume d'Orient, l'escabieuse, le gérémau-
drée » sont insignifiants ; la diaphorèse, qu'il conseille pouvait être bonne.
Il use modérément des purgatifs et de la saignée, et on ne peut que lui en
savoir bon gré. Comme tous les médecins de l'époque et même les modernes, il croit que l'apparition des bubons est salutaire, qu'il faut tout
faire, par des vésicatoires, pour « attirer les humeurs à la surface » et provoquer les bubons : doctrine humorale d'alors, qui aujourd'hui semble en
rapport avec ce que nous savons de l'élimination salutaire des *toxines* mi-
crobiennes par la peau.

La médecine de toute cette époque, a lors qu'elle était faite par les médecins, n'était pas meilleure que celle de de Lérisse : seule la doctrine qui
consiste à « pousser aux bubons » semble rationnelle. Mais nous-mêmes,
si la peste venait parmi nous, serions-nous beaucoup plus avancés ? Ce
sont encore les mesures d'hygiène qui seraient le meilleur remède, et le
plus sage précepte pour ceux qu'aucun service public ne retiendrait, serait
encore celui de de Lérisse : « *Desloger tost, aller loin* et *revenir tard.* »

Convaincus de l'utilité de l'isolement, nos prédécesseurs pratiquaient
la séquestration avec un radicalisme, que nos mœurs accepteraient
aujourd'hui difficilement : « Le mal estant dans une maison, faire incontinent sortir les habitants d'icelle, et les faire conduire au cartier à ce
destiné, logeant les frappés de peste dans l'infirmerie ou hospital des
infects, et ceux qui ne seront frappés en cabanes ou maisons, dans les
quelles seront une demi quarantaine et l'autre demi quarantaine en lieu
qui sera pour ce destiné, durant lequel temps on prendra garde qu'ils se
nettoyent et désinfectent diligeamment. »

Grâce à ces sages précautions, au bout de quelques mois l'épidémie s'arrêta pour un temps. Elle reviendra ; nous reparlerons encore de guerre,
famine et peste « les quelles, dit de Lérisse, volontiers s'entresuyvent,
car de la guerre procède la famine et de la famine la peste. »

En novembre 1598, les conseils envoient à Romans prier les membres
de la chambre des vacations, qui étaient réfugiés dans cette ville, de revenir à Grenoble « attendu que la santé y est fort bonne ». Il n'y a plus
qu'à régler les comptes.

Raphaël, le médecin, est mort de la contagion.

De Villeneuve, en raison des services qu'il a rendus pendant la peste (1) est déchargé de la taille, qu'il devait, quoique exempt, supporter « pour la santé » : on trouve à son nom un mandat de 60 écus. On donne aux nettoyeurs, qui servaient en 1597 sous les ordres de M. de Lerisse, alors capitaine de la santé, 90 écus ; au « *nauchier* » qui, nouveau Caron, portait dans sa barque les expulsés qu'on rejetait dans l'Ile, « pour avoir conduit les infectz sur sa penelle », 157 écus 20 sous. Tous les comptes ne se règlent pas d'ailleurs de suite, car, en 1603, *de Villeneuve* réclame encore contre le droit d'indemnité qu'on veut lui faire payer pour ses lettres de noblesse (2) ; il rappelle que lorsqu'il a quitté Montélimar, en 1573, on lui avait promis une somme de 500 liv., une maison pour trois ans et l'exemption perpétuelle de toutes les tailles, gardes et logements de gens de guerre. Or il croit avoir rempli son devoir avec zèle, surtout en 1586, à la peste ; c'est en récompense de ses services et pour le retenir à Grenoble que le roi lui a, en 1588, accordé des lettres de noblesse ; il espère donc que le conseil le dispensera du droit d'indemnité qu'il lui réclame à ce sujet.

En 1604, *Auzias*, chirurgien, est envoyé à Montmélian, pour voir si la peste règne dans cette ville, mais l'alerte n'était pas sérieuse. Nous pouvons porter un instant nos regards sur d'autres questions qui n'intéressent pas moins le corps des médecins et des pharmaciens.

CHAPITRE IV

(1605-1638)

I. Apothicaires.— Statuts de leur corporation.— Le sieur de Fougerolles. —Examens.

II. Le collège des médecins. — De Fougerolles. — Statuts du collège des médecins. — Louis de Villeneuve 1er doyen. — Le collège des médecins corps enseignant en même temps que corporation professionnelle.

III. Réunion des médecins, chirurgiens et apothicaires en corps de médecine. — Statuts du corps de la médecine..

IV. Jean Tardin et la Fontaine ardente. — La peste : Ant. Davin et son Traité de la peste.

V. Les mères-sages.

I

Les apothicaires avaient, depuis longtemps, à Grenoble, une situation fort honorable : nous avons vu qu'un grand nombre avaient pris une part

---

(1) *Archives municipales*, B B, 53.
(2) *Archives municipales*, B B, 65.

active aux affaires municipales ; les épidémies, les guerres avaient été pour eux autant d'occasions de montrer leur importance et leur utilité ; aussi, à Grenoble plus qu'ailleurs, leur situation sociale s'était considérablement élevée.

Au XIVe siècle, leur profession n'était pas encore exclusivement scientifique, car, en 1395, à Grenoble, Raphaël de Cortone, tout consul qu'il fût, était, en même temps qu'apothicaire, lombard, c'est-à-dire banquier, prêteur à gages et marchand de fer ; en 1405, un autre consul, Guillaume Chaléon, était apothicaire, épicier et marchand de fer. Déjà, au XVe siècle, ils avaient senti le besoin de mieux définir leur corporation et de défendre ses privilèges, car en 1467, pour proposer à Louis XI l'adoption de leurs statuts protecteurs, ils avaient délégué l'un d'eux, Pierre Gras, dit Vence, avec mission de défendre les intérêts des apothicaires et ceux des ouvriers en cire ; dans la même délégation, Me Claude du Villard représentait les barbiers et les chirurgiens (1). Malgré tout ils sont encore un peu épiciers, car en 1509, *Jean Chosson*, apothicaire et consul, vend à la ville des figues et des raisins pour la collation offerte le 15 mars de cette année à Mgr de Bayart (2). Ils ont d'autant plus de peine à se dégager, qu'à Paris, en 1560, les manœuvres des médecins avaient réussi à faire réunir la corporation des épiciers à celle des apothicaires (3). Quelques-uns d'ailleurs semblent chercher les occasions d'associer à la pharmacie quelqueautre fonction plus lucrative. Ainsi, en 1577, à Grenoble, Guigues Sonnier, apothicaire, « est commiz à la recepte de l'impotz mis sur les mulets passantz par la ville » (4). En 1579, c'est ce même Sonnier qui se fait entrepreneur et se charge des frais pour la ville à l'occasion de l'entrée de Catherine de Médicis.

Ils avaient, cependant, intérêt à ne s'occuper que de leur pharmacie et à s'en occuper de manière à satisfaire les exigences de la médecine, car, à plusieurs reprises, des plaintes s'étaient produites, et, en 1583, les médecins de Grenoble, s'assemblent pour réglementer la vente « des drogues portants poison » (5).

Il était temps pour les apothicaires d'aviser ; aussi, en 1605, ceux de Grenoble plus avancés que leurs confrères de Paris à la même époque, adoptent des statuts, qui leur donnent le privilège exclusif de la vente des remèdes composés et celui d'inspecter toutes les drogues

(1) Pilot : *Histoire municipale de Grenoble.*
(2) *Archives municipales*, C C, 593.
(3) Cadet de Gassicourt : *Dictionnaire des sciences médicales*, art. Pharmaciens.
(4) *Archives municipales*, C C. 689.
(5) *Archives municipales*, B, B, 35.

simples et composées des marchands droguistes, colporteurs et autres (1).
Cela dégageait de suite leur profession de tout voisinage compromettant.

A ce moment, on comptait à Grenoble cinq apothicaires. Leur corporation, fermée comme elles l'étaient toutes à cette époque, ne s'ouvrait
qu'à ceux qui avaient gagné leur maîtrise par un stage, par certaines
formalités mondaines et financières et par un examen, lequel se composait
de quatre épreuves et devait avoir lieu en l'assistance du premier et
du deuxième consul ; le jury était composé de tous les maîtres pharmaciens de la ville et de deux médecins. Les deux médecins touchaient
3 livres une fois payées ; les apothicaires 3 livres pour chaque examen.
C'étaient sans doute les apothicaires qui avaient fait le règlement ! Les
interrogations étaient faites en premier lieu par le dernier maître tenant
boutique, puis « chacun à son ordre et rang suivant le temps de deux mois
faisait un examen tous les quinze jours qui est le temps pour faire
les quatre examens requis ». Il fallait ensuite faire un *chef-d'œuvre*,
« lequel chef-d'œuvre le candidat sera tenu de faire dans le temps et les
lieux prescrits par les juges. »

Pour se présenter, il fallait avoir pratiqué la pharmacie, en bonne ville,
l'espace de trois ans, outre le temps de son apprentissage et en outre,
avoir *servi* une année à Grenoble.

Ces statuts, votés en 1605, furent homologués en 1611 et de nouveau
confirmés, avec quelques modifications, en 1666. Leur instigateur, dès
1605, est un médecin qui semble avoir joué ici un rôle officiel assez important, qu'il cherchait du moins à rendre tel, le sieur *de Fougerolles*. Il
était médecin du roi, mais exerçait à Lyon (2). Je ne sais trop pourquoi
on l'avait envoyé à Grenoble pour réglementer la médecine, alors qu'il ne
manquait pas dans notre ville de médecins dignes d'autorité.

C'est à Lyon, qu'en 1608, il fit imprimer ses *« Règlements sur l'exercice
de la médecine en la province du Dauphiné, par nos seigneurs de la souveraine
cour de Parlement du dict pays »* (3).

---

(1) Albin Gras : *Institutions médicales de Grenoble.*

(2) Fougerolles a en outre laissé au livre intitulé : *Le Diogène français*, tiré
du grec, ou Diogène Laertien touchant les vies, doctrines et notables propos des
plus illustres philosophes, compris en dix livres, traduit et paraphrasé sur le
grec, par M. François de Fougerolles, docteur-médecin. — Lyon, Jean-Antoine
Huguetan, 1611. — Bibliothèque de Grenoble, E, 48.080.
Ce livre est dédié à tres noble et valeureux seigneur Loys de Galles, seigneur
de la Buisse, Voiron et gouverneur pour le roy en la ville et province de Chambéry.

(3) Lyon, imprimerie de Claude Morillon, 1608. Bibliothèque de Grenoble,
E, 29,178.

Voici le début de ce règlement, sous forme d'avertissement aux apothicaires et chirurgiens :

« D'autant que de mauvaises coustumes naissent les bonnes loix, et de
la confusion le bon ordre en toutes choses, vous ne trouverez pas étrange
(chers amis), si après tant de doctes médecins, qui ont toléré en cette
province les manifestes abus de plusieurs, qui se sont ingérez de lever bou-
thique de leur authorité, tant en pharmacie, que chirurgie, sans avoir fait
preuve de leur suffisance et capacité, je dresse la maistrise par toutes les
villes et bourgades de cette province, avec la visite des drogues sous la
commission du roy, et vérification d'icelle par nos seigneurs de la cour, à
fin que d'ores en avant chacun s'acquitte fidellement de sa charge, moyennant les règlements suyvants, dressez par nos dicts seigneurs et mis en
évidence publique, à fin que personne n'en prétende cause d'ignorance.

Le moyen doncques de parvenir à la maistrise de pharmacie sera par trois
divers examens en trois divers jours consécutifs, l'un sur l'ellection des
simples, l'autre sur la préparation d'iceux, et le tiers sur la composition
des médicaments. En quatrième lieu, l'examen rigoureux sera sur la
cognoissance oculaire des simples et sur leurs propriétez, et finalement
quelque chef-d'œuvre ou sur la chymie ou sur la composition des médicaments.

Les demandes, responses, et chef-d'œuvre seront homogènes à leurs facultez, rejectant au loing toute curiosité hétérogène.

Ceux qui satisferont pertinemment aux demandes et au chef-d'œuvre,
seront enregistrez et auront attestation de leur suffisance et probité, signée
ainsi qu'il appartiendra, pour lever boutique au lieu où ils seront
examinez.

Enfin, pour oster tout sujet de plainte aux apothicaires, j'ay dressé un
catalogue en forme de table, qui comprend toutes les compositions, des
quelles on ne se peut passer, sans faire injure aux malades et aux ordonnances des médecins. Toutefois, à condition que les apothicaires des
grandes villes seront tenus adjouter celles qui sont de tous temps plus
usitées et familières aux médecins de chascune ville, selon le naturel des
personnes et qualité des lieux. Pour le regard des simples, ils en auront
toujours bonne et suffisante quantité, comme est porté par les règlements.

Votre très humble, F. D. F. »

De Fougerolles avait été plus loin dans son zèle de réglementation :
Nous lui devons un curieux état des drogues usitées de son temps, avec les
usages et applications (1).

La reproduction du grand tableau dichotomique où figure toute la
matière médicale d'alors, est évidemment curieuse, mais n'apprendrait
pas beaucoup au lecteur moderne. Ce tableau est dédié aux médecins :

Optimis quibusque in delphinatus
Provincia medicis
F. D. F. S.
Compositionum in officinis asservandarum seriem vestris oculis subjicio,

(1) Bibliothèque de Grenoble, E, 29179.

viri ornatissimi ut ex animi vestri sententia substituantur, aut ad eumdem ordinem reducantur, quas multiplici usu et longa rerum experientia comprobastis. Tantum a me indicantur, quibus in necessarios usus ubique receptis sine ægrorum illusione aut præscriptionum irrisione carere non possumus. Ubi autem loci et rei postulabit necessitas, si parata ad manum statim non repariantur, e simplicibus novas moliatur, qui valet, aut aliunde peritas, præscribat. Pari jure liberum esto, pharmacopæos, modo selecti authoris rationem habeant, e quovis formulario subjectarum compositionum descriptiones decerpere, atque in officinis paratas asservare. Chymicis item occupationibus interdum operam dare non alienum erit ab arte. Quod si tanti laboris improbitatem probaveritis, quod spero, de re medica me bene meritum fortasse judicabitis. Valete.

C'est, en somme, un essai local du *Codex medicamentarius*, où nous n'avons rien à trouver d'intéressant, et ou défilent tous les simples, avec l'indication de leur action sur la *bile*, la *pituite*, etc.

Voici du reste le texte même de règlement de la maîtrise en pharmacie, tel qu'il fut formulé en 1611 par les apothicaires eux-mêmes, sans le secours de Fougerolles. Ils diffèrent peu de ceux qui avaient été proposés par lui et qui se trouvent dans ses *règlements :*

Etablissement de la maistrise en pharmacie dans la ville de Grenoble, fait par la cour de Parlement de Dauphiné en l'année mille six cents onze (1).

L'art et profession de pharmacie dans la ville de Grenoble, sera d'ores en avant juré, à la forme des autres qui sont dans les bonnes villes de ce royaume; et qu'à cet effet les apotiquaires feront un corps et communauté composée de tous ceux qui de present sont en icelle, le châcun desquels sera examiné par les docteurs médecins, et maistres apotiquaires, qui à ces fins seront commis par la Cour, et feront chef-d'œuvre tel qui leur sera ordonné, en présence de trois Présidens, ou Conseillers, du juge, des deux premier et second consuls; et ceux qui auront esté les premiers examinés assisteront à l'examen des autres, sans frais, et en suite presteront le serment requis en tel cas pardevant Monsieur le Juge Royal de cette ville.

Statuts des maistres apotiquaires de la ville de Grenoble, octroyez par le Roy en l'année 1605. Homologuez et modifiez par la Cour, et enregistrez en l'année 1611. Depuis augmentez par la Cour ; et de nouveau enregistrez en l'année 1666.

ARTICLE I

Comme vrais chrestiens et catholiques les maistres apotiquaires de cette ville seront tenus de faire dire une messe haute le jour de Saint Michel, à l'autel et église dediée à ce saint, et ce aux despens de châque particulier, selon l'ordre de sa reception à la maistrise, et iceluy sera obligé de faire le pain beny, où ils assisteront tous et le lendemain il feront celebrer une

---

(1) Bibliothèque de Grenoble, O, 7737. Grenoble, 1666.

messe haute de morts audit autel. et un service aux frais de la Boëtte, à laquelle tous les maistres assisteront, et ce sera pour le repos des âmes des maistres apotiquaires deffunts, à l'exclussion des maistres apotiquaires de la religion pretenduë reformée de cette ville, qui en seront exempts.

ART. II.

Toutes les années il s'assembleront une fois à la chambre desdits maistres apotiquaires, pour eslire et ncmmer deux jurés, sçavoir un des anciens et un des modernes, qui presteront serment de bien et deüement faire leur charges.

ART. III.

A ces deux jurés sera donné tout pouvoir de taxer les parties, de faire toutes les années la visite des drogues et comp'sitions dans les boutiques des maistres apotiquaires de cette ville, en l'assistance des deux premiers medecins, du sieur juge, et des consuls.Comme aussi de faire des poursuites contre ceux qui voudront contrevenir au présent reglement, sans que toutefois ils puissent transiger, ny accorder aucune chose que ce ne soit de la plus grande et saine partie du corps desdits maistres apot'quaires, et du consentement d'iceux.

ART. IV.

Seront semblablement tous lesdits maistres apotiquaires tenus, estant convoqués par lesdits jurés, de se trouver à l'heure qui sera prefixée, des assemblées qui se feront concernant leurs affaires, autrement passé ladite heure, s'il s'en trouve trois assemblés avec lesdits jurés tout ce qu'ils auront reglé et deliberé sera autant valable que si tous y eussent assisté.

ART. V.

Celuy qui voudra se presenter à la maistrise de pharmacie, s'adressera aux jurés, pour faire convoquer l'assemblée dans leur chambre, et à même temps lecture luy sera faite des statuts par l'un des jurés, afin qu'il n'en pretende cause d'ignorance ; et sera obligé de donner à châque maistre, pour le droit d'assemblée, la somme de trente sols, qui seront mis dans la boëtte.

ART. VI.

Aucun ne sera receu à se presenter à l'examen, qu'il ne rapporte attestation en bonne et probante forme, legalisée, d'avoir pratiqué la pharmacie en bonnes villes l'espace de trois années, outre le temps de son apprentissage, duquel il rapportera acquit ; et outre ce, d'avoir servy un année en cette ville.

ART. VII.

Lequel sera pourveu dudit art et office d'apotiquaire, ayant prealablement satisfait à ce que dessus, et luy sera donné jour prefix, et Parrain, ou conducteur par les deux jurez, afin d'estre oüy et examiné, en l'assistance de Mons eur le juge, du premier et second consuls, et des deux premiers medecins : ausquels medecins sera payé par l'aspirant la somme de trois livres pour une fois tant seulem-nt, et à châque maistre apotiquaire assistant la somme de trois livres pour châque examen, lesquelles seront consignées le jour avant châque examen par l'aspirant, entre les mains des jurés, pour estre ledit argent mis dans la boëtte, comm: il a esté ainsi ordonné par la Cour.

ART. VIII.

L e premier examen sera fait et commancé par le dernier maistre tenant

boutique, châcun en son ordre et rang, durant le temps de deux mois, faisant un examen *tous* les quinze jours, qui est le temps pour faire lɩs quatre
examens necessaires et accoustumez, et lesquels ceux qui aspireront à la
maistrise seront tenus de souflrir et de subir.

Art. IX.

Aucuns des parents ny alliez de ceux qui aspireront parvenir audit Estat,
soit medecin, pharmacien, ou chirurgien, ne pourront assister ausdits
examens ny à leurs chefs d'œuvres, si ce n'est qu'il ait esté trouvé bon
par l'assemblée que feront lesdils maistres apotiquaires prealablement pour
y deliberer.

Art. X.

Les deux jurés après les examens faits et receus, prescriront à l'aspirant
deux chefs-d'œuvres, ayant esgard à ses moyens et facultez, et lesqnels
chefs d'œuvres il sera tenu et obligé de faire dans le temps et lieu par eux
ordonné, le tout à ses despens, et les chefs-d'œuvres luy demeureront, et
pour ce fait seront les voix des assistants recueilies par lɩs jurés,
aux fins d'estre par eux jugé de sa capacité ou incapacité avant que de
procéder à sa réception.

Art. XI.

Il n'y avra qu'un seul aspirant sur les rangs et à la fois, à la charge de
proceder incessamment aux examens d'iceluy, et un aɩtre ne se pourra
presenter, que le premier n'ait entièrement satisfait, et s'il estoit renvoyé,
par incapacité, un autrɛ se pourra presenter pour estre examiné.

Art· XII.

Celɩi qui presentera et conduira comme parrain un aspirant, ne pourra
assister, quand on opinera, pour y avoir voix délibérative, ny autrement.

Art. XIII.

Le poursuivant étant recɩu, il payera pour le droit de boëtte de sa reception la somme de trente livres, pour ayder et subvenir aux necessitez et
frais de la communauté desdils apotiquaɩres, lesquelles trente livres seront payées avant que les lettres de reception luy soient expédiées.

Art. XIV.

Ne pourra ledit aspirant ouvrir boutique, bien qu'il ait ses lettres et
expedition, qu'en la presence et assistance desdits jurés et maistres apotiquaires qui s'y voudront trouver, et le tout sans frais.

Art. XV

L'aspirant estant receu maistre, sera tenu et obligé de faire ce qui luy
sera ordonné par lɩs deux jurez concernant leur estat et affaires de leur communauté, comme estant le dernier venu et receu, jusques à cᵉ que quelque
autre soit receu, qui fera les mesmes charges concernant les affaires
susdites.

ʳRT. XVI.

Sera fait un livre, dans lequel on inserera les propositions et conclusions
prises, et faitɛs dans leurs assemblées, pour s'en servir selon les occur-
rancɛs, lesquellɩs conclusions sɛront signées par les deux jurés et tous
les autres maistres assistants.

Art. XVII.

Aux assemblées qui se feront, ne se commettra, ny proferera aucun blas-
pheme, courroux, ny paroles injuriuses les unes cɛntre les autres. et se
porteront tous honneur, respect et amitié, et ce à peine de dix livres
d'amende contre lɩs contrevenans, applicable la moitié aux pauvres, et
l'autre moitié à la boëtte pour les affaires commun.s.

Art. XVIII.

Ne sera permis à aucun desdits maistres de recevoir en sa boutique un serviteur qui vienne de servir uu autre maistre dans la mesme ville, que ce ne soit de l'advis et consentement de ce premier maistre ; comme aussi, seront obligez lesdits maistres ne ne prendre ni recevoir que des serviteurs de bonne vie, et experiance requise, du fait desquels ils demeureront responsables.

Art. XIX.

Les veuves desd. Apotiquaires pourront tenir leur boutique ouverte pendant leur viduité seulement, à la charge qu'elles auront pour l'administration d'icelle un serviteur capable et suffisant, estant reconnu tel par l'examen qu'il souffrira par les deux jurés en l'assemblée des maistres apotiquaires ou partie d'iceux, une fois seulement, et la première dispensation qu'il fera ne luy sera permis de la parachever, sans que premièrement n'ait esté veüe par lesdits jurés ou autres par eux commis, pour sur icelle estre examiné ainsi qu'il appartiendra.

Art. XX.

Les apprentifs que les maistres recevront eu leurs boutiques, ne pourront estre receus en apprentissage, qu'ils n'ayent connoissance de la Grand-mere(1), et qu'ils ne soient d'âge competent, ayant du moins l'âge de puberté, et payeront lesdits apprentifs la somme de deux livres, applicables pour les pauvres fraters passagers, et à faute de ce faire les maistres en demeureront responsables.

Art. XXI.

Il est tres-expressement deffendu ausdits maistres apotiquaires de ne bailler, vendre, ni debiter aucuns médicaments veneneux, simples, ou composez, comme arsenic, reagal, sublimé, et autres semblables, sans expresses ordonnances des médecins, si ce n'est à gens qui leur soient connus en prud'hommie, et qui en leur art ou mestier se servent necessairement de telles drogues, et les admonesteront de les employer inconstinant, sans les laisser à l'abandon, et qu'il n'en abusent à peine de punition corporelle.

Art. XXII.

Pour empescher par cy-apres les abus qui reignent en cette ville, lesquels ne procedent des apotiquaires, mais bien des espiciers, marchands, et autres qui se meslent de vendre des drogues, il leur est inhibé et deffendu de vendre ny distribuer, et mesmes d'en tenir dans leurs boutiques aucunes drogues ou medicaments composez, lesquels seront vendus et debitez seutement par les maistres apotiquaires, suivant les ordonnances desdits sieurs medecins.

Art. XXIII.

Ne sont compris au present reglement les fils des maistres apotiquaires de cette ville, qui ne souffriront qu'un examen. et ne font qu'un chef-d'œuvre tant seulement, et payeront pour le droit d'un examen seulement pour une fois à chaque maistre la somme de trois livres, et mettront celle de trente livres dans la boëtte pour le droit de reception avec le droit des maistres.

Art. XXIV.

Au cas où aucuns desdits maistres apotiquaires se voudroient rendre refractaires de l'observation et entretement de ce present reglement, et contre-

---

(1) *Sic*, pour grammaire.

venir aux presents statuts, ils seront a nandez et contraints de payer la somme de div livres pour la boëtte, et celle de trois livres pour les Pauvres.

E. COULAUD, doyen et juré,	G. GRANIAN,
A. ROUX, juré,	E. CHABERT,
C. PELLISSIER,	C. ROUGERAUD,
L. REPARA,	A. DE SAINTOURS,
P. BERARD,	I. BARON,
I. MASSARD,	A. COULAUD,
E. PASCAL,	G. PELLISSIER,
I.-B. DISDIER,	I. COULAUD.

Enregistré au greffe civil de la Cour du Parlement, aydes et finances de Dauphiné, par moy conseiller secrétaire du roy, maison et couronne de France, greffier civil en ladite Cour de Parlement, soussigné, en suite de son décret du 21 février 1666. — CUCHET.

La corporation des apothicaires comptait parmi ses membres plusieurs hommes bien placés et puissants, entre autres *Martin Coulaud* ou *Collaud*, qui venait d'être consul, qui était apothicaire de Lesdiguières, et qui avait la confiance de Marie Vignon. C'est lui que la dame de Moirans désire se voir porter garant, dans un marché assez louche (1) d'ailleurs qu'elle avait fait avec messire *Laurent d'Areod* (2), doyen de l'église cathédrale de Gap : ce dernier avait promis à Marie Vignon, qui avait accepté, 200 pistoles, si elle obtenait de Lesdiguières la grâce de son frère Loys d'Areod, prisonnier du duc de Savoie, à Turin. Ce Martin Collaud était donc un très notable du corps des apothicaires.

II

Les médecins ne pouvaient manquer de s'organiser de la même façon : Les corporations de médecins, qui, avant la Révolution, existaient dans un grand nombre de villes, aussi bien qu'à Paris, portaient le nom de *collèges ;* expression qui n'avait alors nullement le sens que nous lui donnons aujourd'hui et qui signifiait, simplement, assemblée, réunion, fusion d'hommes *liés* par des statuts communs, pure corporation professionnelle. Les membres de ces collèges prenaient le nom d'*agrégé*, sans que ce mot évoquât la même idée que les termes actuels d'*agrégé* et d'*agrégation* dans les Facultés. On était agrégé au collège lorsqu'on faisait partie de la corporation, lorsqu'on y était affilié. Ceux-là seuls pouvaient exercer dans la ville où était le collège, qui s'y étaient fait agréger et pour y être reçu, il fallait un certain nombre de formalités, notamment des examens. Cela limitait sans doute la concurrence et avait les inconvénients de tout corps

---

(1) Voir *Marie Vignon* et *Lesdiguières*, par Pilot de Thorey, in le *Dauphiné.* Avril 1895.
(2) On peut se demander si ces d'*Areod* n'étaient pas des descendants directs ou indirects de maitre Pierre Areod.

se recrutant lui-même, mais cela élevait évidemment le niveau des médecins dans la ville.

Tout médecin qui voulait s'établir à Grenoble devait donc passer l'examen devant le collège de Grenoble, de quelque Faculté qu'il vînt : Astruc fulmina même contre cette injure faite aux médecins de Montpellier et de Paris ; mais à une certaine époque, les docteurs de la faculté de Paris furent exemptés d'examen. A Bordeaux, les médecins professeurs de l'Université même de Bordeaux, à la faculté de médecine, devaient passer un examen pour être admis dans le collège (1) de cette ville.

C'est en 1608 qu'une commission donnée par le roi au premier Président du Parlement de Grenoble, Arthus Prunier, seigneur de Saint-André, l'autorisa à s'entendre « avec les conseillers de cette cour, des gentilshommes, de notables bourgeois, soit de cette ville, soit d'autres lieux de la province, et avec François de Fougerolles, médecin ordinaire du roi, et tel autre médecin qu'il jugera à propos de choisir, à l'effet de dresser un règlement pour la *médecine* (2) ». En même temps, les médecins de Grenoble demandèrent et obtinrent l'autorisation de s'organiser en collège de médecine. Adoptés en 1608, les statuts de ce collège furent homologués par le Parlement le 29 avril 1620.

En lisant ces statuts, on voit que le collège de médecine de Grenoble contenait en germe plusieurs institutions qui, séparées depuis par la division du travail et développées chacune de son côté, sont devenues dans notre région l'association des médecins, le syndicat des médecins, les sociétés savantes de médecine, enfin l'Ecole de médecine. Nous verrons que le collège de Grenoble, celui de Bordeaux, ceux de bien d'autres villes, étaient de véritables petites Ecoles de médecine, véritables corps enseignants en même temps qu'associations professionnelles.

Mais la Faculté de Paris elle-même, qu'était-elle d'abord, sinon le collège des médecins de Paris, comprenant tous les docteurs de la ville ! Ceux-là seuls pouvaient exercer à Paris, qui y étaient agrégés, et c'est dans ce collège professionnel qu'on prenait chaque année un certain nombre de médecins qui, sous le nom de docteurs-régents, devaient faire les cours de la Faculté et enseigner la médecine. Quant à l'examen probatoire la de Faculté, il était fait par tout le collège. La Faculté n'était qu'une émanation du collège.

Il faut donc voir dans le collège des médecins de Grenoble, fondé en

---

(1) Pery : *Histoire de la Faculté de Bordeaux.*
(2) *Archives départementales*, B, 2312.

1608, plus directement encore que dans l'Université du siècle dernier et surtout que dans celle de Humbert, le véritable embryon de notre Ecole de médecine et de pharmacie. J'espère montrer, dans la suite de cette étude, cette lente, mais non douteuse évolution.

La première assemblée tenue pour l'adoption des statuts (1) était présidée par le doyen du collège LOUIS DE VILLENEUVE, médecin du roi. Il signe *Ludovicus Villenovanus, medicus regius.*

Les membres du collège sont NICOLAS VILLENEUVE *(Nicolaus Villenovanus)*, D M ;

Antoine DAVIN *(Antonius Davinus), medicus regius.*

RAPHAEL, D M.

CUVEILLER *(Cuvillerius)*, D M.

André AUDIBERT *(Andrea Audibertus)*, D M.

BENOIT *(Benedictus)*, D M.

Jean TARDIN *(Johannes Tardinus)*, D M.

ALMERAS *(Almeratius)*, D M.

En tout 9 membres.

Le règlement commence par la déclaration suivante (2) :

Hæc sunt privata collegii Doctorum medicorum Statuta, quibus ad majorem Civitatis splendorem, artis dignitatem, mutuam pacem et concordiam alendam, nec non à solitis Empiricorum et Circulatorum incursionibus ordinem vindicandum, se et posteros solemni et inviolabili juramento vinciri voluerunt : Anno 1608.

Pour apprécier l'importance de cette déclaration, il faut se reporter à une époque où le charlatanisme des empiriques et des médecins ambulants *(circulatores)* dépassait de beaucoup ce que nous pouvons voir aujourd'hui.

Formalités à remplir pour être agrégé :

I.

Quicumque, post adeptum Doctoratùs honorem prensarit Gratianopoli Medicinam facere, Doctorum Medicorum Decanum adibit, et quæ hâc in parte sit sua mens aperiet, à quo, Consilio indicto et habito, Collegarum pariter responsum expectabit.

II.

Consilio dimisso, Doctorum Medicorum quemquè Domi intra privatos parietes inviset, horum Suffragia rogabit, amicitiamquè sibi conciliare sataget.

Excellente habitude d'urbanité, mais la dernière phrase a le tort d'ouvrir la porte trop aisée à des... politesses peu compatibles avec la dignité.

_____

(1) Pilot : *Histoire municipale de Grenoble.*
(1) Les statuts que je reproduis ici ont été publiés par Abin Gras. — *Bulletin de Société de statistique de l'Isère.* Juin 1844.

III.

Voti compos factus, toti Collegio Diplomata Doctoratûs et Litteras exhibebit, ut de his suun interponat judicium, nùm veræ aut subrepitiæ fuerint, et à qua Universitate sine dolo emanerint, et unà cùm Litteris exhibebit pariter attestationem Magistratùs loci aut locorum, ubi Medicinam fecerit, se per sex annos Medicinam factitasse cum laude et approbatione post adeptas Doctoratûs Litteras, ut Lugduni et in reliquis Galliæ Civitatibus observatur.

Le diplôme de docteur en médecine délivré par les Universités était donné si facilement, que les jeunes docteurs n'avaient aucune expérience clinique : le stage de six ans était donc nécessaire pour faire mentir le vieux proverbe « *Nouveau médecin, cimetière bossu* »; et encore il arrivait assez souvent que le collège, tout en recevant le candidat, ne lui donnait pas de suite l'autorisation d'exercer pleinement la médecine : il lui imposait l'obligation de suivre encore pendant deux ans, avant d'avoir son diplôme, un praticien de la ville qu'on lui désignait. Il en était de même à Bordeaux où, en 1554, un candidat est reçu par le collège (1), à la charge de ne pas pratiquer pendant six mois pour les cas graves, sans faire appeler d'autres médecins, et d'aller deux fois par semaine, pendant un an, à l'hôpital. A Paris, il arrivait de même que, lorsque le *licencié* était reçu, qu'il s'était rendu à Notre-Dame, où le chancelier de l'Université lui avait conféré le droit d'exercer la médecine et lui avait remis son diplôme, le collège lui imposait encore un stage de deux ans, sous un docteur-régent.

IV

On arrivait enfin à l'examen, qui était subi en présence du Parlement en latin. La matière de l'examen était tirée au sort par le doyen.

Ubi veræ judicatæ fuerint, ad examen admittetur, proùt toti Collegio visum fuerit: Postea textus aliquis ex Aphorismis Hipocratis enucleandus præbebitur: Postremô morbus aliquis ei proponetur ut in promptu et extemplô ejus Diagnosim, Prognosim et Therepeïam explicet.

J'ai dit plus haut qu'à la Faculté de Paris, l'examen de doctorat n'était pas fait seulement par les docteurs-régents : tous les membres du collège présents choisissaient parmi eux cinq membres, chargés de faire l'examen. Chacun interrogeait à la ronde pendant une demi-heure. (Corlieu.)

V.

Si suis ad rogata responsis Collegio satisfecerit, is aggregabitur, et in Doctorum Medicorum Gratianopolitanum numerum reponetur, præstitô priùs juramento infra scripto ; sed eâ Lege ut in Collegij impensas persolvat nummos aureos sex: His peractis, omnes Doctores Medici eum amplexabuntur, et ei à Decano, ex Collegii consilio, sessionis locus postremus assignabitur, qui eum monebit ut ita se gerat erga Symmystas, reliquosque omnes, ut neminem facti pœniteat.

(1) Pery : *Histoire de la Faculté de Bordeaux.*

VI

Comme à tout nouveau venu, on faisait au jeune praticien la portion congrue de la clientèle.

Qui ultimus aggregatus fuerit, suæ receptionis libellum attestatorium, à Decano accipiet signatum, et toto suæ hujus augurationis anno gratis Ptocho-dochij et cæteros urbis hujus pauperes ægros inviset, qui ipsi commonstrati fuerint, eisque Medicam opem gratis præstabit.

VII

L'article VII des statuts est extrêmement important : Il nous montre qu'à Grenoble, les professeurs agrégés du collège (c'était leur titre) faisaient, lorsqu'ils étaient désignés par leurs collègues, de véritables cours, lectures ou conférences, pour l'instruction des chirurgiens et des apothicaires. Ils faisaient même des dissections.

Nullus, ne rogatus quidem, se immiscebit Chirurgis, aut Pharmacopolis, aut ipsorum Ministris prælegere, aut publicis dissectionibus Cadaverum præesse, sine totius Collegij veniâ, ni velit perfidus censeri, exauctorari et à consultatio-nibus privari, et si antè receptus fuerit ex Collegarum albo deleri, atque ab eorum consortio colloquioque arceri.

Le collège était donc à l'occasion, non seulement une association professionnelle, mais un véritable *corps enseignant.* J'ai déjà dit que la 'aculté de Paris, formée par l'ensemble (peu nombreux) (1) des docteurs-régents choisis dans le collège, n'était qu'une émanation du collège de Paris.

A Grenoble, les cours ou conférences aux pharmaciens et aux chirurgiens étaient réglementaires ; mais, afin que cet enseignement ne fut pas confié à des mains indignes, le collège tenait expressément à désigner, le jour de la saint Côme et de la saint Damien, ceux d'entre ses membres qui lui semblaient les plus dignes.

L'article XVI ajoute d'ailleurs plus bas :

Quot-annis, die divis Cosmo et Damiano dicatâ, totum Collegium, conveniet ad deliberandum de duobus Doctoribus eligendis, quorum alter Chirurguis, alter verô Pharmacopolis prælegat.

Il en était de même dans tous les collèges de médecine ; c'étaient de véritables écoles professionnelles de médecine et de pharmacie : à Bordeaux, où existait cependant une faculté de médecine, en 1633, c'est un professeur même de l'Université de cette ville qui se lève, et demande pourquoi le *collège* des médecins n'a pas, comme d'habitude, désigné deux des siens pour faire un cours aux chirurgiens et aux pharmaciens. « Il ne convient pas, dit-il, que se soient seulement les professeurs de la

---

(1) Il n'y eut d'abord que deux professeurs à la Faculté de médecine de Paris. En 1634 ils étaient trois. Ils étaient quatre en 1646.

Faculté qui fassent des cours (1) ». Dans la même ville, en 1687, ce sont les chirurgiens eux-mêmes qui viennent se plaindre de ce que le collège de médecine n'a pas, cette année, désigné deux des siens pour faire le cours à eux et aux apothicaires (2). Le cours fait aux chirurgiens était un cours d'anatomie, celui des pharmaciens, un cours de botanique (3).

Un collège de médecins était tellement bien une école, doublant une association professionnelle, mais une école, qu'à Bordeaux encore, en 1707, les membres du collège de la ville furent appelés, conjointement avec les professeurs de la Faculté, à donner leur avis au sujet d'une vacance de chaire (4).

J'insiste sur ce caractère *enseignant* des anciennes associations professionnelles de médecins, parce qu'il a été généralement méconnu. Nulle part, cependant, plus que dans la science médicale, le côté professionnel et le côté théorique ou enseignant ne sont plus unis. Gavarret reconnaissait d'ailleurs ce service rendu dans nos vieilles provinces, par leurs collèges de médecine, lorsqu'il disait (5) : « Avant 1789, il existait dans un certain nombre de villes, des collèges ou sociétés de médecine et de chirurgie, établissements d'enseignement de second ordre, qui comprenaient des cours d'anatomie, de chirurgie, d'accouchements, de pharmacie et de botanique... Lorsque la loi du 18 août 1792 supprima ces anciennes institutions d'enseignement médical, avec toutes les corporations enseignantes, la plus complète liberté d'exercice de la médecine se trouva établie ».

J'ai tenu à montrer qu'à Grenoble, à une époque plus reculée encore que le pensait peut-être Gavarret, le *collège des médecins* faisait des cours d'anatomie et de ce que nous nommerions aujourd'hui la matière médicale.

Il est peut-être regrettable qu'on ait brusquement supprimé ces anciens collèges : comme les corporations, qui ont disparu avec eux, ils avaient en eux de bons éléments, qu'on eut pu utiliser, sans faire table rase, pour avoir ensuite tout à recommencer dans nos provinces, où une centralisation excessive avait tout détruit.

Il n'en fut pas de même en Angleterre, ce pays classique de l'initiative individuelle et de l'autonomie : une foule d'associations locales, purement professionnelles au début, sont devenues, chez nos voisins, la base de fa-

---

(2) Pery : *Histoire de la Faculté de Bordeaux.*
(1) Pery : *loc. cit.*
(2) Pery : *loc. cit.*
(3) Pery : *loc cit.*
(1) Gavarret : *Rapport sur l'enseignement de la médecine.* Recueil de Beauchamp, tom III août 1883, p. 739.

cultés et d'universités : la Faculté d'Edimbourg, par exemple, n'était
d'abord qu'un collège de médecins qui ne donnait pas de grades. Encore
aujourd'hui, une foule de collèges médicaux continuent à conférer des
grades, sans être des corps enseignants. Ils sont restés de véritables corporations, ce qui ne les empêcha pas cependant de devenir célèbres. Il suffit
de citer le collège royal de médecina de Londres ; le collège des chirurgiens
d'Angleterre ; celui des médecins d'Edimbourg ; le collège de médecine en
Irlande ; la société des apothicaires de Londres. Le diplôme de membre,
comme jadis ici, n'est délivré qu'après examen ou justification des titres
acquis dans une université ou dans un autre collège ; les *fellows* se recru-
tent parmi les membres et ne sont que les administrateurs du collège. Chez
nous les collèges de médecine étaient de même des corps examinants, conférant une maitrise locale ; ils étaient, par surcroit, et dans beaucoup de
villes, à Grenoble par exemple, des corps enseignants. L'enseignement
qu'ils donnaient formait des chirurgiens et des apothicaires ; on peut donc
dire, étant donnée la situation des chirurgiens à cette époque, qu'ils instruisaient déjà ceux que nous nommerons plus tard les officiers de
santé.

J'ai dit que les collèges de médecine jouèrent en outre le rôle de nos
syndicats médicaux. Ils faisaient plus : ils constituaient ce qui nous manque et ce possèdent les avocats, une sorte de conseil de l'ordre.

Les articles suivants en sont la preuve et peuvent passer pour un
véritable code de la bonne confraternité.

VIII.

*Nullus Doctor Medicus in Aggregatorum numerum relatus, nec alius quis-
quam Medicus ægros, alteri commissos, interviset, sivè per se, sivè per inter-
positas personnas, nec de nomine famaquè detrahet ut per illius dispendium
rem suam faciat.*

IX.

*Si duo aut plures Medici ad ægrum accersiti fuerint, non poterit ullus illo-
rum præscriptionibus aliquid addere absquè mutuo consensu.*

X.

*Si jurgium aut dissidium aliquod inter Doctores Medicos inciderit, res ad
Decanum referetur, ut ille per se vel ex Collegij consilio litem componat.*

XI.

*Si quid, prætèr decorum, ab aliquo Collegarum commissum fuerit, is, cui
primum innotuerit, illum benevolè et amicè officij admonebit ; et si admonitus
non ut decet se gerat, id toti Collegio deferet, et tanquàm Refractarius ab eo
mulctâ aliquâ in pauperes eroganda mulctabiter.*

XII.

*Si Collegio lis mota fuerit, aut Collegium judicarit è re sua esse eam inten-
tare ad suam authoritatem tutandam adversùs eum, qui jura Collegij violare*

*ausus fuerit, omnes reliqui Medici conjunctis sumptibus illum in judicio perse-
quentur, prout toti Collegio visum fuerit.*

Enfin :

XVII.

*Si Medicorum aliquis Curam susceperit, et'ægro placuerit alterum vocare,
qui secundó vocatus fuerit, nihil inconsulto primo aggredietur, nisi summâ
urgente necessitate, aut renuente ægro, aut absente altero.*

Faut-il conclure que nos pères étaient bien mauvais confrères, pour
avoir besoin de ces règlements, ou faut-il regretter que nous ne les ayions
plus en France?

Les pauvres n'étaient pas oubliés, et les membres du collège prenaient leurs précautions pour leur assurer le bénéfice d'une consulation.

XIII.

*Si pauper aliquis, obscuro et difficili morbo laborans, non possit sumptus
consultationis ferre, Doctor Medicus, qui illius curam geret, alijs Doctoribus
morbi naturam, causas, signa, Prognosim, et quæ in curâ præstiterit, et quæ
facienda judicet exponet.*

C'était en même temps constituer en principe ce que nous faisons aujourd'hui dans nos sociétés scientifiques de médecine, où les cas rares et
curieux sont soumis à l'expérience des confrères.

XIV

Enfin, comme nos syndicats, le collège faisait la guerre aux charlatans
et à l'exercice illégal de la médecine.

*Nec Decanus, solus, nec cum alio junctus, poterit attestatorium Libellum
concedere Circumforaneis, Circulatoribus, nec alijs hujus farinæ hominibus, qui
compitatim sua Chimica, vel alia Pharmaca, sive simplicia, sive composita
venditant; etiamsi à judice ad eum relegati fuerint: Verùm totius Collegij
erit illud munus, aut ejus erit pensum cui Collegium commiserit.*

XV.

*Ab hoc Cœtu et Collegio, ab omni consultatione, mutuâ ægrorum visitatione,
Prophani, Infames, qui aliquâ pænâ aut infamâ mulctati, inter Reos habiti,
Empirici, Funivenduli, et non aggregati procùl arceantur.*

La dernière clause, *non aggregati*, est peut-être un peu dure!

Lorque le récipiendaire, ses visites faites, ses papiers montrés, son
examen passé, avait entendu la lecture de ces statuts, il ne lui restait plus
qu'à prêter le serment solennel.

Juris-Jurandi formula.

*Ego N. Deum Hominesque testor, vobisque meis Symmystis ingenuè
polliceor me nunquam à Dei cultu, et Collegij nostri consensu, nec a
cujusquam vestrùm amicitiâ discessurum, et quæ ab hoc Cœtu nostro
statuto fuerint, pro-virili servaturum, senioresque vestrùm, non secùs ac
parentes, debito honore prosecuturum, indefessoquè obsequio reliquos meos
Collegas promeriturum, patefacturumquè ea quæ audivero, videro, et cognovero*

sacro huic Ordini interesse, Nec minùs Artis et Doctoratûs decus ubiquè sartum tectum pro viribus præstituturum, Nec consultationem initurum cum ijs qui in Medicorum prædictorum Societatem non fuerint asciti et comprobati, eâque, quæ in mei Doctoratus initatione; promisi juramento, inviolatè servaturum ; Statutaquè hujus almi Conventûs. quæ mihi nunc prælecta fuerunt, non minori studio, quàm vitam ipsam, custoditurum. Id si præstitero, ut ego N. sincerè et ex animo spondeo, coëptis meis benedicat Unus et Trinus : Si verò pejeravero, et illa violavero, his penitùs contraria mihi contingant, et tunc à vestro omnium Consortio prohiberi, et ab omni consultatione interdici, ex Collegarum albo deleri, et exauctorari, tanquàm perfidus , non renuo. — Gratianopoli iiij Calendas Decembris, millesimo sexcentisimo octeavo. »

On voit que le collège de médecine faisait des médecins de la ville un groupe compact et qu'il servait à la fois les intérêts de la profession, comme ceux de la science et par conséquent des malades. Fidèle aux principes qui régnaient à cette époque dans les provinces, il conservait son autonomie médicale et cherchait, autant que possible, à éviter l'ingérence de l'administration centrale. Aussi le sieur Fougerolles, qui avait été chargé par le roi de favoriser le mouvement d'organisation fait par les médecins, en 1608, fut-il assez mal reçu, lorsqu'en 1609 il demanda la vérification des lettres patentes, qui lui donnaient le droit d'inspecter les drogues des apothicaires et des médecins. Le conseil protesta contre cette innovation (1).

Davin, médecin du roi, aussi lui, et ennobli en 1606, était seul capable de défendre les intérêts de Grenoble contre les prétentions de Fougerolles ; or il semble qu'il venait de quitter notre ville, car en 1612 on décide « qu'une requête sera présentée à la cour, pour que M. Davin, médecin, soit rappelé à Grenoble, où ses soins sont nécessaires (2) ».

D'ailleurs la situation respective des médecins, des chirurgiens et des apothicaires n'est pas encore suffisamment définie pour ne pas donner lieu à des froissements.

III

Le 30 août 1614, par un groupement à coup sûr très physiologique, très fonctionnel, médecins, chirurgiens et pharmaciens déclarant qu'ils forment, à eux trois, le *corps de médecine*, se réunirent et commencèrent l'élaboration de statuts propres à limiter le fonctionnement de chacun de ces trois organes du corps médical (3).

« Tout le corps de médecine assemblé, est-il dit dans le pr ambule, pour

---

(1) *Archives municipales*, B B, 76.
(2) *Archives municipales*, B B, 75.
(3) Albin Gras : *Institutions médicales de Grenoble.*

pourvoir tant à l'union et correspondance, qui doit être entre ses membres, que aux moïens nécessaires pour faire que la dite médecine soit bien et dûement faite au profit du public et à l'honneur des docteurs médecins, maîtres chirurgiens et apoticaires de la dite ville de Grenoble, après meure délibération, a trouvé bon de mettre par écrit le résultat de la dite assemblée ou le coucher par articles, les quels leur feront loix et règlements : *qu'un chacun en sa vocation séparément, puis tous unanimement, ne faisant qu'un corps mistique, doivent suivre* ».

L'expression est elle-même un peu mystique, mais parfaitement juste et très heureuse. On ne saurait, en effet, méconnaître l'importance de cette synthèse, qui se fait, pendant les études dans les écoles ou facultés *mixtes* de médecine et de pharmacie, au grand profit de l'étude des sciences naturelles, base commune de ces trois sortes d'études.

L'école de médecine et de pharmacie de Grenoble est heureuse de trouver cette manifestation dans la bouche de ceux qui l'ont précédée et lui ont préparé le terain.

Il est bon de noter cette entente faite à Grenoble entre les médecins ou chirurgiens et les pharmaciens, car au même moment ces derniers étaient en butte, à Paris, aux vexations des premiers, qui, en 1631, leur faisaient signer un concordat humiliant pour eux, où il est question de *pharmacopæorum parisiensium supplicatione, qui in gratiam medicorum redire exoptabant,* et lesmédecins s'engagent à les regarder *ut filios et discipulos obsequentes.* La situation respective des deux professions était déjà à Grenoble un exemple de bonne confraternité dans le corps de médecine (1).

---

(1) A Paris, le serment qu'on exigeait des pharmaciens se ressentait de cette ancienne lutte et était beaucoup moins digne qu'à Grenoble. Voici, à titre de curiosité, ce serment :

« Je jure devant Dieu de vivre et mourir en la foi chrétienne.

« Je jure d'honorer, respecter et faire service non seulement aux docteurs-médecins qui m'auront instruit en la connaissance des préceptes de la pharmacie, mais aussi à mes précepteurs et maitres pharmaciens, sous les quels j'ay appris mon métier.

« Je jure de ne médire d'aucun de mes anciens docteurs ou maitres pharmaciens.

« Je jure de rapporter tout ce qui me sera possible pour l'honneur, la gloire, l'ornement et la majesté de la médecine.

« Je jure de n'enseigner point aux idiots et ingrats les secrets et raretés d'icelle.

« Je jure de ne rien faire témérairement sans avis du médecin, ou sous espérance de lucre.

« Je jure de ne donner aucun médicament, purgation aux malades, que je n'aie pris le conseil de quelque docte médecin.

« Je jure de ne toucher aucunement aux parties honteuses et défendues des femmes, que ce ne soit par grande nécessité, c'est-à-dire lorsqu'il sera question d'appliquer dessus quelque remède.

« Je jure de ne découvrir à personne les secrets qu'on m'aura fidèlement commis.

Les premiers articles du *règlement pour Messieurs les médecins, chirurgiens et apothicaires de la ville de Grenoble* concernent les médecins.

I.

Premièrement, les docteurs médecins ne s'ingéreront nullement d'exercer la fonction de chirurgien (1) soit à faire seignées, apliquer ventouses, settons, vescicatoires, soit à traitter tumeurs contre nature, ulcères, et plaies, ainsi laisseront aux dits maîtres chirurgiens tout ce qui est de leur art, se contentant de leur assister de conseils lorsque les malades et autres pour eux le requerront; au surplus, se contiendront dans les limites de leurs charges, si ce n'est que les dits sieurs docteurs médecins se trouvassent aux champs, ou ici en quelque si urgente nécessité, qu'il n'y eut pas moien d'attendre la venüe soit du chirurgien, soit de l'apoticaire, sans un évident danger en tel retardement : ce qui se doit aussi entendre aux chirurgiens et aux apoticaires, tous lesquels, en ce cas seulement, se ont excusés par la nécessité, laquelle n'a point de loy. Bien entendu, pour le regard du chirurgien, que là où il écherra la reïtération de la seignée ou ventouses et que le chirurgien qui l'aura faite sera allé dehors, ou bien qu'on ne le pourra trouver pour faire la dite reiteration à l'heure assignée ou à peu près, et que le malade (comme sovent arrive) ne voudra pas être servi par le serviteur, en ce cas seulement les dits médecins et apoticaires, s'ils en sont priez du malade ou que ledit malade ne veüille point d'autres chirurgiens, le dit médecin ou apoticaire sera hors de coulpe s'ils sont contraints de faire telle opération.

II.

Les susdits docteurs médecins ne se mêleront point de faire ni bailler aux malades compositions aucunes, ni médicaments simples qui dépendent de la pharmacie, ains renvoyeront aus dits apoticaires tout ce qui est de leur profession.

III.

Les susdits docteurs médecins seront tenus escrire ou au moins signer les ordonnances ou receptes qu'ils feront.

IV.

Les mêmes docteurs, étant appelez pour secourir un malade seront tenus

---

« Je jure de ne jamais donner à boire aucune sorte de poison et de ne conseiller jamais à aucun d'en donner, non pas même à ses plus grands ennemis.

« Je jure de ne jamais donner à boire aucune boisson abortive.

« Je jure de n'essayer jamais de faire sortir du ventre de sa mère le fruit, en quelque façon que ce soit, que ce ne soit par avis du médecin.

« Je jure d'exécuter, de point en point, les ordonnances des médecins, sans y ajouter ou diminuer, en tant qu'elles seront faites selon l'art.

« Je jure de ne me servir jamais d'aucun succédanné ou substitut, sans le conseil de quelque autre plus sage que moi.

« Je jure de désavouer et fuir comme la peste la façon de pratiquer scandaleuse et totalement pernicieuse de laquelle se servent aujourd'hui les charlatans. empiri.ues et souffleurs d'alchimie, à la grande honte des magistrats qui les tolèrent.

« Je jure de donner aide et secours, indifféremment à tous ceux qui m'imploreront et de ne tenir aucune mauvaise et vieille drogue dans ma boutique.

« Que le Seigneur me bénisse tant que j'observerai ces choses. »

(1) Ces considérations qui ne sont évidemment plus de notre temps, étaient naturelles à cette époque. Elles sont intéressantes comme document historique.

lui demander, ou à ceux qui ont charge de lui, de quel chirurgien et apoticaire il se sert, ou se veut servir, afin de ne distraire les pratiques ni de l'un ni de l'autre.

V.

Lorsqu'il écherra quelque différent entre quelqu'un des apoticaires et quelqu'un du peuple pour la taxe des parties et fournitures faites par l'apoticaire, si quelqu'un des dits docteurs est requis d'une part ou d'autre, et du quel les parties conviennent, le dit sieur médecin y assistera et y rapportera ce qui sera de sa charge et avis.

VI.

A tout ce que dessus les dits sieurs médecins se sont soumis et juré l'observer inviolablement, à peine de six écus pour la première fois, et douze écus pour la seconde fois qu'ils seront atteints et convaincus avoir contrevenu, aplicable la moitié aux pauvres indifféremment, l'autre moitié à la bourse du corps de la médecine, pour être employée aux affaires qui lui pourront survenir.

Les articles qui suivent concernent les chirurgiens :

VII.

Les maîtres chirurgiens se contiendront aussi dans les bornes de leur vacation purement et simplement, sans se mêler d'ordonner chose aucune pour l'intérieur qui appartienne aux dits sieurs docteurs médecins et droits de leurs fonctions; et ne bailleront, donneront ni débiteront en façon aucune les drogues et compositions qui appartiennent à la pharmacie, si ce n'est que la maladie fut d'une telle espèce que le malade ne voulut point être découvert; car en tel cas les chirurgiens seront hors de coulpe.

VIII.

Tout ce que dessus les chirurgiens ont promis et jurent observer inviolablement, et de n'y contrevenir, à peine de cinq écus pour la première fois qu'ils y auront failli, et de dix écus pour la seconde, aplicable comme dit est.

Articles concernant les apothicaires :

IX.

Les maîtres apoticaires de même demeureront dans les termes de leur vacation, sans se mêler en façon aucune de ce qui est de la fonction de docteurs médecins. Non plus s'entremettront-ils de faire ce qui est de l'exercice de la chirurgie, sous les mêmes peines auxquelles ces dits maîtres chirurgiens se sont soumis, applicables de même.

X.

Et d'autant que pour couvrir leurs abus, les dits maîtres chirurgiens et apoticaires ne pourront s'excuser sur leurs serviteurs et apprentifs, car chacun d'eux, en ce qui les concerne respectivement, sera responsable pour son serviteur ou apprentif, si ce n'est qu'en le congédiant montrent n'y avoir aporté leur consentement.

XI

Les dits maîtres apoticaires ne feront ni recevront aucune ordonnance d'aucun médecin à eux inconnu, qui ne soit tenu, reçu et avoué pour médecin ; et pour se garder de n'en prendre, lors qu'on leur aportera à aucun d'eux telles réceptes d'un médecin à eux inconnu, seront tenus de recourir au doyen des médecins, pour avoir son aveu ou désaveu, ou en son absence à un des autres plus anciens docteurs médecins.

XII.

Tous les susdits maîtres chirurgiens et apoticaires allant voir ou étant apelez par un malade, seront tenus de s'enquérir d'icelui qui est son médecin, et du quel il se veut servir (sans de son mouvement à leur poste en introduire un de nouveau) et tout aussitôt le faire apeler, afin que le malade soit secouru à point nommé.

Enfin, viennent les statuts qui concernent les « *trois branches de l'arbre médical* », ou « *les trois nœuds du bâton d'Esculape* », suivant les anciennes expressions :

XII.

Tous les susdits docteurs médecins, maîtres chirurgiens et apoticaires ne faisant qu'un corps de la médecine, se joindront unanimement pour empêcher l'introduction des coureurs, charlatans, vendeurs de drogues en public et autres tels imposteurs, par les voies juridiques, civiles et honnêtes.

XIV.

S'il y a quelqu'un des dits maîtres chirurgiens et apoticaires, qui ne se veuille ranger à ce saint dessein, si profitable au public, ains veuille faire son cas à part, et demeurer désuni de tout le reste, il sera tenu pour perturbateur de ce Saint Ordre, ennemi du corps de la médecine, du Bien public, de l'honneur de la profession et de la paix et union d'icelle; et on veillera soigneusement sur ses actions, pour garder, selon qu'il sera avisé, que le public ne souffre dommage et la vacation deshonneur.

XV.

Tout le corps de la médecine s'assemblera, s'il est possible, une fois le mois, pour ouïr les plaintes, et connaître des transgressions les uns des autres, et y procéder selon qu'il sera avisé par la dite assemblée, sans acception de personne, afin que nul délinquant, quel qu'il soit, ne soit épargné.

Ces statuts, qui contiennent beaucoup de bonnes choses, sont signés :

Ant. Davin, D M D R (médecin du roi).

Raphael, D M.

Benoit, D M.

G. Cuvelier, D M.

D'Audibert, D M.

Tardin, D M.

Mayence, Mᵉ chirurgien.

Ozias Eymard, Mᵉ chirurgien.

Pingeon, Mᵉ chirurgien.

De Saint-Ours, Mᵉ apothicaire.

P. Bérard (1), Mᵉ apothicaire.

Michel, Mᵉ chirurgien.

_____

(1) P. Bérard est l'auteur d'un ouvrage en 6 volumes in-folio que la Bibliothèque de Grenoble acheta en 1775. (Rochas : Biographie du Dauphiné). Il porte

C'était là à peu près tout le personnel du *corps de médecins* à Grenoble à cette époque (1).

En 1620, ce règlement fut enregistré par le Parlement, qui porta à 600 livres l'amende contre les contrevenants ; mais le chiffre ne semble pas avoir été pris au pied de la lettre ; le règlement fut cependant appliqué, car en 1627, un arrêt soumet Antoine Mégard, apothicaire de Grenoble, sur la plainte des maîtres chirurgiens et barbiers de cette ville, à payer une amende de 100 livres au corps de leur maîtrise, pour avoir exercé sans droit l'art de la chirurgie (1).

Mégard en rappela et fit bien, car le Parlement l'acquitta après revision de son procès. Voici ce qui se trouve dans le jugement (2) : « Antoine Mesgard, apothicaire de Grenoble, avait une grande capacité avec un véritable succès pour la guérison des ruptures des os, fractures et luxations, dont plusieurs personnes avaient été merveilleusement soulagées et guéries. A cause de cet emploi, il fut attaqué par les chirurgiens de cette ville, par devant le juge royal, afin que le dit Mesgard fut condamné en notables amendes, pour avoir entrepris sur leur profession, faisant des saignées, pansant des os rompus, les membres disloquez. Mais plusieurs personnes, qu'il avait soignées, déposèrent à son avantage : il confessa avoir secouru et soulagé plusieurs personnes accablées de grièves douleurs, dont elles avaient été parfaitement guéries, en cas de nécessité et non autrement ; qu'il avait fait beaucoup de saignées, que cette faculté de soulager par ses remèdes ceux qui en avaient besoin était comme héréditaire en sa famille, que son père et son ayëul s'estaient exercés dans un pareil emploi, quoiqu'ils ne fussent simplement qu'apothicaires, comme luy, qu'ils avaient fait dans cette ville de Grenoble de fort belles et admirables cures..... » Bref, sur le rapport de M. de la Rochette, « la cour permet à Mesgard de panser et médicamenter les luxations des membres, fractures et ruptures d'os. et les nerfs tressaillis, sans abus, lui faisant inhibition et défense de faire des saignées et exercer autres arts de chirurgien, dans la dite ville, sous peine de 500 liv. d'amende ».

IV

Parmi les signataires du règlement du *corps de médecine*, qui faisaient si à propos la guerre au charlatanisme et posaient les bases de la déontologie

pour titre : *Theatrum botanicum continens descriptiones suprâ 6 000 plantarum genera Petri Berardi pharmacopolæ gratianopolitanus.* Il entre'enait, dit-on, une correspondance suivie avec les botanistes d'Italie, d'Allemagne et d'Espagne. Villars qui le cite, a donné le nom de *Berardia* à un genre de plantes.

(1) *Archives du département*, B, 2092
(2) *Bibliothèque de Grenoble*, O, 14201.

médicale, se trouvait un médecin qui semble avoir occupé, à Grenoble, une assez haute situation, c'est *Tardin;* il paraît avoir été, auparavant, médecin à Tournon, dans l'Ardèche. Nous le voyons, en tout cas, en 1619 déchargé des tailles pour les services qu'il a rendus aux pauvres des hôpitaux (1). Plus tard, en 1620, son rôle est tout autre : il semble jaloux de la gloire littéraire de son prédécesseur Pierre Aréoud et se fait, aussi lui, metteur en scène dans les fêtes publiques : on lui offre « ung payre de bas de soy (du prix de 18 livres) pour aulcunement le récompenser de la payne qu'il avoyt prinse de dresser des vers pour l'entrée de M. le duc de Lesdiguières (2) ».

Mais là ne se bornait pas son activité : tout en soignant les pauvres de l'Hôpital et faisant des vers pour l'entrée de Lesdiguières, il s'occupait de questions diverses : c'était un curieux de la nature et il nous a laissé un traité sur la *Fontaine ardente* (3), semblant, encore sur ce point, vouloir imiter Aréoud. La science, il faut le reconnaître, a peu de chose à prendre dans ce livre ; l'auteur fait toutefois preuve d'érudition, de littérature et d'un esprit assez généralisateur ; c'était évidemment un esprit philosophique et fort au-dessus des praticiens ordinaires : « Nous avons, dit-il, deux médecins, lesquels ont proposé quelques questions sur ce subject et ont tasché de le résoudre le mieux qu'ils ont pu. Le premier est *Hierosme Montuus* (4), sieur de Miribel, lequel, s'en allant en Italie, vit cette fontaine. L'autre est Aréoud ». Il reproche à l'un et à l'autre d'avoir adopté l'expression

(1) *Archives municipales*, B B, 86
(2) *Archives municipales*, C C, 750.
(3) *Histoire naturelle de la fontaine qui brusle près de Grenoble.* Tournon : chez Guillaume Linocier, libraire juré de l'Université, 1618.
(4) Montuus ne semble pas avoir été médecin à Grenoble ; son nom n'a donc pas à figurer dans cette étude sur la *Médecine à Grenoble.* Je ne puis cependant pas me dispenser d'en dire quelques mots. Nous savons, par une étude de H. de Terrebasse (*La vie et les œuvres de Jérôme de Monteux*, médecin et conseiller des rois Henri II et François II, seigneur de Miribel et de la Rivoire, en Dauphiné, par H. de Terrebasse. Lyon, 1889), que le père de notre médecin, Sébastien Monteux, était lui-même médecin de « l'illustrissime duchesse de Bourbon (Anne de France femme de Pierre II, duc de Bourbon, veuve en 1503, morte en 1522). Il était né à Rieux, en Languedoc, ou peut-être à Beaumont-Monteux, petite bourgade du Dauphiné, non loin de Saint-Antoine.
Quant à *Jérôme Monteux*, médecin des rois Henri II et François II. il était né en 1490 ou 1495 en Dauphiné, était docteur de Montpellier habitait Saint-Antoine et était médecin de la célèbre abbaye de ce nom. Il a aussi exercé à Lyon, à Vienne, enfin suivit la Cour à Paris et à Saint-Germain. En 1543 il fut appelé par François Ier à Fontainebleau, pour donner ses soins à Catherine de Médicis, femme du dauphin Henri, alors enceinte de son premier enfant François. « Je fus choisi par le roi votre grand-père, dira-t-il plus tard à François II. pour soigner la mère et l'enfant au moment où, dans le ventre de la reine, votre mère. germaient les premiers principes de votre existence ». Il avait acquis une grande fortune et a laissé un grand nombre d'ouvrages, les uns de médecine, les autres plus frivoles.

de fontaine qui brûle, qui ferait croire à tort que l'eau et le feu sortent
ensemble, et se rend parfaitement compte que la fontaine n'est là qu'ac-
cessoire, l'eau découlant du rocher situé au-dessus et encore pas tou-
iours! Il voit parfaitement que lorsque l'eau recouvre l'orifice de sortie
du gaz, il se forme des bulles qui la traversent. « Vous la voyez, dit-il,
toute bouillante, à grosses bulles, et cependant elle n'est pas chaude »,
il a donc bien vu. Il est du reste allé souvent sur les lieux et a rencontré,
comme de nos jours, les promeneurs faisant cuire des œufs ou du poisson
à la flamme qui s'échappe de terre. Bref, réfutant l'explication de
Montuus sur les *pores* de la terre, et celle d'Aréoud plus éloignée encore
de la vérité, sur l'action du soleil et des autres corps célestes sur cette
« exhalation combustible », il conclut à un feu souterrain. C'est à peu
près tout ce qu'on trouve dans ce livre, sur cette « merveille du Dauphiné »,
qui sert à point le désir d'adulation de l'auteur pour le Connétable de
Lesdiguières : « Monseigneur, lui dit-il en effet dans sa dédicace, c'est à
bon droit que je vous présente une des plus grandes merveilles qui soit
dans la nature, puisque vous êtes une des plus grandes merveilles qui
aye paru dans l'Etat ». A cette époque l'énormité dans la flatterie n'ef-
frayait pas plus celui qui donnait que celui qui recevait.

A son tour, d'ailleurs, Tardin reçoit sur son œuvre les sonnets les plus
flatteurs, qu'il publie, avec une entière bonne foi, après la dédicace à
Lesdiguières; ils sont signés de Jean-Antoine de la Baume, bachelier
grenoblois; De Franciscus Deponat *logicus gratianopolitanus;* de Petrus
Franconus, *rhetor, gratianopolitanus;* de Paulus Aymon, *rhetor, gratianopolitanus;* de Philippe de Laube Rivière, *humanitatis auditor, gratianopolitanus.*

On parle toujours de temps à autre de la peste, car en 1617 nous
voyons *Théophile Raphaël* et *Guillaume Cuvellier,* médecins assistés de *Grégoire Dutruc* et de *C. Mayance,* chirurgiens, toucher 21 livres (1) pour
être allés à la Grande-Tronche faire l'autopsie d'un hôtelier, que l'on disait
mort de la peste. Ce ne sont encore que des avertissements; mais elle
éclate tout à fait en 1628, à Lyon, à Bourgoin (2), à la Tronche, à Voiron, à Grenoble où elle dure encore en 1629.

En 1628, l'Hôpital de l'Isle recommence à recevoir ses tristes pensionnaires et un chirurgien nommé Rochefort est désigné pour être
interné (1). On achète même pour lui un costume de couleur *amaranthe* (3).

---

(1) *Archives municipales,* C C, 743.
(2) *Archives municipales,* B B, 95.
(3) *Archives municipales,* C C, 771.

Les circonstances vont mettre maintenant en évidence un médecin que nous connaissons déjà, le médecin et conseiller du roi *Davin*, le médecin de Lesdiguières. Nous ne l'avons vu jusqu'ici qu'à l'armée du connétable, mais ce n'est pas la première fois qu'il se trouve aux prises avec la peste : Il l'a déjà vue plusieurs fois, ainsi qu'il nous l'apprend dans un très bon et très curieux traité, qu'il écrivit en 1629 (1). Il l'a vue « à Hedelberg, au Palatinat » ; à Aix en Provence, où il avait souvent consultation « avec messieurs Bertrand, Grassi et Eymond, très doctes médecins ». A Forcalquier, « ma patrie (2) » ; à Embrun, « où la peste fut portée en des bas de soye par un soldat, qui les avait pillés à Guillèstre, lorsqu'elle fut prise par monseigneur de Lesdiguières ». Enfin, il la voit à Grenoble, « où il consulte souvent avec son très docte collègue Monsieur de Villeneuve. »

Sa reconnaissance pour Lesdiguières l'a naturellement porté à dédier son livre « à *très illustre, très haut et très puissant seigneur, messire François de Bonne, de Créquy, d'Agoult de Montlor…., lieutenant-général pour le roy en Dauphiné* ». « Monseigneur, lui dit-il, ayant cet honneur de vous cognoistre et servir toujours, dès l'instant que la chaste Lucine vous fit voir la clarté du jour, j'ay creu estre de mon devoir (pour arrhe de la continuation de mes vœux à votre service) de faire voir la clarté (sous vos auspices) à ce mien petit traité de peste par lequel j'enseigne le moyen d'empescher que son venin meurtrier des esprits et du cœur, ne glisse traîtreusement dans ce lieu, qui au GRE des gens de bien porte le nom de NOBLE ». Etrange jeu de mots qui nous paraît aujourd'hui d'assez mauvais goût, mais qui fit sans doute sourire le vaillant lieutenant-général.

Comme son collègue Tardin, il ne dédaigne pas la reproduction des louanges en vers, qui lui sont adressées et qui le représentent comme le destructeur de la peste.

> *Pestifugis clarent tua scripta, Davine medelis,*
> *Quæ merito post hac nomen ad astra ferent;*
> *Nam patriæ afflictæ tam recte consulis, ut non*
> *Dira lues pestis sit nocitura diu.*
>
> Signé: ALVISIUS, *medicus.*

---

(1) *Très singulier traité de la générale et particulière préservation de la vraye et asseurée curation de la peste, par noble Antoine Davin, docteur et médecin ordinaire du roy.* A Grenoble, chez Richard Cocson, M D C X X I X. Bibliothèque de Grenoble, O, 3825.

(2) M. Prudhomme fait naître Davin à Aix (*Inventaire sommaire des archiv. municipales*, note, B B, page 109). L'affirmation de Davin lui-même me semble trancher la question. Il était donc du même pays que Pierre Aréoud et peut-être ce médecin n'avait-il pas été étranger à la venue de son compatriote à Grenoble, où l'attirait en outre Lesdiguières.

Et cet autre morceau :

Alcides rediit, fugiant cito monstra, Davinus
Contundit diræ dira venena luis.
Urbis et Orbis honos, onus hoc atlanta fatigans
Det deus, invicta et perpeti mente feras.

O. Monsenglarius, *divionensis.*

Son collègue, André d'Audibert, dont nous avons déjà fait la connaissance au collège de médecine, lui écrit de son côté :

Quis novus exanimes animans Epidaurus artus
Exsurgit? Stygios tollat ut arte deos?
Nescio : ni supera forsan descenderit arce, ut
Antidotis patrum solvere jura negit.
Cresce, salutares quoniam timet Æacus artes;
Vive diu umbrosæ ut corruat urna domus.

Andreus Daudibertus.

Un autre admirateur lui dit en français :

Ne tarde plus, docte Davin,
Mettant à ton silence fin,
Nous faire voir les rares cures
De la peste. Ce tien traité
Est de chacun si souhaité
Qu'on le demande à toutes heures.

D'autant que ja de longue main
Ce venin de peste inhumain
Saisit, frappe, rue par terre,
Grands et petits, en maintes parts
Et nous contraint de vivre épars
Pour fuïr sa mortelle guerre.

On voit, que tout médecin du roi qu'il était, il ne dédaignait pas ce que nous nommerions aujourd'hui la réclame ; au besoin il la faisait lui-même.

L'autheur :

Qui de la peste veut se préserver du fléau
Qu'il pratique ce qui est en ce traité nouveau,
Qui veut pour un chacun trouver un prompt secours
Contre la peste, icy doit avoir son secours.
Qui sent l'avant coureur de ce mal furieux
L'antidote cercher icy soit curieux,
Y trouvera moyen de sa santé défendre
Sans qu'il faille d'ailleurs autres secours attendre,
Croy ce conseil, ami : Je suis à ton service ;
Mais nettoye devant de ton âme le vice
Car l'honneur que les vicieux font aux dieux
Aux dieux volontiers n'agrée.

Sa situation, la jalousie de ses confrères lui suscitèrent évidemment des envieux, mais il compte sur l'amitié du lecteur « pour clorre la bouche à tous ces *momes* envieux ». Aussi bien a-t-il conscience d'accomplir un devoir, en écrivant ce traité de la peste, « contre laquelle absent j'ay

5

combattu par conseils; mais par six fois, présent, je l'ay attaquée main à main et desfaicte. Telle grâce de Dieu me fait croire qu'il me punirait si je cachais le talent qu'il luy a plu me donner ».

Après ce tribut d'éloges, où la modestie de « l'autheur » semble d'ailleurs faire preuve d'une grande impassibilité, il insiste pour montrer que les causes de la peste sont le plus souvent la guerre, la disette de vivres, la famine ; Guillaume de Lérisse nous a déjà fait voir ce triste côté de l'état social à cette époque ; mais avec Davin, nous allons entrer médicalement dans l'étude, que de Lérisse ne pouvait faire ; il se montre, du reste, rééllement médecin et ne semble, que pour la forme, payer son tribut aux idées du temps : « Les causes supérieures ont été, dit-il, en 1628, les mauvaises constellations et conjonctions célestes ; l'éclipse de la lune, qui se fit le 20 du mois de janvier, année susdite », et il ajoute : « En cette maladie dangereuse, tant le malade que le chirurgien doivent prier Dieu qu'il luy plaise bénir tous remèdes ». Autrement :

> *Ni deus affuerit, viresque infuderit herbis,*
> *Quid, rogo, dictamus, quid Panacœa juvent*

Il termine son livre par cette oraison :

> Seigneur ne permets pas que la peste
> Retranche de mes ans le reste.
> Je t'en suplie à jointes mains
> Purge de mon ame le vice
> Et en mes maux sois moy propice,
> De tout mal garde les humains.

J'ai peut-être un peu longuement insisté sur ces accessoires de l'œuvre de Davin, mais il me semble que ces détails littéraires permettent de mieux juger et le caractère de l'époque et celui de l'écrivain qu'on veut mettre en lumière.

Voyons maintenant le médecin :

D'abord, la contagion qu'il observe était bien la pesté. Il en décrit les *bubons*, qui sont des ganglions suppurés ; l'*anthrax*, qu'il considère comme des clous, dans le dos le plus souvent, avec gangrène et décollement ; le *charbon*, avec sa couronne de vésicules, assez analogue à celle de la pustule maligne.

Il décrit le charbon comme une tumeur « tantost rouge, tantost brune, tantost violette, tantost plombée, ayant en son circuit de petites veines

---

(1) Il est assez curieux de remarquer que ces deux vers ont été copiés dans un traité de la peste postérieur à celui du médecin grenoblois, par Diemerbroeck, médecin de Nimègue, in *De pestis noviomagensis principio vigore et fine*, 1635. Le livre de Davin est de 1629.

de diverses couleurs, estant à son commencement petite, de la grosseur d'une lentille, entourée souvent de petits grains faisant une escare dure et sèche, laquelle, après s'ulcère », enfin les *péléchies*.

La maladie commençait par « pesanteur et doleur de teste », grand assoupissement suivi de rêveries, vomissements, « puanteur d'haleine », grande soif, « urine puante », flux du ventre, pourpre ou *tac* bleu, violet, noir ou plombé ; langue noire...

Il faisait dans les *bubons* une « ouverture avec le cautère actuel, qui est meilleure et plus seure qu'avec lancette et rasoir, au milieu, en figure de croix, afin qu'elle n'empêche pas la matière de fluer ».

Les médicaments internes qu'il employait étaient peu nombreux et consistaient en purgatifs; peu de saignées.

Le traitement chirurgical semble d'ailleurs tout dominer ; c'étaient, en effet, des chirurgiens et des barbiers qu'on plaçait à l'Hôpital de l'Isle.

Son merveilleux antidote était composé d'après la *polypharmacie* du temps, de la manière suivante :

> ℞ Angélique.
> Gentiane.
> Aristoloche.
> Racine de tormentille.
> Cinnamone.
> Ecorce de citron.
> Semences d'oseille.
> Coriandre.
> Chardon bénit.
> Corne de cerf.
> Camphre.
> Conserve de rose.

Pour faire un opiat, dont on prendra la grosseur d'une châtaigne le matin, avec une cuillerée de bon vin.

Sans exagérer les vertus antidotiques de cette préparation, il est évident que, comme stimulant digestif, astringent, aromatique et désinfectant (camphre), cette préparation pouvait faire plus de bien que de mal.

Une pratique, qu'il recommandait et qui était excellente, était de tenir, dans la bouche, un mélange de :

> ℞ Ecorce de citron.
> Orange sèche.
> Cannelle.
> Clous de girofle.

Les propriétés microbicides de l'essence de cannelle et de celle de girofle sont aujourd'hui reconnues.

Ce masticatoire se rapprochait d'ailleurs beaucoup de celui dont se trouvent si bien les populations de l'Inde Orientale; elles mâchent le *bétel*, mélange où entrent le *piper methysticum* avec la *noix de l'areca catechu*, la muscade, la cannelle, le girofle, le camphre et le cachou. Elles évitent ainsi la diarrhée de Cochinchine et même, dans certains cas, le choléra.

Il est curieux, sous ce rapport, de voir toutes les populations se rencontrer pour trouver les mêmes ressources, dans la matière médicale, dont elles disposent et de constater combien nos prédécesseurs du xviie siècle avaient eu la main heureuse.

Ils n'étaient pas moins habiles dans le choix des désinfectants employés pour *parfumer* les maisons.

« Lorsqu'un cas de peste s'est déclaré dans une maison, il faut parfumer l'habitation depuis 10 heures de nuit jusqu'à 4 heures du matin, pendant trois nuits de suite ». Voici le mélange dont on se servait :

> Foin bien odoriférant arrosé de vin
>   et du vinaigre.
> Feuilles d'absynthe.
>   —   d'hyssope.
> Feuilles de marjolaine.
> Souphre.
> Encens.
> Poudre à canon.

Le tout « dans un ou plusieurs chauderons ou pœsles, puis mettez-y le feu. Faut premièrement avoir bien clos les portes et fenestres ».

Le « souphre » était un excellent désinfectant et il avait l'avantage de se répandre un peu partout, même dans les rues de la ville, l'occlusion des portes et fenêtres étant sans doute imcomplète, ainsi que nous en donne la preuve une observation faite par Davin, qui n'en n'a pas d'ailleurs saisi le sens, car il attribue le phénomène observé à je ne sais quelle cause occulte.

Parlant de l'épidémie de peste qu'il a observée à Embrun et pendant laquelle on faisait partout des fumigations de soufre, il ajoute : « On notera une chose remarquable, qui arriva lors : c'est qu'au clocher de Notre-Dame y a une grosse pomme de cuyvre au pinacle, qui se voit par dehors ; ainsi que la peste commença, la dite pomme commençait à se noircir : augmentant sa noirceur à l'égal de la violence, la dite pomme se rendait toute noire ; ce que je fis voir et remarquer aux notables de la dite ville, qui estaient demeurez avec moi ; et, comme elle avait creu, comme la dicte peste, aussi lorsque nous commençâmes à nous bien porter, la dicte pomme commença à s'éclaircir par le plus haut et ainsi décroître de noirceur, comme la peste diminuait, et lorsqu'il n'y eut plus de peste dans la dite ville, la dite pomme se rendit toute claire et luisante, comme auparavant ; chose miraculeuse et toutefois très vraye, j'en suis témoin oculaire, et remarqueur certain, avec tous les sus dits, tous gens d'honneur ».

C'est là un nouvel exemple de la différence qu'il y a entre l'observation simple et l'interprétation. Il est fort possible que le fait soit exact ; mais dans ce cas, il est très probable que la « chose miraculeuse » n'est autre que le sulfure de cuivre qui se formait sur la boule, d'autant plus vite qu'on sulfurait davantage, autrement dit que l'épidémie était plus violente.

L'épidémie de 1628-1629 fut d'ailleurs l'occasion de mesures beaucoup plus rationnelles et plus méthodiques que les précédentes :

« Aussitôt, dit Davin, qu'on aura bien avéré que quelqu'un est atteint ou mort de peste, en une maison, on le doit sortir et porter hors de la ville (mais faut que ce soit de nuit), à l'Isle, ou autre lieu destiné pour les pestiférez, et là enterrer fort profondément le mort au cimetière là ordonné, et conduire le malade en une chambre là, pour y être secouru selon sa qualité, tant d'aliments et antitodes que d'un bon et docte chirurgien. »

Quant à la maison : « Aussitôt qu'on aura sorti le mort, ou le malade et les meubles infects (hormis ceux de bois et de cuisine), on fera exactement nettoyer la dite maison ou habitation. Quand aux meubles de bois, qu'on y aura laissés, on se conduira ainsi, c'est qu'on débastira les licts, chalicts et couchettes, après on démontera les tables et buffets ou dressoirs et cabinets, mais non pas les bancs, les chaises, les scabeaux ni placets ; on lavera tout cela avec le mélange suivant :

> Cendres de chêne.
> — pin.
> — genieure.
> — sarments.

Mélez-y :

> Une livre de chaux.
> Un quarteron de sel.
> Eau de rivière.
> Deux pots de vin blanc ou
> clairet.
> Un pot de vinaige. »

Les « couvertures et garnitures de licts, tapis, tapisseries, chaires, formes et placets de tapisserie, broderies de couleur, seront parfumées en bruslant au-dessous d'elles, sur de la braise :

Graine de genièvre.
Mastic.
Encens.
Myrrhe.
Iris de Florence.
Storax.
Benjoin.
Tormentille.
4 à 5 poignées de roses.

Le tout réduit en poudre grossière. »

Tout cela n'était évidemment pas mauvais.

Les ordonnances de voirie voulaient : « que les places publiques, rues, ruëttes et autres lieux reculez soient maintenus netz ». Il est défendu de jeter les ordures; il est ordonné que les bouchers fassent leurs tueries dehors de la ville; il est enjoint de défendre aux pauvres d'aller mendier par les portes. Défense de laisser entrer par la ville « aucuns colporteurs ou autres petits merciers incognus, s'ils n'ont leur bullette contremarquée du signet ou scel du notaire ou curé du lieu d'où ils viennent; de ne laisser approcher de la porte aucun étranger qui arrive, que sa bullette n'aye été par lui-même mise au bout d'un bâton fendu et puis, avant que la prendre, parfumée à la fumée de bois ou graines de genièvre, ou à la vapeur du vinaigre jeté sur une pale ardente de feu, et après, examinée... Chasser les chiens et les chats, ou commander que leurs maîtres les empêchent de sortir du logis ».

En même temps qu'on prenait ces sages précautions, on débarrassait l'Hôpital de l'Isle des convalescents et la ville traite avec un batelier (1) « qui s'engage à transporter de l'Hôpital de l'Isle en l'île du *Fournets* sur la rivière d'Isère, les malades qui iront faire quarantaine en ce dernier lieu dans les cabanes construites à cet effet, et de ramener dans l'Hôpital ceux qui subiront une rechute ». On achète du pain pour les pauvres en quarantaine à Fournet, « lesquels étaient restés un jour entier sans pain »; on distribue des vivres aux *Récollets*, chargés d'assurer dans l'Isle la subsistance des pestiférés, enfin on construit dans ce lieu de nouvelles cabanes.

Beaucoup de gens, dont les maisons sont infectées, y sont littéralement consignés, car on donne 16 sous « à une jeune fille qui portait leur nécessaire à 30 personnes enfermées dans une maison, où une femme était morte de la peste (2) ».

La plus grande surveillance était en outre exercée sur ceux qui pouvaient enfreindre ces sévères règlements: on les traquait littéralement:

(1) *Archives municipales*, C C, 771.
(2) *Archives municipales*, C C, 771.

Ainsi, on envoie à Pontcharra pour avertir les consuls de cette localité
« d'enfermer ung Jehan-Louis Billon, qui avait mis la peste en Royannais,
avait été arquebusé se sauvant par les montagnes de Sassenage et avait
passé par la ville ».

Si le conseil de santé veillait avec la plus grande énergie, une bonne
partie des habitants de la ville avait émigré, et, parmi eux, beaucoup de
membres du conseil (1). Les habitants adressent même une lettre au Parlement pour requérir l'élection d'un nouveau conseil et demandent aux
consuls la permission de remplacer provisoirement les absents (2).

En même temps que Davin et le conseil de santé répandaient leurs sages
prescriptions, le public se livrait, sur la foi des voisins, à une foule de
pratiques que Davin nous raconte : on portait au cou des sachets
remplis de poudre de crapaud, ou bien de sublimé, d'arsenic ; on
portait aussi un tuyau de plume rempli de vif-argent, ou un morceau de
jaspe ou d'agathe. L'escarboucle, le rubis, le grenat, l'émeraude, la
topaze, la turquoise, l'améthyste, la sardoine, en bague ou en pendants
d'oreille, étaient réputés préservatifs. Le diamant porté à la main gauche
passait pour neutraliser toutes sortes de venins. Davin ne rit pas trop
haut de ces sottises ; il ajoute cependant : « Hæc aliis experienda relinquo ».

V

Il est aisé de voir que le niveau intellectuel du *corps de la médecine*
s'était considérablement élevé depuis un certain nombre d'années.

Il allait se compléter par l'installation d'une bonne sage-femme. L'enseignement n'était encore nulle part donné convenablement aux *mères-sages*.
Elles apprenaient où elles pouvaient, aussi n'étaient-elles pas toujours
fort habiles : Louise Bourgeois, qui avait accouché six fois Marie de
Médicis, femme de Henri IV, a raconté elle-même qu'elle avait d'abord étudié
dans A. Paré ; elle s'offrit alors à accoucher la femme d'un crocheteur et
l'accoucha d'un fils « qui était rouy ». Elle pratiqua pendant environ cinq
ans avec les « pauvres et médiocres », et se fit alors recevoir jurée à
Paris. Les deux mères-sages de Grenoble, à supposer qu'elles ressem-
blassent à Louise Bourgeois, n'en étaient le plus souvent encore qu'à sa
première manière ! En 1607, on trouve la mention faite par Alexandre la
Coste, trésorier du denier des pauvres, de 30 livres par an pour la location d'une chambre appartenant aux pauvres, située rue du Pont-Saint-

---

(1) *Archives municipales,* B B, 96.
(2) *Archives municipales,* B B, 96.

Jaime, « en laquelle est logée la *mère-sage* appelée Bastianne » (1), En 1626, on trouve encore un mandat de 30 livres pour une mère-sage (2), plus un mandat de 50 livres pour la location « de la boutique de la *mère-sage* ». La population était peu satisfaite de ces matrones, lorsque Madame la Première Présidente Frère en fit venir une plus habile de Valence, en demandant « que la ville lui baillât une chambre pour habiter, comme elle fait aux autres de sa qualité ».

Mais la ville est toujours forcée d'économiser. La peste de 1628-29 augmente ses embarras financiers ; elle fait emprunt sur emprunt, a recours à des tailles exceptionnelles, mais, malgré ces sacrifices, on n'est jamais complètement sûr que tout soit fini avec la contagion : le 26 décembre 1633, le premier consul expose en effet que la veille de Noël, un horloger est mort de la peste « savoyr que avoyt ung charbon ». Pour plus de sécurité, son corps fut transporté au cimetière de l'Isle, sa famille et ses meubles à l'Hôpital de l'Isle, mais ces quelques cas isolés semblent avoir été les dernières manifestations de la peste.

CHAPITRE V

(1638-1771)

---

(1) *Archives municipales*, C C, 739.
(2) *Archives municipales*, B B, 93.

VIII. Querelles entre les Pères de la Charité, les chirurgiens, les apothicaires, l'Hôpital. — Le service médical. — Etat précaire de l'enseignement médical.

IX. Tentatives pour le rétablissement de l'Université.

I

Le 17 juillet 1638, l'Hôpital général, celui qui subsiste encore aujourd'hui, commencé depuis longtemps, mais dont la construction avait été souvent interrompue « *à cause de l'injure du temps, tant de peste que passage de gens de guerre* (1) », remplaçait définitivement toutes les autres fondations hospitalières et recevait les pauvres jusque-là disséminés; leur nombre avait beaucoup augmenté ainsi que celui des malades; le service médical devient donc plus important qu'il n'était jadis, dans les hôpitaux confiés à des chirurgiens et même à des barbiers. Le sieur de *Villefranche*, docteur en médecine, qui figure parmi les directeurs de l'Hôpital, offre de soigner gratuitement les malades et est agréé pour trois années, à la condition de subir un examen devant une commission de médecins de la ville (1), nouvelle preuve de l'importance accordée au collège des médecins et première ébauche de ce qui, plus tard, deviendra le concours. Mais ses confrères, jaloux de la notoriété qu'allait donner ce nouveau titre à leur concurrent, lui contestèrent, je ne sais pour quel prétexte, le droit de soigner les malades de l'Hôpital. A quoi l'administration fit la seule réponse qu'elle eut à faire : Messieurs, faites-en autant et nous accepterons également vos soins gratuits (2).

En même temps les chirurgiens sont convoqués à déléguer l'un d'entre eux pour traiter les malades également sans rémunération. Tous les chirurgiens de la ville s'offrirent. Les maîtres en chirurgie : *Auzias Aymar, Hugues Clerget, Isaac Aymar, Ozias* fils, *Claude Mayence, Jean Detelley* ou *Lestelley, Etienne Dutruc* et *Antoine Michal,* s'engagent à faire le service chacun pendant un mois : le dernier reçu sera chargé de la visite quotidienne; il devra, pour les cas graves, s'adjoindre un ou deux confrères et le premier dimanche de chaque mois, tous, en corps, visiteront l'Hôpital pour échanger leurs avis sur les malades en traitement.

La chirurgie n'était cependant pas encore faite exclusivement par eux, car, le 26 mars 1639, on traite encore avec un opérateur de Montélimar pour « *faire tailler la pierre d'une malade de l'Hôpital* », prix fait : six pistoles (3).

(1) *Archives de l'Hôpital*, E. 4.
(2) *Archives de l'Hôpital*, E, 5.
(3) *Archives de l'Hôpital*, E, 5.

Quant aux médecins, mis en demeure d'imiter leur confrère de Villefranche, ils promettent de faire le service à tour de rôle (1). La liste se
compose donc : MM. *du Bœuf, des Grands-Prés, Bressand, Paulet, Cuvelier, de Villefranche* et *Mathieu.*

La même année, le service des chirurgiens comprend MM. *Auzias
Aymard, Pigeon, Isaac Aymard, Claude Mayence, Ytier Dutruc, Antoine
Michal, Jean Detelley* ou *Lestelley, Legay, Herard Sigaud* et *Jean Piat.*

Nous venons de voir, parmi les médecins, un homme sur qui nous
devons nous arrêter un instant, c'est *P. de Vulson, sieur des Grands-Prés,*
docteur en médecine, *aggrégé* au collège de médecine à Grenoble, (2),
auteur d'un livre sur les eaux minérales d'Oriol et du Monestier-de-
Clermont.

La dédicace de son livre nous renseigne de suite sur sa situation sociale
élevée et sur ses idées générales : .

« A Monsieur de Vulson, escuyer, seigneur de Saint-Maurice, et de la
Maison-Forte de la Touche, conseiller et secrétaire du roy, et premier
greffier civil en sa cour de Parlement du Dauphiné.

« Monsieur mon cousin................................ ....
....

« Comme naturellement nous chérissons les lieux de notre nativité, en
ce bon rencontre, je fus meu, ces années passées, d'exalter les vertus de
la fontaine ou fontaines qui se trouvent entre les Aurioles, comme étant
proche de Vulson, lieu et maison de nostre naissance et de nostre nom,
et situées au pied du penchant de la montagne appelée Puy de Vulson,
appartenant à cet illustre sénateur, mon oncle et votre cousin, Monsieur
le conseiller de Vulson, seigneur de Colet, l'honneur des nostres, et
l'exemplaire de piété parmi tous. ....
.... En vertueux et charitable *républicain,* vous aurez à gré, que
sous votre titre, ce petit œuvre profite à austruy. »

Comme cela arrive encore parfois aux médecins qui s'occupent spécialement des eaux minérales, Vulson paraît considérer le maniement des
bienfaisantes sources comme un véritable sacerdoce : il cite des exemples
d'abus ou d'usage intempestif propres à terrifier « certains riches avares
et taquins, lesquels abusivement, sans conseils ny ordre de médecin,
plaignent plus un quart d'écu ou deux que leur propre vie ou santé,

---

(2) *Archives de l'Hôpital,* E, 6.
· (1) Ce sont les titres qu'il prend dans son livre intitulé : *L'Ordre qu'il faut
observer en l'usage des eaux minérales acides et surtout de celle des Aurioles
en Trièves et du Monestier-de-Clermont.* Se vend chez Edouard Raban, place
Saint-André, à l'Enseigne du Navire, 1639.

s'estant jettez dans l'usage de ces dites eaux et mal pour eux, les blâmèrent, ne les cognaissant pas eux-mêmes, pour s'accuser, et maudissaient (misérables), non leur taquinerie, mais les eaux bénites de Dieu très excellentes pour la santé, ainsi qu'il appert journellement par leurs effets très merveilleux. » Il est vrai qu'il met, peut-être à tort, sur le compte de l'eau, le cas d'un personnage qui, ayant bu sans son autorisation, « receut des obstructions si grandes des voyes urétaires, qu'à peine pouvait-il uriner, pour la quantité de mucosités que ces eaux charriaient, m'ayant fait voir, dans trois fois qu'il avait uriné, une écuelle pleine des dites mucosités, si fluantes, que, sans quitter le fond du pot de chambre ny se rompre, elles filaient de la seconde étage de son logis jusques en la rue. »

Il faut lui savoir gré, du moins, d'avoir un sentiment très élevé de la dignité médicale : il serait désolé «d'amoindrir les droits de la profession», et critique vertement ceux qui ne manifestent pour les avis du médecin aucune reconnaissance, se donnant à eux-mêmes tout le mérite, « s'attribuant nos cures par vanité, et disant, les uns, j'ay fait cecy, j'ay fait cela et tout a bien réussy, et quelques autres, se voyant guéris. j'ay fait un tel vœu et j'ay été rétabli. Je vous déclare tout haut, ravisseurs de la gloire de Dieu et de notre honneur, que si vous vous enquieriez, nous vous rendrions raison des événements, sans miracle, et vous feriez voir les points infaillibles des crises et la puissance de Dieu ! »

Au surplus, il a, non sans raison, le plus profond mépris pour la médecine des bonnes femmes, pour tous ces conseils que se donnent les uns aux autres ceux qui ne connaissent rien à la médecine, « femmelettes, crache-receptes ; en pardonnant pitoyablement à la légéreté de leur esprit il les abandonne à leur barbouillerie ».

Il faut reconnaitre que Vulson maniait l'eau minérale d'Oriol un peu lourdement : il en ordonnait jusqu'à 10-12 verres par jour, ce qui était évidemment beaucoup trop pour le malade, sans doute arthritique et graveleux, qui atteint de cystite, était l objet de l'étrange expérience de l'urine filant « de la seconde étage jusques en la ruë ».

Notre auteur a, en outre. le tort de confondre dans la même admiration, et ce qui est plus regrettable, dans les mêmes applications, l eau d'Oriol, qui est une eau très ferrugineuse (1), à l'égal de celle d'Orezza et celle du Monestier-de-Clermont, qui est bicarbonatée calcique, moins ferrugineuse et susceptible d'être bue en beaucoup plus grande quantité; mais l'hydrologie n'était pas encore née, ou du moins, pas encore sortie de l'empirisme.

Avec P. de Vulson nous n'avons pas quitté le nouvel Hôpital, puisqu'il

(1) Elle contient 0^{gr},074 de sels de fer par litre.

y fait le service à son tour depuis 1631. Le nombre des malades augmente, par suite d'une épidémie de fièvre maligne que de Villefranche signale à l'Hôpital Saint-Antoine, encore subsistant à cette époque, où elle a été apportée par les soldats blessés. Il est, à ce propos, décidé que tous ceux qui se présenteront désormais aux portes de la ville seront renvoyés à la porte Très-Cloîtres, où ils seront visités. Ceux, qui seront reconnus atteints d'une maladie contagieuse, seront internés à l'Hôpital de l'Isle, où M. de Villefranche s'installera pour les soigner.

Malgré tout, le service médical continue à être mal fait : en vain les directeurs font observer qu'il y a beaucoup de malades dans l'Hôpital et se plaignent que personne ne les voit ; on priera bien de temps en temps *M. Mathieu*, médecin, de venir les soigner le lendemain, mais c'est tout. Cependant, en 1642, des offres de service sont renouvelées au nom de leurs collègues par *MM. Paulet* et de *Bœuf*, docteurs et aggrégés en médecine : ils proposent de se rendre à l'Hôpital, à tour de rôle, le jeudi et le dimanche, et toutes les fois qu'ils sont requis (1) ; dans les cas graves, ils se réuniront en consultation dans la salle du conseil. Le service marche sans doute ainsi, tant bien que mal, pendant quelques années, mais d'une manière évidemment insuffisante qui était due au mode de recrutement, faisant gratuitement appel à une sorte de charité volontaire.

On prend une idée de la mauvaise organisation qui régnait alors dans le service médical, lorsqu'on voit en 1643 décider de chercher quelque personne experte, pour soigner les malades, « *attendu que le concierge n'y peut vaquer* » (2). A la réunion des Directeurs de l'Hôpital, on expose que les médecins, qui avaient promis de visiter l'Hôpital à tour de rôle, ont abandonné depuis longtemps leur service ; il est même décidé qu'on présentera une requête à la cour pour obtenir une ordonnance leur prescrivant de faire à tour de rôle la visite de l'Hôpital, sous peine d'interdiction de leurs fonctions (3), Quelque partialité qu'on voulut y mettre, il est difficile de donner raison aux médecins en semblable circonstance et nous devons reconnaître que partout, aujourd'hui, nos confrères ont une plus haute idée de leurs devoirs. En attendant mieux, on fait afficher dans la salle du conseil, le rôle de tous les médecins et chirurgiens de la ville, pour connaître le nom de ceux qui doivent faire le service (1). Enfin, en 1645 (4), le conseil de l'Hôpital décide qu'on prendra des mesures à l'avenir pour avoir des médecins, chirurgiens et apothicaires,

(1) *Archives de l'Hôpital*, E, 6.
(2) *Archives de l'Hôpital*, E, 6.
(3) *Archives de l'Hôpital*, E, 6.
(4) *Archives de l'Hopital*, E, 6.

au *service* de l'Hôpital, « considéré que les médecins ne rendent aucun service à cette maison ».

Les visites, quand elles avaient lieu, se faisaient sans doute à la hâte et furtivement, car on donne comme un progrès, la modification, qui oblige le concierge à accompagner les médecins dans leurs visites : c'est lui qui recevra leurs ordonnances et qui donnera du vin suivant les prescriptions (1).

On a toujours, d'ailleurs, de temps en temps recours aux empiriques. Ainsi, en 1648, on isolera dans une chambre « les pauvres garçons atteints de la *rache vive* (2) » et on les fera traiter par un opérateur de passage (3).

Il faut convenir que si les médecins faisaient mal leur service, ils se montraient fort jaloux de quiconque prétendait le faire à leur place : le sieur *Bonnet*, natif de Grenoble, offre en effet de « secourir les pauvres » de l'Hôpital, gratuitement pendant deux ans ; mais les médecins de la ville s'y opposent, « parce qu'il n'a fait que cinq années de stage dans la ville de Gap, au lieu de six qui étaient exigibles ». Il offre de faire sa sixième année de stage à l'Hôpital ; on refuse encore et il faut que le conseiller de la Rochette déploie toute sa diplomatie, pour faire accepter cette proposition par ses confrères (4).

C'est dans ces conditions que pour remédier à la difficulté du service médical, la ville, sur la proposition du duc de Lesdiguières, qui écrivit lui-même aux consuls pour leur signaler les Pères de Saint-Jean-de-Dieu, entre en pourparlers avec ces religieux hospitaliers et leur demande de se charger du service médical ainsi que de l'entreprise entière de l'Hôpital. Voici ce traité :

« Les religieux seront reçus dans l'Hôpital de Grenoble pour y vivre conformément à leurs règles et constitutions, de l'adveu et consentement de Monseigneur l'évêque de Grenoble, auquel ils se soumettent.

« Sera donné pour quatre religieux, des quels l'un sera prêtre.... 800 livres de pension annuelle pour leur vestiaire et nourriture, payable par quartier et par avance, et sera permis au provincial et vicaire général des dits religieux d'en augmenter le nombre.... mais non de le diminuer... ; sera donné 6 sous par jour pour la nourriture de chaque malade ou blessé qui sera envoyé à l'Hôpital par l'ordre des consuls, sans que les dits religieux puissent recevoir aucun malade sans l'ordre des consuls... ; sera donné annuellement la somme de 400 livres pour drogues et médi-

(1) *Archives de l'Hôpital*, E, 6.
(2) Sans doute impetigo du cuir chevelu ou teigne.
(3) *Archives de l'Hôpital*, E, 6.
(4) *Archives de l'Hôpital*, E, 6.

caments, linges et ustensiles.... Les religieux ne seront obligés de recevoir aucun malade de maladie contagieuse ou vénérienne. Les religieux seront en outre chargés des pauvres de l'Hôpital, sains et non malades et ils recevront 4 sous par jour pour chacun d'eux ». (11 juin 1664).

Les quatre religieux s'installèrent de suite. Ils comprenaient : 1 aumônier, 1 prieur, 1 *chirurgien* et 1 professeur d'*anatomie* (1). Ils allaient, en effet, faire une véritable *école de médecine*, ou plutôt de chirurgie : école fermée, école destinée à former chez eux et pour eux de jeunes frères, mais École. Cette école, avec les cours faits par le collège de médecine, est le faible foyer où va se conserver le feu de l'enseignement médical, jusqu'au jour où les circonstances lui permettront de se ranimer plus vivement. Non seulement les religieux enseigneront l'anatomie et la chirurgie à quelques-uns de leurs frères, mais il sera bientôt convenu (1682) qu'on leur confiera un pauvre de l'Hôpital pour qu'ils lui apprennent la chirurgie et la pharmacie (2).

Les religieux ne restent pas confinés dans leur hôpital ; ils s'occupent même des eaux minérales, témoin la lettre peu médicale, il faut le reconnaître, qui fut adressée par l'un d'eux, le frère Gilles, au Docteur *Donis*, personnage important que nous verrons bientôt entrer en scène (3) :

« *A Monsieur Dony, doyen des médecins du collège de Grenoble,*
« Trouvez bon, Monsieur, que je vous fasse part de mes pensées sur une fontaine nouvellement découverte au Monestier-de-Clermont, à quatre lieues de Grenoble, j'espère que ce que j'écrirai sera utile à plusieurs personnes ; parce qu'en faisant connaître les effets de ses eaux, les malades pourront y avoir recours dans leurs besoins. Cette fontaine est placée au milieu d'une grande prairie fort spacieuse ; c'est un parterre naturel, au bas duquel est un bocage rempli de plusieurs chemins couverts où les buveurs peuvent prendre le plaisir de la promenade sans être exposés aux rayons du soleil, et rendre leurs eaux sans être vus de personne. Sa source sort de dessous une roche qui depuis longtemps était couverte de beaucoup de terre. Autour du bassin, on voit sortir quantité de petits bouillons, qui sont autant de tentatives que font ces prisonniers innocents dans le sein de leur mère, afin de se communiquer avec plus d'abondance pour la santé des malades. Ce n'est toutefois que depuis deux années que cette fontaine a été de quelque usage. On se contentait de boire les eaux d'une source qui est éloignée de cinq cents pas de celle dont je vous parle et beaucoup plus crue et plus pesante, plus chargée de fer et moins vitriolée. La dernière qui a été découverte étant beaucoup plus chargée de vitriol et moins ferrugineuse que l'ancienne, il s'en faut beaucoup qu'elle ne soit si ingrate ni si pesante parce que l'esprit de vitriol ayant atténué et subtilisé le corps du marc, le dissout plus parfaitement soit dans la matrice intérieure de ces eaux, soit dans le chemin qu'elle font ensemble dans le gravier se filtrant l'une et l'autre ; ce qui lui donne une grande légéreté et une facilité à se distribuer par les urines et par les selles, étant par conséquent fort propre comme l'expérience me le fait connaître, pour les affections néphrétiques,

---

(1) Pilot : *Statistique de l'Isère.*
(2) *Archives de l'Hôpital*, E, 6.
(3) *Mercure*, novembre 1685. L'ancienne orthographe n'a pas été respectée dans la copie qui m'a été transmise de la Bibliothèque nationale.

causées par un phlegmon, sable ou gravier, que quelques buveurs ont fait d'une grosseur proportionnée aux uretères,, et très favorables aux ma ladies chroniques et invétérées du bas ventre, poussant par les selles et par les urines, suivant les dispositions particulières du malade. Je dis de plus, qu'elle chasse hors les voies de l'urine les corps mols et non encore pétr fiés d'une grosseur considérable. Ell · purge l'humeur tar·reuse et mé- lancolique retenue dans la rate et aux parties voisines et par là elle con- vient aux affections scorbutiques, aux squirres naissant, lève les obstruc- tions des vaisseaux du bas ventre et en même temps delivre les malades de toutes les funestes suites de ces embarras et de toutes sort·s de suppres- sions. Elle éteint pareillement l'intempérie du foie et des reins ; elle tue les vers comme on l'a vu en la personne de Jacques Aglot du même lieu, âgé de 20 ans, qui après avoir bu trois jours des eaux de cette nouvelle décou- verte, jetta par ses s·lles un vers de sept pied de long, qui avait la tête faite comme un bec de canne. M. Dobert, procureur au Parlement de Gre- noble, en jetta un, le second jour, de la longueur d'un pied et demy et plu- sieurs autres buveurs en ont jeté de la longueur ordinaire, entre autres M. de Bouves, conseiller, garde des sceaux au même Parlement. Les animaux y accourent de toute part, les vaches et les moutons sentant ces at. omes spiteux, acides et appétissants qui leur frappent l'odorat et ensuite le goût viennent avec empressement pour boire et en boivent une quantité surpre- nante. En un mot, ceux qui ont eu l'usage des eaux des fontaines de la Marie de Vals, de Saint-Méon-d'Auvergne, de celle des Célestins de Vichy, ne font de difficulté de les mettre, les unes et les autres, presque en parallèle. On en a fait évaporer quatre livres de médecine ; la résidence non calcinée a été de couleur tannée, tendant au gris-blanc, de la pesanteur d'une dragme. Après avoir dissous la résidence dans l'eau commune, ensuite filtré et évaporé jusqu'à siccité, le sel séparé de la terre a paru fort blanc de la pesanteur de demie dragme, de gout acide. L'on voit sur l'eau du ruisseau qui s'écoule de la source une grande quantité de sel de couleur blanche, de gout moins acide, comme étant un sel fixe dont la volatilité est séparée par l'ardeur du soleil. — Je suis de tout mon cœur votre

    Frère GILLES, *religieux de la Charité de Grenoble.*

En 1666, un arrangement semblable à celui qui avait été conclu avec les pères de Saint-Jean de Dieu fut fait avec les religieuses hospi- talières de la *Providence* de la Palisse, appartenant à la règle de Saint-Augustin. Elles vinrent au nombre de quatre et recevaient 400 livres par an pour la nourriture, 6 sous par malade et par jour, 150 livres pour drogues et médicaments (1).

Mais au bout de dix ans, de nouvelles conventions furent faites entre les religieux et la ville. Le logement des pauvres non malades était le poids lourd, qui rendait si compliquée l'administration ; les religieux ne tenaient donc pas beaucoup, à les avoir. On fit une scission : « Pour fournir le local nécessaire au *renfermement* des pauvres, les religieux de la cha- rité abandonnent les salles qu'ils occupent à l'Hôpital (2), malgré les réparations qu'ils y ont fait faire et qui s'élèvent à plus de 20.000 livres, et recevront en échange un emplacement situé en face du couvent des Carmélites, pour y construire un couvent et un hôpital de 40 lits, dont

(1) *Archives de l'Hôpital*, III, A, 1.
(2) *Archives de l'Hôpital* II, A, 2.

20 seront réservés aux pauvres de la ville. L'Hôpital leur remettra en outre 21.000 livres pour les indemniser de leurs frais » (1681) (1).

En 1684, une convention supplémentaire réserve 10 lits chez les religieux et autant chez les religieuses pour les malades de l'Hôpital général et 10 autres lits pour les malades de la ville munis d'un billet des directeurs ou des consuls (2). Nous verrons plus tard cette façon d'affermer, en quelque sorte, les malades de l'Hôpital, devenir une source de conflits assez fréquents entre les religieux et les directeurs (3).

Si le service intérieur, pansement des malades, petite chirurgie, est assuré par les religieux de la Charité, la direction de l'Hôpital n'en n'a pas moins ses médecins, et, en 1684, M. *Levet*, médecin, est prié de continuer, aux malades, les soins qu'il leur donne depuis trois ans(4). En même temps on signale à l'attention du bureau le sieur *Brachier*, barbier, qui, depuis dix ans, sert gratuitement les pauvres malades de la Providence et depuis quatre ans ceux de l'Hôpital général, « prenant soin de les panser et d'employer pour cela ses compagnons et *fraters*, quand lui-même n'y peut suffir » (5). On lui signale, dans la même séance, le sieur *de Vaux*, apothicaire, qui traite gratuitement les malades de l'Hôpital. Le bureau leur exprime à tous sa reconnaissance et...... « *les engage à continuer* ».

II.

Si nous quittons un instant l'Hôpital pour voir ce qui se passait dans le monde médical de la ville, nous voyons encore les chirurgiens aux difficultés avec la jalousie de leurs confrères : c'était l'inconvénient des maîtrises, corps fermés, d'être maintenus tels non seulement devant les incapables, ce qui eut été excellent, mais devant les concurrents, dont les « ayant place » craignent toujours la rivalité. Le public lui-même protesta, en 1642, contre la partialité des maîtres chirurgiens, qui refusaient de recevoir, en leur maîtrise, des candidats ayant exercé longtemps la chirurgie et la barberie dans la ville, à la satisfaction générale (6) : cette

(1) *Archives de l'Hôpital*, II, A, 1 et II, E, 1. — *Archives municipales*, B B. 114.
(2) *Archives de l'Hôpital*, E, 7.
(3) L'administration est représentée par un *Bureau* ou *Conseil de direction* composé de l'évêque de Grenoble, président; du premier président au Parlement, de 1 président à mortier, de 4 conseillers, du conseiller-clerc audit Parlement, du procureur général, de 4 présidents ou maîtres des comptes, de 3 trésoriers du bureau des finances, des consuls de la ville. Le bureau de direction peut s'adjoindre 3 ecclésiastiques, 3 gentilshommes, 6 avocats, bourgeois ou marchands. (*Archives de l'Hôpital*, A, 2).
(4) *Archives de l'Hôpital*, E, 7.
(5) *Archives de l'Hôpital*, E, 7.
(6) *Archives de l'Hôpital*, B B, 108.

satisfaction aimait d'ailleurs à demeurer platonique et marchandait volontiers les honoraires ; nous voyons, en effet, en 1650, la note d'un chirurgien de Grenoble, *Melchior Bouchet*, qui, pour les soins donnés dans sa dernière maladie à Jean Chalvet Badon, suivant les ordonnances de *M. Dubœuf*, médecin, demandait 6 livres 10 sous par jour, être réduite, par le juge Bon de la Baulme, à 4 livres par jour, soit, pour 17 jours, 68 livres (1). Plus tard, en 1725, Maître *Verdon*, chirurgien, aura également quelque peine à se faire payer 37 livres. Sa note est pourtant assez détaillée : « Pour avoir saigné au bras M. Chateau, valet de chambre, 1 livre ; pour avoir saigné au bras Monseigneur (2), 6 livres. De jeudi 18 octobre 1725, j'ay été à l'Evesché à la hâte et courant, comme l'on m'est venu chercher pour Monseigneur, à neuf heures du soir, que j'ay saigné au bras. J'y ay passé la nuit à sa prière et demeuré sans repos, non plus que le lendemain vendredi, que je l'ai saigné au col l'après-midi. J'y ay fait beaucoup d'autres choses pour le secourir. Ci 30 livres (3) ».

Nous assistons cependant à la réception de *François Francières* à cette maîtrise en chirurgie (1656) (4) et l'année suivante, le nouveau maître nous montre, dans son livre de comptes, que ses collègues sont devenus plus accommodants, car, dans les examens où il a lui-même à son tour fait partie du jury, on n'a pas eu moins de 11 candidats.

De Fougerolles, qui avait réglementé la pharmacie et le collège des médecins, n'avait pas oublié les chirurgiens. Dans son « *règlement* », dont j'ai déjà parlé, il avait dit, en 1608 : « Le moyen de parvenir à la maistrise de chirurgie, sera, par trois divers examens, en trois jours consécutifs, l'un sur la *synthèse*, l'autre sur le *diérèse* et le tiers sur l'*exérèse* ». Ce programme manquait un peu de précision ! Il ajoute heureusement : « En quatrième lieu, l'examen rigoureux sera sur l'anatomie, composition et usage des parties, et, finalement, quelque chef-d'œuvre, ou sur la dissection, ou sur la cure de quelque maladie extérieure, en l'Hospital ou ailleurs ».

Francières a noté, sur son livre de raison (5), avec le nom des candidats, les questions qu'il leur a posées ; les voici : sur la *miologie*, sur les *bandages*, sur la *respiration*, sur les *muscles du bras*, sur la *phlébotomie* ; ce sont, aujourd'hui, les questions du concours de l'externat. Il a adressé, toutefois, à *Rison*, compagnon chirurgien de la boutique de M. Auzias, une série de questions,

---

(1) *Archives de l'Hôpital*, H. 32.
(2) Paul de Chaulnes, évêque de Grenoble.
(3) *Archives de l'Hôpital*, H, 344.
(4) *Archives de l'Hôpital*, H.
(5) *Archives de l'Hôpital*, H, 749.

un peu plus difficiles, sur le *traitement des tumeurs en général* et sur le *traitement des fractures, tant de la tête que des autres parties en général.*

Tout à l'heure l'injustice des confrères fermait les portes, voici maintenant que la faveur les veut ouvrir trop facilement. Le 11 juin de la même année 1657 (1), le sieur *La Treille*, chirurgien, présente des lettres d'un médecin du roi, qui lui permettent d'exercer la chirurgie sans examen. Mais le Conseil de la ville conteste la validité de ces lettres, qui s'obtenaient couramment, paraît-il, pour 3 pistoles.

Nous assistons encore une autre fois (1687) à la réception, à la maîtrise en chirurgie de *Marc Perret*, après examen et chef-d'œuvre (2).

Il faut convenir que la situation sociale faite aux chirurgiens n'était pas en rapport avec les services qu'ils rendaient ; ainsi, en 1664, dans un arrêt du Parlement de Grenoble, portant règlement des vacations des frais et exécutions de justice, on trouve côte à côte les deux articles suivants :

XI. Sera aussi payé au trompette de la ville la somme de 3 livres pour chaque exécution où il assistera et sonnera « du trompette ».

XII. Au chirurgien qui visite a, rasera et médicamentera les condamnés à la question, et pour chacun d'iceux, la somme de 4 livres.

François Francières lui-même, qui paraît avoir gagné une certaine fortune, devait, comme chirurgien juré royal de la ville (3), non seulement visiter les détenus pour savoir s'ils ont été fustigés ou marqués précédemment, mesure excellente, qui était l'anthropométrie de ce temps-là, mais assister à la torture.

Le niveau intellectuel des chirurgiens de cette époque était d'ailleurs fort variable. Francières était un homme bien posé ; il demeurait rue Neuve-Paillerey et avait acheté la maison des religieuses de Prémol (4). Un autre chirurgien, dont la situation semble avoir été assez élevée, est Jean-Baptiste *Lestelley*, chirurgien ordinaire du duc de Lesdiguières ; c'était un homme entreprenant : en 1669, il offre en effet de construire deux halles contenant 20 boutiques de boucherie, à condition que les 20 bouchers, qui les occuperont, lui paieront une location de 20 écus (5) Il promet, en outre, de donner 100 livres par an à la ville. André *Corréard*, autre chirurgien, fut consul en 1670 ; c'est même la première fois que l'on rencontre un médecin ou un chirurgien parmi les consuls. Nous avons vu que les apothicaires étaient, au contraire, souvent honorés de cette charge.

---

(1) *Archives municipales*, B B, 111.
(2) *Archives municipales*, B B. 115.
(3) *Archives de l'Hôpital*, II, 751.
(4) *Archives municipales*, C C, 91.
(5) *Archives municipales*, B B, 111.

III

Les apothicaires semblent, d'ailleurs, avoir toujours été assez prospères à Grenoble ; on peut même se demander si leur nombre et leur situation assez élevée ne tenaient pas à une cause, qui n'a plus de valeur aujourd'hui, mais qui avait une certaine importance autrefois, l'abondance, la variété et surtout la réputation des plantes et des simples propres à la flore alpine ; presque tous les botanistes de l'Europe, à cette époque où l'alpinisme et le touriste en général n'existaient pas, venaient visiter les Alpes dauphinoises : Richier de Belleval, fondateur du jardin botanique de Montpellier sous Henri IV, vint à Grenoble, en 1610, pour herboriser dans nos montagnes ; Plumier vint en 1679 ; Pierre Belon (du Mans), était venu dans le même but en 1543. Villars nous apprend d'ailleurs que, encore de son temps, « les habitants de nos Alpes fournissaient à toute la France, et même à l'Espagne, les plantes les plus nécessaires pour les médicaments ; ce sont précisément les Alpins de l'Oisans et du Briançonnais, qui entretiennent, dit-il, les pharmacies de Lyon, Marseille, Bordeaux, Montpellier et même Paris ».

A cette catégorie d'herboristes alpins appartenait, en 1688, *Claude Liottard*, véritable botaniste, qui demeurait rue Brocherie, et avait pour son usage, aux portes de la ville, un petit jardin botanique.

La maîtrise en pharmacie n'était pas, non plus, sans donner prise à quelques récriminations analogues à celles des chirurgiens : un nommé *Delorme*, entre autres, se plaint, à l'époque où nous sommes arrêtés, des maîtres apothicaires, qui, pour l'empêcher d'arriver lui-même à la maîtrise, lui ont donné un chef-d'œuvre trop difficile. Il ne faut pas oublier que cet argument a été, de tout temps, dans la bouche des candidats malheureux ; néanmoins voici sa réclamation : « Le venin des dits maîtres parut encore aux chefs-d'œuvre qu'ils baillèrent, car ayant cherché dans leurs pharmacopées pour trouver le plus long chef-d'œuvre et m'éloigner par ce moyen de l'acceptation, ils donnèrent *l'Electuère diasabesten* (?), qui n'est d'aucun usage, seulement parce qu'il faut une année entière pour le faire, à cause des herbes qui entrent dans sa composition, et l'emplastre *Ranis mercuriæ* (?) ». Je doute que nos élèves en pharmacie fissent meilleure contenance, si on leur donnait cette préparation pour leur examen définitif.

Il est juste d'ajouter que ce *Delorme* était peu recommandable : c'est à lui que se rattache un procès, qui fit alors beaucoup de bruit (1).

_____

(1) *Bibliothèque de Grenoble*, R, 3730.

Une plainte fut déposée contre lui par plusieurs médecins agrégés et apothicaires ; on trouve au bas, les noms de *Gigard, Monin, Paris, Lovat, A. de Saint-Ours* (juré), *I. Chabert* (juré), *Pascal, Chabert, A. Coulaud, L. Coulaud, Roux.* On l'accuse « d'avoir séduit, suborné et corrompu des femmes et des filles, d'avoir donné des breuvages amoureux et abortifs, d'avoir commis le crime de rapt, d'avoir forcé et violé et mené une vie depuis quatorze-quinze ans, la plus débordée qu'on puisse imaginer, n'ayant épargné ny caresses, ny argent, ny promesses, ny violences, pour contenter ses sales désirs, ny remèdes, pour en couvrir les effets, et perdu quantité de femmes et filles, d'avoir malversé dans l'exécution des ordonnances des médecins et dans la distribution des remèdes », tous crimes graves, qui « sont prévus, sagement, par les autheurs de la médecine, *tout infidèles et tout payens qu'ils étaient* ».

Ses accusateurs prétendent qu'un de ses grands moyens de séduction était un *fœtus*, conservé dans un bocal, « qu'il le faisait voir, comme une preuve indubitable qu'il avait le secret de faire perdre l'enfant, *qui est presque l'endroict par où l'on peut le plus facilement corrompre le sexe* ». On allait jusqu'à l'accuser d'avoir violé une fille, pendant qu'il la saignait ; enfin rien ne pouvait le retenir de mettre une femme « *à non plus* ». Malgré ses défenses fort habiles, où il se dit victime du sieur *Chabert*, apothicaire, son ancien patron, et des *Colaud*, apothicaires « rue du Grand-Puis », où il accuse le médecin *Masssard* d'avoir rendu mères la plupart des filles, dont on lui impute la grossesse, Delorme fut condamné.

Plusieurs détails du procès nous montrent, en outre, combien les *parties* des apothicaires étaient souvent élevées ; il avait, en effet, remis une note de 1.400 liv. pour une seule maladie à une femme de quatre-vingts ans, « qui n'avoit besoin, dit l'accusation, que de bonne nourriture » ; à une autre malade atteinte « d'une concrétion de lait dans les mammelles, il réclame 400 liv. », ayant ainsi fait de la chirurgie, et, dit le jugement, « mis sa fauls dans la moisson d'autruy ».

Les règlements du *corps de médecine* étaient du reste assez souvent violés par les pharmaciens, car, en 1674 (1), un arrêt du Parlement défend à tous apothicaires et droguistes de donner, vendre ou débiter aucun poison ou médicament vénéneux, simple ou composé, tel qu'arsenic, sublimé et autres semblables, sans ordonnance de médecin. En 1676, sur les représentations de Daquin, le médecin du roi (2), un arrêt

_____

(1) *Archives départementales*, B, 2145.
(2) Albin Gras : *Institutions médicâles de Grenoble*.

du Conseil d'État défend aux apothicaires de recevoir ou d'exécuter les ordonnances d'autres médecins que ceux qui sont agrégés par le collège de leur ville, sous peine de 2.000 livres d'amende; nouvelle ordonnance semblable en 1681 qui prescrit l'observance ponctuelle des statuts des collèges de médecine; enfin, en 1753, un arrêt du Parlement homologue le tarif des divers médicaments que les maîtres apothicaires de Grenoble sont tenus d'avoir à la disposition du public. Ce tarif doit être affiché dans l'officine, à peine de 500 livres d'amende par chaque contravention.

Il est assez curieux de feuilleter ce tarif (1), signé « par nous, conseiller médecin ordinaire du roi, et syndic du collège de médecine, *Beylié* et *Gagnon* ». Deux noms que nous retrouverons bientôt.

On voit figurer les médicaments les plus usuels, comme les plus bizarres, avec leurs prix :

Opérations chimiques

Esprit de vin rectifié.................	1 once ;	3 sols.
— camphré................	—	4 sols.
Goutes céphaliques d'Angleterre...	1 dragme ;	2 livres.
Liqueur minérale anodine d'Ofman.	1 once ;	15 livres.
Eau de Rabel....................	1 once ;	1 livre 4 sols.
Esprit de gayac.................	1 once ;	2 livres.
Sel de crâne humain............	1 dragme ;	3 livres.
Sel de vipère.................	1 dragme :	3 livres.
Sel de soye crue..............	1 dragme ;	3 livres.
Baume de Fioraventi........	1 once ;	1 livre 10 sols.
Sublimé corrosif..........	1 dragme ;	2 sols.
Elixir de Garus...............	1 once ;	1 livre.
Laudanum liquide de Sidenham...	1 dragme ;	6 sols.
Teinture de Mars..............	1 dragme ;	3 sols.
Pierre infernale.................	1 dragme ;	1 livre 10 sols.
Sel de tartre.................	1 dragme ;	1 sol.
Tartre émétique...............	1 dragme ;	4 sols.
Sel admirable de Glauber.........	1 dragme ;	3 sols.
Boules d'acier................	1 once ;	8 sols.

Compositions galéniques.

Vin émétique.................	1 once ;	3 sols.
Oxymel de Scilla..............	1 once ;	4 sols.
Miel de Mercuriale.............	1 once ;	3 sols.
Syrops divers................	1 once ;	3 sols.
Extrait d'opium...............	1 dragme ;	1 livre 10 sols.
Poudre d'écrevisses............	1 dragme ;	10 sols.
Confection d'hyacinthe........	1 once ;	10 sols.
Thériaque d'Andromaque.........	1 once ;	10 sols.
Orviétan.................	1 once ;	8 sols.
Diascordium...............	1 once ;	10 sols.

(1) Tarif des préparations et compositions de pharmacie galéniques et chymiques des maîtres apothicaires de la ville de Grenoble, suivant l'arrêt du Parlement du 6 septembre 1753. (Bibliothèque particulière de M. Maignien).

Huile de camomille...............	1 once ;	2 sols.
— lézard..................	1 once ;	6 sols.
— chiens.................	1 once;	4 sols.
— vers	1 once;	4 sols.
— scorpion...............	1 once ;	10 sols.
Baume tranquille	1 once ;	12 sols.
Onguent de la Mère.............	1 once ;	4 sols.
— mercuriel ou de friction..	1 once ;	10 sols.

Tarif des factures de Médecines, Bouillons, Apozèmes, Clystères,
Cataplasmes.

Pour la facture d'un bol.....................		3 sols.
Pour un cataplasme.........................		10 sols.
Pour l'injection d'un clystère...............		8 sols.
Tisane de plan'es...............	1 pinte;	4 sols.
Bouillon d'écrevisses ou de gre- nouilles	facture ;	8 sols.
Bouillon de tortue ou vipère au Bain-Marie	facture ;	15 sols.
Lait de chèvre distillé avec des plantes	facture ;	1 livre.
Lait de vache distillé............	facture;	16 sols.

Deux visites par an doivent, en outre, être faites chez les apothicaires de la ville, par le lieutenant-général de police, assisté du médecin du roi et de deux des syndics du collège de médecine, afin de s'assurer de la qualité des médicaments et se savoir si tous ceux, qui sont portés sur le tarif, existent dans l'officine.

C'est l'origine du jury médical actuel.

IV

Le collège de médecine était, à cette époque, assez florissant à Grenoble. Le corps médical avait d'ailleurs pris, en Dauphiné, grâce à la présence dans son sein d'un certain nombre d'hommes éclairés, une situation pré-pondérante. En 1663, un arrêt donnait place et voix délibérative aux médecins à la réception des chirurgiens de Vienne (1); il en était de même à Grenoble, car, précisément dans le procès Delorme, le juge, pour démontrer la fausseté des plaintes de l'accusé au sujet de l'examen, dit que les sieurs *médecins*, juges désintéressés, n'auraient pas autorisé l'injustice. La loi leur accordait en outre un certain nombre d'exemptions et de privilèges, dont la plupart se montraient dignes par leur courage au milieu des nombreuses et longues épidémies. En vain les querelles religieuses voulaient-elles les entraîner à des pratiques, qui ne sont pas dignes d'un médecin ; presque tous font preuve, vis-à-vis des malades, de cette tolérance qui doit être inséparable du titre de médecin véritable (2).

---

(1) Pilot : *Histoire municipale de Grenoble.*
(2) **En 1664 (20 décembre)**, reprenant un vieil arrêt que j'ai mentionné en son

Nous allons d'ailleurs encore rencontrer un certain nombre de médecins distingués :

En 1674, nous voyons entrer en scène, comme *médecin ordinaire de la ville*, par arrêt du Parlement du 16 mars *Monin* (1), docteur en médecine et agrégé au collège, dont nous aurons à reparler, mais qui fut, pour son début, assez mal reçu par ses nouveaux collègues.

En effet, en 1675, six médecins de la ville (2) s'irritent de cette décision et, profitant de l'appui du sieur Daquin, premier médecin de S. M., prétendent que l'agrégation conférée précédemment à Monin soit révoquée et qu'il soit condamné à une amende de 2.000 livres. Mais le conseil, qui n'avait pas les mêmes raisons de jalousie que les confrères, proteste contre une pareille prétention et s'élève contre la tendance des médecins de Grenoble à repousser tout étranger, qui vient, en quelque sorte, chasser sur leur territoire. L'affaire fut renvoyée devant le Parlement.

Celui-ci déclare (3) « qu'il a esté expressément reservé que nostre dite Cour serait en faculté d'appeler des médecins de réputation et d'expérience consommée, et qu'en conséquence, il soit intervenu autre arrest du 16 mars 1674, par lequel nostre dicte Cour a retenu Mᵉ Louis Monin pour exercer la médecine en la dite ville, sans autre examen, en conformité du quel, quoy que les autres médecins de la dicte ville ayent deu reconnaistre le dict Monin en qualité de médecin ordinaire d'icelle, ils ont formé néantmoins des difficultez en la visite des malades, chez les quels le dit Monin a esté appelé, sous prétexte qu'il n'a pas esté par eux aggrégé, et ne doit avoir rang que du jour de la dite aggrégation, ce qui est directement contre le dict arrêt, le quel, n'ayant authorisé leur dite aggrégation que sous la réserve des médecins que nostre dite Cour appellerait au service du public, a sans doute entendu, que celuy que nostre dite

---

temps (1538), la Cour « fait inhibition et défense à tous médecins, apoticaires et chirurgiens de visiter deux fois une personne considérablement malade sans, au préalable, l'avoir avertys de se confesser, et, en conséquence leur enjoint d'avertir le malade qu'ils ne pourront plus le visiter, ni lui ordonner aucun remède, s'il ne se confesse, et où ledit malade ferait refus de se confesser après le dit avertissement, au dit cas fait inhibition aux médecins, chirurgiens et apoticaires de retourner à la maison du dit malade, à peine contre les contrevenants de mille livres d'amende et autres arbitraires . Signé : Prunier de Saint-André. (*Bibliothèque de Grenoble*, O, 5091).

(1) Il a laissé un livre intitulé : *Apologie du Lys des Etangs*, communément appelé *Nymphæa* ou *la Vérité reconnue* en bonne médecine sur les entretiens courants, par Louis Monin, conseiller et médecin ordinaire du roi en la ville de Grenoble. Achevé d'imprimer chez Petit, 1675.

(2) *Archives municipales*, B B, 113.

(3) Bibliothèque de Grenoble, R, 4608.

Cour honorerait de son choix pour le bien de ladite ville, conserverait le rang qu'il aurait eu par son doctorat, avant l'introduction de ladite aggrégation, duquel il ne peut estre privé par les autres médecins, sans une contrevention manifeste au dit arrest, laquelle, si elle était tolérée, fermerait l'entrée, à l'advenir, à tous les médecins de réputation, au lieu de les attirer au service du public, suivant l'esprit du dict arrest, n'y en ayant aucun, qui voulut se résoudre à quitter ses anciens emplois, pour n'avoir autre rang dans la dite ville, qu'après tous les autres aggrégés, qui est la cause qu'il requiert d'y pourvoir......................................

Notre dicte Chambre, de l'advis de celle de l'édit entérinant la dite requeste, ordonne que les arrests du 11 avril 1620 et 16 mars 1674 seront exécutez selon leur forme et teneur et ce faisant que le dit Monin pour provision, conservera son rang du jour de son doctorat, dans toutes les consultations et examens des appoticaires et chirurgiens ».

Le livre de Monin sur le *Lys des Etangs* n'était pas de nature à lui susciter beaucoup de jaloux ; c'est une mauvaise amplification sur deux ou trois idées fausses. Un seul passage est digne d'être relaté ici, à titre documentaire : c'est celui qui est consacré à de Villefranche, dont il fait le plus bel éloge. La citation n'a d'intérêt qu'à ce point de vue : il s'agit, pour Monin, de montrer les dangers du sirop de pavot blanc et même du sirop de nymphæa chez les femmes en couches ; or il s'appuie sur l'autorité de Villefranche : « S'il ne tenait, dit-il, qu'à citer des authrorités de sçavoir de nos jours, on en pourrait appeler, avec bien de justice, à un grand homme d'illustre et de fraîche mémoire, qui a pratiqué pendant près de quarante ans la médecine en cette ville, avec l'applaudissement général des grands et des petits ; son nom était connu (il met en marge : M. de de Villefranche) aussi bien au-delà des monts que dans tout le royaume, la renommée l'ayant porté jusques dans le cabinet du Prince, dont la Majesté a bien voulu luy accorder l'honneur de son estime. Il y a une infinité de témoins vivans de sa manière de pratiquer, qui peuvent asseurer, qu'il ne s'est jamais abandonné à des coups de cette nature, et les restes précieux des productions de son bel esprit ne sont point souillés de semblables imprudences »

Un autre médecin du collège eut également à lutter, avec quelques-uns de ses confrères et avec les pharmaciens ; c'est *Jacques Massard*, un protestant.

Le titre de l'ouvrage qu'il a laissé ne le recommande guère (1). Mais

(1) *Panacée ou discours sur les effets singuliers d'un remède expérimenté et commode pour la guérison de la plupart des longues maladies, même de celles*

l'auteur semble surtout avoir voulu flétrir la polypharmacie de son temps et faire la critique des usages du *corps de la médecine*. Bien que ce petit livre soit gâté par le charlatanisme, il contient néanmoins beaucoup de bonnes choses.

Dédié à Madame la conseillère de la Martellière, dame de Laval, Saint-Etienne et autres lieux..., il donne d'abord la parole, suivant l'usage consacré, à la Muse... de la réclame :

> Mortels, qui gémissez sous les vives douleurs
> D'un venin obstiné, d'une fièvre incurable,
> Mortels qui, pour guérir d'un mal qui vous accable
> N'avez, pour tout secours, que l'usage des pleurs,
> Mortels qui flétrissez comme les belles fleurs,
> Qui souffrent du midy l'ardeur impitoyable,
> Vous enfin qui, fuyant et le lit et la table,
> Perdez en peu de temps vos plus vives couleurs,
> Cessez, cessez vos cris ; abandonnez vos plaintes
> Vos maux vont prendre fin et toutes leurs atteintes,
> Se peuvent éluder par le secours de l'art.
> Et cet art merveilleux, fils de la pensée,
> Se trouve renfermé dans cette Panacée
> Que vous offre aujourd'hui le médecin Massard.

Il va jusqu'à imprimer ce détestable anagramme :

> Jacques Massard médecin
> A acquis de remèdes amis.

et termine « les prolégomènes » par un article-réclame, article de fonds, sans doute moins cher alors qu'aujourd'hui, qui nous initie aux mœurs du journalisme naissant ; cet article flatteur, sorte de compte rendu sommaire du livre, lui est envoyé par le signataire M. *de Blegny*, chirurgien ordinaire du corps de Monsieur, directeur de l'Académie des nouvelles découvertes en médecine (?), à Paris, devant le Palais-Royal. C'est un extrait du *Journal de médecine* du mois d'août 1681, p. 378, où il a paru sous le titre *Nouveautés*.

Mais laissons la réclame. Je ne parlerai pas non plus de la panacée « bezoar ou élixir composé des esprits doux de quelques minéraux ». Je ne dirai pas avec l'auteur qu'elle guérit « l'obstruction des entrailles, la jaunisse, les pâles couleurs des filles et la suppression de leurs mois, les douleurs d'estomac et le dégout, même celui des femmes enceintes.............. ......, les palpitations de cœur, les vapeurs de mères.... » Je n'ajouterai pas « que l'on donne ce remède en petite quantité, que l'on n'est pas obligé d'observer aucune précaution. Que l'on n'exige rien, ny pour

---

qui semblent incurables. Par Jacques Massard, docteur en médecine, agrégé au collège de médecine de Grenoble, 1679. Chez l'auteur, rue Brocherie. 1 vol. in-12.

les frais du remède, ny pour les soins qu'on prend des malades, qu'après guérison ». Nous en tirerons du moins cet enseignement que les modernes charlatans n'ont rien inventé.

Mais quand on a laissé de côté tout ce fatras, on lit avec plaisir cette profession de foi, qui était bien de mise dans la ville où avait été institué le *corps de médecine* : « Les médecins ayant divisé la médecine en *pharmacie*, en *chirurgie* et en *diète*, ils ont abandonné la pharmacie aux apothicaires, la chirurgie aux chirurgiens, et se sont réduits volontairement à la diète. La médecine ayant été séparée en trois parties et ayant été donnée à exercer à trois personnes différentes, je ne pense pas qu'on puisse appeler aucune de ces trois médecin : la médecine est composée de ces trois parties jointes ensemble, et il est nécessaire qu'un médecin les possède toutes les trois ». Cette conception de la médecine, qui est celle d'Hippocrate, et la seule vraie, était très avancée pour l'époque où il la formulait. Entraîné plus loin qu'il pensait par son admiration pour le médecin complet, il va même jusqu'à vouloir qu'il prépare lui-même chez le malade « des remèdes faciles et plus asseurés » ; « s'il y avait quelque chose chez l'apoticaire qu'on jugeât nécessaire, on pourrait le faire acheter comme chez un marchand. » C'est pourquoi, dit-il en terminant, « il faudrait anéantir le contrat ridicule qui fut fait entre les médecins et les apoticaires de cette ville en 1620, par lequel les médecins de ce temps-là se condamnèrent volontairement à payer une amende, s'il leur arrivait de donner quelque remède ou d'en faire chez les malades ».

Il est aisé de deviner, que les apothicaires ne l'aimaient guère. Ses confrères ne l'aimaient pas davantage ; tous auraient dû cependant lui pardonner pour le passage suivant, qui, résume si bien une situation encore assez fréquente, même de nos jours : « Les malades font venir d'abord leur apothicaire qui, n'ayant d'ordinaire aucune connaissance des maladies ny des bons remèdes et n'ayant pour but que de débiter ses drogues, traite le malade suivant son caprice et lui fait faire très mauvaise chère et beaucoup de dépenses. Le malade empirant pour cette mauvaise conduite, appelle le médecin qui, dans la vigueur du mal et contre le précepte d'Hippocrate, ordonne presque toujours la réitération de la saignée, de la purgation et du lavement, de peur de paraître inutile et que le malade ne vint à mourir sans remèdes. La réitération de ces mauvais remèdes étant inutile ou plutôt désavantageuse et le mal augmentant tous les jours, on appelle plusieurs médecins en *consulte*.

« Mais il y a tant d'envie et de jalousie parmy les docteurs, que la plupart seraient bien marris que le malade vint à guérir par l'avis ou par le remède de son collègue et, comme on fait ces consultes en public, chacun soutient son opinion avec opiniâtreté et tâche de l'emporter sur son compagnon, quand le malade en devrait mourir. De sorte que le malade venant à mourir, on a juste sujet de dire avec Mollière, qu'il est mort de *quatre médecins et de deux apothicaires* ».

« Sans doute, les consultes sont nécessaires en beaucoup d'occasions, mais, pour éviter les abus qui s'y commettent, il faudrait appeler des médecins qui fussent bien ensemble.......... Mais ceux qui se servent de plusieurs médecins tombent ordinairement dans les fautes de tous les médecins *(qui pluribus medicis utuntur in singulorum errores incidunt)* et dans le malheur de Trajan, qui fit graver cette épitaphe sur son tombeau : La multitude des médecins a tué l'empereur ».

Je crois, qu'en réalité, la vraie qualité de *la Panacée* de Massard, c'est qu'elle ne contenait rien, que quelque laxatif hygiénique, associé à quelques aromatiques et stimulants, pour parler l'ancien langage : il évitait de nuire aux malades par les drastiques intempestifs, trop souvent réitérés et par les saignées faites à tout propos ; il aimait assez volontiers la médecine expectante, attachant une assez grande importance à ce qu'on nomme aujourd'hui l' « antisepsie intestinale » : « la cause de la plupart des maladies se rencontre, dit-il, dans les parties du bas-ventre, parce que c'est dans cette partie que s'engendrent les levains des premières digestions ». Nourri d'ailleurs de la lecture de Van Helmont, il parle presque comme nous-mêmes de levains et de ferments. « Non seulement nous naissons et nous sommes nourris par le moyen des ferments, mais aussi nous mourrons par ce même moyen ; chaque maladie excite en nous ses tragédies par quelque levain....... »

Malheureusement le livre se termine, non par des observations, mais plutôt par des attestations ou au moins des mentions de guérison, qui ne prouvent absolument rien. Il a guéri Mme de Puigiron, Mme de la Rouillière, fille de M. le conseiller de Bardonnanche ; la fille du sieur Clerget, maître chirurgien en cette ville ; M. Antoine Vallin dit la Violette, qui blanchit les peaux à Saint-Laurent ; la femme du sieur Verdier, imprimeur.........., et il continue ainsi, désignant chacun par son nom, allant même jusqu'à apprendre à toute la ville, qu'il a guéri la femme du sieur Abren, receveur des tailles,... ... « d'une constipation extrême ».

Nous avons vu tout à l'heure, parmi les signataires de la plainte portée contre l'apothicaire Delorme, figurer un nom nouveau, c'est celui du médecin *Gigard :* Il était alors agrégé au collège de médecine. Son père avait été médecin, mais je ne pense pas que ce fût à Grenoble. Il parle plusieurs fois de lui et nous dépeint « le sieur Louïs Gigard, son père », comme convaincu de l'importance « des lumières de l'astrologie »; c'est elle qui, en médecine, « a été l'étoile polaire du sieur Louïs Gigard, pour extirper les maladies en tous les lieux où ses ordonnances sont arrivées ». Il avait donc exercé dans divers pays.

Lui-même, il avait beaucoup voyagé, car il prie « d'excuser son langage corrompu, à cause de ses longues absences hors du royaume ». Entre autres pays, il avait exercé en Piémont: il nous dit même quelque part : « J'ai renvoyé, ces jours passez, 3 messagers qu'on m'envoya de ce païs-là, pour me prier d'y retourner pour combattre les malignités qui le détruisent ». Il avait enfin, un peu partout, « traité plus de 50.000 personnes en plusieurs années! » Expression un peu hyperbolique, ce semble. Quoi qu'il en soit, c'est à Grenoble, « en cette ville où, depuis quelques mois j'habite », qu'il publie le livre dont je vais dire un mot.

Son titre est toute une table des chapitres (1). Il est dédié à « Messeigneurs du Parlement du Dauphiné ». Dès le début, il montre l'importance de la médecine : « Que la philosophie, dit Quintilien, soit une grande chose, elle regarde peu de personnes ; que l'éloquence soit admirable, il n'y a pas moins de ceux à qui elle est nuysible, que de ceux à qui elle est profitable. Il n'y a que le seul médecin qui est nécessaire à tous les hommes ».

Quelle que soit la conviction de l'auteur sur l'utilité de la médecine, son titre, suffisamment suggestif, nous dit assez que nous ne trouverons rien qui nous intéresse chez cet ennemi de la théorie d'Harvey, « qu'il combat et *détruit* » (?), chez ce « partisan de la saignée au pied, plustôt qu'au bras » et réciproquement. Néanmoins, dans les symptômes qu'il expose « plus clairement que les rayons du soleil », on peut reconnaître la fièvre typhoïde au cours de laquelle il saignait largement : « Il est mort, dit-il, dans cette ville, beaucoup de personnes du menu peuple qui n'ont point

---

(1) *Traitté des maladies du temps*, où l'auteur explique en général les causes des pleurésies, rhumes, fièvres catharales et autres qui ont régné cet hyver, conformes à la propriété du temps et de la saison, et qui règnent à présent, à cause de quelques dépendances qu'elles ont des corps supérieurs.

Il résout la difficulté des saignées en ces maladies courantes.

Il décide encore la question très difficile, s'il faut saigner au bras ou au pied les femmes atteintes de ces maux, pendant le flus de leurs mois ou de leurs lochies.

Il combat et détruit l'opinion de la circulation universelle du sang.

Ensuite il décrit en général la nature, causes et effets des fièvres véritablement malignes, qui règnent à présent et propose la méthode très facile de les guérir. Par A. GIGARD, *docteur en médecine*, à Grenoble.

Chez P. Fremon, imprimeur du roy ; pour Monseigneur, le duc de Lesdiguières et nos seigneurs de la Chambre des comptes, rue Chenoise, en l'Hôstel de Chevrières, M D C L XX V I. (*Bibliothèque de Grenoble*, O, 3813).

veu de médecins ou n'ont point été saignez, ou bien on leur a fait 3-4 saignées dans l'espace d'une semaine, qu'il fallait avoir toutes petitement réitérées, et de plus, dans les 24 heures ».

Par compensation, on ne peut que lui savoir gré de ce passage : « Les païsans des environs de Saint-Marcellin, La Côte, Tullins, guérissent à veüe d'œil par le bénéfice du ventre, que leur procure l'usage du petit lait, pendant que les *richars* succombent dans les villes sous le faix des bézoars, perles et hyacinthes qui épuisent leurs bourses et ruinent leurs santez ».... « Une grande dame de la Perrière, par le moyen d'une poudre émétique, a guéry tous ceux qui s'en sont servis en cette occasion ». Ce qui prouve qu'alors, comme aujourd'hui, les dames charitables faisaient volontiers de la médecine.

Gigard parle d'un autre livre qu'il aurait fait : « J'écrivis, il y a quelques années, à la fin d'un livre de consultes, que je mis au jour, un traitté de maladies malignes conformes à celles qui règnent à présent ». Mais je n'ai pu trouver ce document.

Nous avons déjà vu les tribulations qu'avait valu au médecin *Monin* sa récente nomination comme médecin de la ville ; elles n'empêchent pas les honneurs de s'accumuler sur sa personne, car, en 1692, le voilà nommé conseiller et médecin ordinaire du roi.

Des médecins du roi existaient depuis longtemps dans les provinces ; nous en avons vu déjà quelques-uns à Grenoble, mais un édit royal de cette année vient de régulariser leur situation, de rendre surtout les titulaires plus nombreux et de créer, en même temps que deux charges de chirurgiens-jurés, une place de conseiller-médecin ordinaire du roi dans chacune des villes du royaume. L'édit énumérait les charges et les prérogatives attachées à la fonction : le médecin royal, c'était ainsi qu'on le nommait également, devait assister aux examens et réceptions des aspirants en chirurgie et des sages-femmes, «être présent et assister aux rapports des malades, blessés et autres » (1). Il pouvait aussi toucher des droits d'examen : ainsi, à Bordeaux (2), un médecin royal s'oppose à un examen, parce que le candidat a négligé de lui faire viser ses lettres et surtout de lui payer les droits ; mais les honneurs et les privilèges du médecin royal étaient surtout considérables (stipulait l'arrêt

---

(1) En 1723, un arrêt du Parlement défendra aux chirurgiens de Gap de procéder aux visites et rapports des blessés, tués, noyés, mutilés, empoisonnés ou frappés de mort violente et autres cas, sans la présence et assistance du médecin du roi. (*Archives départementales*, B, 2485).

(2) Pery : *Histoire de la Faculté de Bordeaux*.

du 2 septembre 1692) dans les villes où il n'y avait pas d'université.

A peine titulaire de sa nouvelle fonction, *Monin* voulut jouir des prérogatives y attachées ; mais un autre médecin avait également des prérogatives dans les examens, dans les questions de préséance entre confrères, et cela en vertu des anciens statuts du collège des médecins, c'était le doyen même de ce collège ; or, ce doyen était alors un médecin fort dévoué et de grand bon sens, que nous retrouverons tout à l'heure et dont nous avons déjà vu le nom au sujet d'une lettre à lui adressée par le frère Gilles, sur les eaux de Monestier, le médecin *Donis*.

De là conflit entre *Monin* et *Donis* et même procès intenté par *Donis*. Dans un factum (1) qu'il publie pour se défendre, Monin montre que l'arrêt du 2 septembre 1692 établit les honneurs et privilèges du médecin du roi, dans toutes les villes du royaume, *à l'exception de celles où il y a université* ; or, dit-il, « il n'y a à Grenoble aucun corps établi, fondé et renté par le roi, ni aucune faculté dans laquelle les médecins puissent prendre les degrés de licence, bachelier ou de docteur... Le corps ou l'aggrégation des médecins n'est point établi par le roi, mais seulement par les Parlements ou autres juges ordinaires. »

Donis dût répondre évidemment que dans beaucoup de villes, à Bordeaux notamment, où existait une faculté de médecine, le collège des médecins était sur le même pied qu'elle ; qu'à Grenoble ce collège faisait des cours, que son doyen avait eu, de tout temps, même vis-à-vis le médecin du roi, certaines prérogatives. Mais le texte même du règlement, sinon son esprit, était formel, et Monin était évidemment en situation de gagner le procès qu'on lui avait intenté.

Au surplus, cette querelle n'arrêta pas la prospérité du collège des médecins qui était plus florissant que jamais :

En 1695, nous le voyons recevoir *Jean-François Francières* ou *Franssières* qui, lui, est médecin (2) et a pris son diplome à l'Université d'Avignon en 1685. Nous savons même quelles questions furent posées au candidat pour sa réception au collège de Grenoble :

Simplicium nomina quæ in montibus delphinatus crescunt :

Arcanorum codex ;

Sans compter *argumenta* sur un malade.

_____

(1) Factum par Louis *Monin*, conseiller, médecin ordinaire du roy en la ville de Grenoble, défendeur, contre Jacques Donis, doyen du collège de la dite ville, demandeur. 31 janvier 1699. (*Bibliothèque de Grenoble*, O, 12536).

(2) *Archives de l'Hôpital*, H, 748. Ce Jean-François Francières ou Franssières, médecin, est-il le fils du chirurgien François Francières qui, d'origine picarde, avait eu douze nfants ? (*Archives de l'Hôpital*, H, 750). Je ne saurais le dire : son diplôme de l'Université d'Avignon le désigne comme *Gratianopolitanus, filius naturalis*.

En même temps que lui on reçoit le médecin *Patras* (1).

Voici le procès-verbal de cette double installation (2) :

Installation des sieurs Patras et Franssières.

Monsieur Maistre Anthoine Patras, docteur en médecine de l'Université de Vallance, et Monsieur Maître Jean-François Franssières, docteur en médecine de l'Université d'Avignon, tous deux natifs de la ville de Grenoble, ont été examinés le jour d'hier, sur les aphorismes d'Hippocrate, etc., et chacun sur une maladie, par les soussignés, docteurs médecins aggrégés, en présence des seigneurs commissaires députés par la cour, Monseigneur le Président de Chaponnay, Messeigneurs les conseillers Dupillion et de Pina, et Monsieur l'advocat général Rolland, à qui ayant satisfait et le collège les ayant jugés capables et dignes de l'aggrégation, le dit sieur Président a octroyé acte aux dits récipiendaires de leur réception dans notre collège, en prêtant entre les mains de Monsieur Louiz Monin, conseiller du roy et chef du dit collège, le serment porté par les statuts du collège, ce que les dits sieurs Patras et Franssières ont exécuté ce jourd'hui en présence des collégiens examinateurs soubsignés avec promesse d'observer régulièrement les statuts, après quoy le dit sieur Monin de l'advis de ses collègues, leur a donné le rang et place immédiatement apprès Monsieur Maître François Chappat, sçavoir au dit sieur Patras et ensuite au dit sieur Franssières.   Signé : MONIN.

Le collège de médecine était donc plus vivant que jamais, et si Monin avait gagné son procès contre Donis, il n'en est pas moins vrai qu'en 1707, un édit daté de Marly, dans ses articles 31 et 32, assimile jusqu'à un certain point les collèges aux universités.

ART 31 Défense à tous médecins à peine de 500 livres d'amende, d'exercer la médecine dans les lieux où il y a une Université, s'ils ne sont graduez ou agrégéz en icelle; et dans les lieux où il n'y a qu'un *collège* ou *corps de médecine,* s'ils ne sontaggrégés au dit corps ou collège à la manière accoutumée.

ART. 32. Ordonnons également que ceux qui auront été reçus docteurs ou licenciés dans une Faculté, ne pourront être aggrégés à une autre Faculté ou corps de médecine qu'en soutenant préalablement un acte public de quatre heures au moins, sur toutes les parties de la médecine.

Il est vrai que l'article suivant sert la cause de Monin.

ART. 34. Sont exceptés de passer un nouvel examen nos médecins, ceux de notre maison royale, ceux des reines, enfants de France ou petits enfants, premiers princes du sang.

En 1708, nouvelle réception au collège ; celle du sieur *Durand,* docteur en médecine (3) :

Réception du sieur Durand, docteur médecin, le 13 may 1708.

Du dimanche treizième jour du mois de may mil sept cent huit, parde-

_____

(1) Patras était le fils de *Patras,* notaire à Grenoble. qui avait eu quatre enfants. Cette famille était protestante. A la révocation de l'édit de Nantes, un des fils Abraham Patras, frère du médecin, s'engagea dans la marine hollandaise et devint directeur du Bengale en 1724, conseiller extraordinaire en 1732 et, en 1735. gouverneur général des possessions hollandaises dans l'Inde orientale. (Rochas, *biographie du Dauphiné*). Une étude très complète de la famille Patras, qui était originaire du Gapençois, a été faite par le savant bibliothécaire de Grenoble (*Edmond Maignien* : Abraham Patras et sa famille. Grenoble, 1892).

(2) *Archives départementales,* B, 2461 (registre).

(3) Albin Gras : *Institutions médicales de la ville de Grenoble.*

vaut nous François d'Ize de Château-Neuf, chevalier, conseiller du roy en ses conseils, Président à mortier en la cour de Parlement, aides en finances du Dauphiné ; Gabriel Eymond de Franquières, et François de Vaulx de Palanin, ecuïers conseillers du roy en la dite cour, commis par ordonnance de la dite cour de huitième du présent mois de may pour être procédé par devant nous à l'examen de Pierre Durand, docteur en médecine de l'Université de Montpellier, à sa réception et agrégation au dit collège de médecine de cette ville de Grenoble ; assistez, de Gaspard de Vidaud de la Tour, chevalier, conseiller du roy en ses conseils, et son Procureur général au dit Parlement ; écrivant sous nous Gabriel Amat, ecuïer, conseiller secrétaire du roy, maison, couronne de France et de ses finances, greffier en che au dit Parlement ; dans l'hôtel du dit Président de Château-Neuf, à trois heures de relevée, a été procédé à l'examen du dit Me Durand, par Mes Louïs Monin, conseiller et médecin ordinaire du roy ; Jacques Donis, docteur en médecine, doïen des médecins agrégez au collège du dit Grenoble, Etienne Paris, François Chapat, Antoine Patras, J. de Franssières, Thomas Turcy et Pierre Michal, docteurs en médecine, agrégez au dit collège ; lesquels nous aïant déclaré que le dit Me Durand est capable et en état d'exercer la médecine, et qu'il a satisfait à tous les préalables portez par les statuts de leur collège de médecine et par les arrêts de la cour ; nous avons octroïé actes de leur déclaration, et en conséquence reçû et agrégé le dit Me Durand au nombre des médecins du collège de médecine de cette ville de Grenoble, pour jouïr des honneurs et prérogatives de l'agrégation en icelui, et ordonné qu'il prêtera le serment en tel cas requis et accoûtumé, aux formes ordinaires, et que les requêtes dudit Me Durand, son enquête de vie et mœurs et la présente seront enregistrez au greffe de la cour.

D'IZE DE CHATEAU-NEUF, — AMAT.

Extrait des registres du Parlement du Dauphiné. Bozonier.

Enregistré au greffe civil de la cour du Parlement du Dauphiné, par nous ecuïer, conseiller-secrétaire du roy au dit Parlement, ensuite de l'arret de la dite cour de ce jour 15e fév. 1712. Bozonier.

En 1709, nouvelle réception dans la même forme de *Joachim Cochet,* docteur en médecine de l'Université d'Avignon, qui avait précédemment pratiqué à Montpellier (1). Il présente le résultat favorable de l'enquête sur ses mœurs et sa religion, un certificat de bonne religion signé Pierre Pons, prêtre et chanoine de l'église cathédrale de Notre-Dame ; un certificat de noble André Flandy, habitant de la dite ville, et un autre de Pierre Canet, bourgeois, qui tous protestent « *que le postulant fréquente les sacrements* ». Il paye 3 livres 6 sous au greffe : 5 livres 17 sous de droits d'examen. Enfin :

Le lundy premier jour du mois d'avril 1709, pardevant nous Joseph de Barral, il est procédé à l'examen par Me Louis Monin, conseiller et médecin ordinaire du roy, Jacques Donis, doyen des médecins agrégés, François Durand, Estienne Paris, François Chappat, Antoine Patras, J. Franssières, Thomas Turcy, Pierre Michal, Pierre Durand ....

Mais le candidat ne s'est pas montré suffisamment préparé, paraît-il,

(1) *Archives départementales,* B, 2461 (registre).

car « on trouve à propos que le dit Cochet suivra pendant deux ans l'un des médecins des hôpitaux de la ville et en raportera certificat pour être reçu agrégé au nombre des médecins de cette ville ». J'ai déjà parlé de cet ajournement conditionnel, qui se faisait également au collège de Bordeaux, et qui nous prouve que cet examen n'était pas absolument banal, comme on pourrait le croire.

Sous la double émulation de Monin et de Donis, dont aucun ne voulait sans doute être dépassé par l'autre en zèle et en activité, le collège était donc plein de vitalité. En 1711, il ajoute à son règlement un certain nombre de paragraphes, qui dénotent l'idée de constituer dans son sein une véritable société *scientifique de médecine*, en même temps qu'une sorte de société médicale de bienfaisance.

Voici les deux articles (1) :

ARTICULUS 1

Medici aggregati, semel aut bis in mense convenient ad examinandam morborum grassantium indolem; frequentius vero in temporibus quibus sævient epidemici morbi; ut in eorum causas detegen das inquirant, observationes, ab ipsis in particulari circa quembibet horum ce morborum habitus, sibi mutuo communicent et ad remedia magis idonea prospiciant, quibus hi profligari possint.

ARTICULUS 2

Grassantibus morbis epidemicis Medici aggregati communi consensu diversas urbis regiones inter se partientur ad invisendos gratis et benefice pauperes ægros quisque Medicorum intra regionem ipsis distributione contigerit.

Il est juste d'ajouter ici, pour expliquer ce beau désintéressement, dussé-je en diminuer le mérite, qu'en 1679, un arrêt du Parlement, sans doute récemment remis en vigueur, accordait aux médecins décharge de la cote « pour faculté mobiliaire », à condition qu'ils soigneront gratuitement les pauvres 2). Néanmoins, cette concession faite aux sentiments altruistes, il était naturel que l'égoïsme ou le népotisme reprissent leurs droits; aussi, pendant qu'on révisait le règlement, on ajouta :

ARTICULUS 3

Collegiatorum filii, ad aggregationem aspirantes non tenebuntur sicut alii, post adeptum Doctoratûs gradum praxim Medicam extra hujus ce civitatis pomœria, sicuti priora exigunt statuta, exercere; ijs licebit sub proprio Patre directore vel alio ex aggregatis, quem collegium indicabit, hoc Medicœ praxeos exertitium complere ».

Ont signé : MONIN D M *conseiller et médecin du roy*, PATRAS D. M, de FRANSSIÈRES D. M, MICHAL D. M, DURAND D. M, COCHET D. M.

En 1712, de nouvelles lettres patentes confirment l'établissement et les statuts du collège de médecine de Grenoble; les règlements de

(1) Albin Gras : *Institutions médicales de la ville de Grenoble.*
(2) *Archives municipales*, B B, 413.

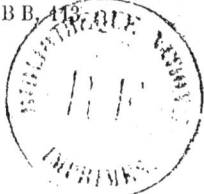

7

1608 et de 1614 sont spécialement approuvés ; des agrégés nouveaux continuent même à y être reçus, car, en 1719, je trouve les pièces d'un procès
pour *Mᵉ Nicolas Flauvant*, docteur en médecine, qui prend le titre d'agrégé
au collège de Grenoble : il est demandeur contre Messire dom Jouan de
Susville, chevalier des ordres sacrés Saint-Maurice et Saint-Lazare, adju-
dicataire de la terre d'Eybens. Nous voyons pour la première fois le nom
du docteur Flauvant, que nous retrouverons plus tard.

Cependant, malgré de nouvelles réceptions, on se plaignait à Grenoble
du nombre insuffisant des médecins ; la population avait, du reste, augmenté : Pilot (1) l'estime à cette époque à 22.600 hab. Le conseil de la
ville va même jusqu'à prendre parti dans un procès entre *Etienne Chabert*
médecin et le collège des médecins de Grenoble, qui lui refuse l'agrégation ;
il prétend que le collège n'obéit, en cette circonstance, qu'à un parti pris
dicté par la jalousie.

V

L'année 1720 allait mettre le corps médical en mouvement et faire
oublier les querelles intestines du collège des médecins. Comme la
guerre, la peste était toujours imminente : depuis l'épidémie de 1628, on
avait, il est vrai, vécu avec assez de tranquillité. En 1651, cependant.
quelques cas s'étaient montrés et le chirurgien *Ilyer Dutruc* avait été envoyé
à Lalley-en-Trièves pour y faire une enquête (2). La peste était même venue
à Grenoble, en même temps que l'inondation : le journal de Corréard, procureur au Parlement (3), nous apprend en effet que « le 13 novembre, il
vint une si grande inondation d'eaux à Grenoble, par les rivières de l'Isère
et du Drac, que les *pestiférés*, qui estaient à l'Isle, furent contraints de se
sauver là où ils purent, et pour ceulx qui estaient malades, *Messieurs de la
santé* leur firent porter des vivres avec un bateau, comme aussi à plusieurs
personnes qui étaient fermées aux Granges, hors la porte de Bonne ».
Cette fois-ci, elle n'était pas à Grenoble, mais elle ravageait la Provence : c'est l'année de la célèbre peste de Marseille (1720) et les Grenoblois avaient de trop bonnes raisons de craindre la contagion, pour
ne pas prendre toutes les précautions nécessaires.

C'est pour nous l'occasion de constater tous les progrès qu'avait
fait l'organisation de la médecine dans notre ville depuis la dernière
épidémie. Suivant le conseil donné jadis par Guillaume de Lérisse et

---

(1) Pilot : *Histoire municipale de Grenoble.*
(2) *Archives municipales,* C C, 784.
(3) *Archives de l'Hôpital,* H, 375.

suivant un pouvoir spécial donné par arrêt du conseil d'Etat du 14 septembre 1720, Liotard, le marchand herboriste et botaniste dont nous avons déjà parlé, reçoit de l'intendant et des consuls l'ordre de faire d'abondantes provisions, tant pour cette ville que pour la campagne, de toutes les plantes regardées comme *antidotes* de la peste. Le comte de Medavy, commandant dans les provinces de Dauphiné et Provence et M. d'Orsay, intendant de justice, police et finances dans la dite province de Dauphiné, établissent un *Conseil de santé.*

Ce conseil était présidé par M. de Repellin, premier consul, assisté de ses trois collègues et comprenait vingt-huit membres, parmi lesquels *Donis*, doyen des médecins et le sieur Colaud, apothicaire. Ses réunions ont lieu trois fois par semaine les lundi, mercredi et samedi, de deux heures à cinq heures.

Le premier soin du conseil est de faire afficher un règlement et de le faire imprimer en un volume (1). Je reproduirai seulement quelques articles de ce règlement.

Le conseil de santé commence par ordonner des prières :

« Comme nous avons une connaissance certaine de la maladie contagieuse, qui a infecté la ville de Marseille et du progrès qu'elle fait tous les jours, le conseil de santé l'a envisagée comme un fléau de la justice divine, dont il se sert pour châtier les pêcheurs ; dans cette vue, il a cru que le plus sûr de tous les moyens, dont on pouvait se servir, pour le détourner de cette province, était de recourir au Seigneur par la prière ; c'est pourquoi il a été délibéré, que l'on députerait deux de ceux composant le conseil, à M. le vicaire général, pour lui représenter très humblement que les prières publiques que l'on a déjà faites, n'ayant point encore fléchi la colère de Dieu, on le suppliait d'en vouloir bien ordonner de nouveau, dans toutes les églises de cette ville, afin de lui demander en commun que ce terrible châtiment ne parvienne point jusques à nous, reconnaissans parfaitement, dans le fonds de nos cœurs, que, sans les bénédictions qu'il voudra bien répandre sur les précautions que nous allons **déterminer**, elles deviendraient absolument inutiles ».

Passant à une autre ordre de précautions et à une hygiène moins immatérielle, le conseil ajoute :

ART. IX

Rien ne pouvant garantir plus efficacement cette ville de la contagion, dont elle semble menacée, qu'une garde exacte et sévère, il est ordonné à tous les notables bourgeois et autres habitants, sans exception des officiers de baillage, de la judicature d'élection, de la chancellerie près le Parlement. excepté les jours de sceau, des avocats, procureurs ou autres, qui pourraient se prétendre exempts, sous quelque espèce de privilège que ce puisse être, au quel nous déclarons n'avoir aucun égard, attendu le cas dont s'agit, de se rendre à la porte qui leur sera indiquée par un billet

---

(1) *Règlement de la ville de Grenoble fait par le Conseil de santé.* Grenoble, chez André Faure, imprimeur-libraire, rue du Palais, 1720. (Collection de M. Reymond, secrétaire-général de la Mairie de Grenoble).

signé d'un de Messieurs les consuls (1), pour y faire la garde dans les formes qui seront prescrites dans le présent règlement, à peine, sur le simple refus, de 50 livres d'amende et prison pendant le temps qu'il sera jugé à propos par le conseil ».

. . . .
. . . .

ART XX

La principale de nos vues étant d'empêcher toute communication avec les pays infectez et suspects pour s'assurer d'une précaution aussi solennelle, il est ordonné que tous les étrangers, marchands, voituriers et voyageurs, de quelle qualité et condition qu'ils soient, ne pourront entrer dans cette ville sans être munis de billets de santé ou passeports, en forme, visez aux endroits de la route où ils auront passez, et l'on fera une attention singulière à la datte des dits billets, par rapport au lieu de leur départ, au temps qu'ils auront du demeurer en chemin, aux endroits qu'ils auront déclaré vouloir aller, pour être pleinement informez, s'ils tiennent la route qu'ils doivent prendre et du nombre des personnes qui seront énoncées dans le dit billet (2).

. . . .

XXV

On ne laissera entrer dans la ville aucun mercier, porteur de bales, ven-

_____

(1) Voici la teneur de ces billets :

« MM. . . . . sont priez de se rendre en personne demain compté. . . . . . . à l'ouverture de la porte de. . . . . pour la garde de santé, laquelle porte ils ne quitteront que lorsqu'elle sera fermée, à peine de 50 livres d'amende. suivant et conformément à l'ordonnance de M. le comte de Medavy. Fait à Grenoble dans l'Hôtel-de-Ville ». (Collection de M. Reymond).

(2) La ville donnait elle-même, à ceux qui quittaient ses murs, un billet de santé, comme celui qu'elle exigeait des autres villes et communautés. Voici l'un de ces billets (collection de M. Reymond) :

« Nous, consuls et échevins de la ville de Grenoble, certifions à tous qu'il appartiendra, que. . . . . part. . . . . en parfaite santé de cette ville, dans laquelle, par la grâce de Dieu, il n'y a aucun danger de maladie contagieuse, désirant aller à. . . . . en foi de quoi nous avons signé les présentes, contresignées par le secrétaire de la ville et fait apposer les armes d'icelle, »

En même temps d'autres certificats en blanc, à remplir, étaient envoyes aux communautés des environs avec la lettre suivante :

Messieurs,

« Nous vous envoyons cent imprimés de certificats de santé afin que vous en donniez à tous les habitants de votre communauté, qui auront besoin de venir en cette ville, sans lesquels nous vous asseurons, qu'ils n'y seront pas reçus, pour quelque affaire que ce soit pas même avec un autre certificat de santé, par vous fait, auquel nous vous asseurons que nous n'aurons point d'égard.

. Vous aurez soin, Messieurs, de mettre, dans les blancs qu'on a laissés aux imprimez, le nom, surnom, sexe, âge, profession, qualité, taille et poil de celui à qui vous le donnerez ; s'il porte ses cheveux ou perruque, s'il a été en Provence, s'il a quelque marque sur son visage. vous le désignerez. Enfin vous mettrez qu'il n'a pas absenté du lieu depuis quarante jours avant la datte du certificat, sans toutes lesquelles indications, les porteurs des dits certificats ne seront pas reçus dans la ville. Nous prions Messieurs les curez des paroisses de publier cette lettre à leur prône, afin que tous les habitans en ayant connaissance, vous nous accusiez la réception du présent paquet, et du nombre de certificats que vous aurez reçus.

Nous sommes,

Messieurs,

Vos très humbles et très obéissans serviteurs. »

deurs et voituriers de pâtes et vieux linges, colporteurs, fripiers, juifs ou
autres personnes étrangères portant de vieilles nipes ou marchandises pour
revendre, quelques certificats ou billets de santé qu'ils puissent produire
et s'ils se trouvent dans la ville des gens de cette espèce, il leur est expressément ordonné d'en sortir dans les 24 heures à peine de punition corporelle et, comme il y a plusieurs habitans, soit hommes, soit femmes, qui
font le métier de revendre et porter dans les maisons des mousselines, calan-
cus, indiennes, toiles peintes, thé, caffé, chocolat et autres marchandises
qui peuvent venir des lieux suspects de contagion, il est expressément
défendu à toute personne, de quel état et sexe qu'ils puissent être, de
revendre ou porter dans les maisons aucune espèce de marchandise ci-
dessus énoncée, à peine de 100 livres d'amende et de prison pour la première fois, du carcan et du fouët en cas de récidive.

XXVI

Tous les gueux, mandians, étrangers, pélerins, gens sans aveu, déserteurs et autres personnes de cette espèce seront absolument refusez da s
la ville et les faux bourgs, à moins qu'ils ne soient munis de bons certificats et billets de santé, au quel cas on les fera passer *debout*, suivis de
quelques soldats de garde, sans leur permettre de s'arrêter un moment
dans la ville....... ....
....

XLII

Les lettres, qui viendront de Provence ou autres lieux suspects, seront
parfumées par un apoticaire commis par le Conseil et le directeur de la
poste en prendra un certificat, dont il tiendra registre, à peine de 100 livres
d'amende.... ....
....

LXXVIII

Il est ordonné aux médecins de cette ville de s'assembler incessamment,
pour en députer trois de leur collège, avec deux apoticaires, pour procéder
conjointement avec M. le lieutenant-général de police, à la visite des drogues et médicaments qui se trouveront dans les boutiques des droguistes
et apoticaires ; ils dresseront un état de leur qualité et quantité et en feront
réponse au Conseil, afin d'y être pourvu.

LXXIX

Il leur est de plus ordonné d'écrire incessamment en corps, au collège
des médecins de Marseille et de la ville d'Aix, pour demander des éclaircis-
sements sur la nature du mal contagieux, sur la pratique qu'on a observée
dans la manière de soigner les malades et sur les remèdes qui ont le mieux
réussi, afin de faire part des réponses qu'ils recevront au Conseil de santé.

LXXX

Comme il est à propos dans cette conjoncture et dans celles qui peuvent
être à craindre, de s'assurer d'un nombre de médecins, de chirurgiens et
d'apoticaires, il sera pris des engagements avec ceux qui sont dans cette
ville, dont les uns passeront leurs soumissions pour servir dans les hôpitaux des pestiférés, pour raison de quoi il leur sera fixé des apointements
convenables et proportionnés aux services qu'ils s'obligeront de rendre ;
d'autres seront employés à servir ceux qui ayant de quoi se faire traiter et
se trouvant atteints de mal contagieux, ne seront pas dans le cas de devoir
quitter leurs maisons, et les autres, enfin, seront destinés à servir ceux qui
n'étant pas attaqués de la contagion, peuvent tomber malades de quelle
autre nature de maladie que ce puisse être.

LXXXI

Le nombre des chirurgiens qui sont dans la ville n'étant pas suffisant pour faire le service qui serait nécessaire, en cas de contagion, on choisira les plus capables et les plus expérimentés de ceux qui travaillent sous le privilège ou parmi les premiers garçons des maîtres chirurgiens et qui voudront se soumettre à faire le service, aux quels il sera donné des apointements suffisans, dont on conviendra avec eux, et qui gagneront leur maîtrise *gratis*, s'ils ne quittent point le dit service pendant la contagion.

Le conseil, dans cette règlementation, absolument parfaite, qui prévoit et cherche à éviter même la contagion par les médecins, songe aussi à nos voitures modernes d'ambulance ; témoin l'article suivant :

CXI

On se pourvoira de voitures pour le transport des malades et autres choses nécessaires aux maisons de pestiférés, qui ne serviront qu'à cet usage et n'entreront dans la ville que pour faire le service, sans pouvoir y rester, non plus que ceux qui seront destinés à les conduire.

Enfin, comme dans les épidémies précédentes, on prescrit l'abattage des chiens, « parce qu'ils communiquent indifféremment avec toutes sortes de personnes ».

En même temps, car on voit depuis longtemps s'accroître la centralisation qui doit, dans la suite, augmenter encore, des mesures sévères sont dictées par le pouvoir central, dans des instructions venues de Paris (1).

Sitôt qu'une épidémie se déclare dans un lieu, il faut le faire investir à une demi-lieue de distance ou environ ; barraquer les troupes qui feront le blocus et mettre, s'il se peut, les postes de près, pour qu'ils puissent se voir et se communiquer par les sentinelles. Malgré la défense de sortir du blocus, s'il se faisait quelque mouvement pour forcer le blocus, l'officier qui commande ne doit pas balancer un moment à marcher avec la troupe la plus leste, la bayonnette au bout du fusil, en vue du lieu bloqué, menaçant les habitans de les brûler et de les passer au fil de l'épée, s'ils s'avisent de faire une autre fois pareille manœuvre, *sans néanmoins tirer sur eux, que bien à propos, et en cas de nécessité ;* cependant, si quelques-uns s'échappent, les ramener *dans leur terroir et leur faire casser la teste devant leurs compatriotes, exemple absolument nécessaire pour les contenir..............*
. . . .

On permettra l'établissement d'un marché, aux portes du blocus, mais il faudra :

Mettre à chaque barrière un officier sage, avec un détachement, pour empêcher la communication et du vinaigre pour tremper l'argent aussi bien que les lettres, qui doivent toujours être données sans enveloppe........
. . . .
Lorsqu'un malade sera transporté dans l'infirmerie, il faudra faire emporter avec lui ses matelas et ses draps et faire brusler les paillasses et autres hardes et linges..... Il faudra faire parfumer leur maison et tenir la porte marée pendant quarante jours.

Enfin, le règlement envoyé de Paris, nous montre qu'on n'avait pas dans les médecins une confiance bien grande, et cependant dans le même

_____

(1) *Archives de l'Hôpital,* II, G, 1.

temps, à Marseille, sur 30 médecins, 20 étaient morts, sans que ceux qui restaient perdissent leur sang-froid.

Comme les médecins et chirurgiens se sauvent souvent et ne veulent point servir les malades, si l'on ne peut les rappeler à leur devoir par les sentiments de religion et d'honneur, ou par la promesse d'une honneste récompense, il faudra les *y contraindre en cas de nécessité, por la crainte d'une mort plus seûre et plus prompte que celle qu'ils veulent éviter.*

Le rôle du doyen du collège des médecins, *Donis*, ne se borna pas à prendre sa part de tous les travaux et dans toutes les décisions du conseil de santé : il fut spécialement chargé par lui de rédiger une série de conseils destinés au public.

Il est curieux pour nous de noter que dans cette brochure (1) il prend le titre de doyen de la *Faculté* de Grenoble. C'est évidemment un titre inexact, qu'il n'avait pas le droit de porter ; mais il semble probable que, en l'absence d'une université, toujours regrettée à Grenoble, le collège des médecins, par les cours qu'il faisait aux chirurgiens et aux apothicaires, comme par la dignité de certains de ses membres, passait virtuellement, dans notre ville, pour une sorte de faculté locale.

Après être entré dans des dissertations peu claires sur le rôle des *alkalis*, des sels et des acides du sang, sur la coagulation de ce liquide..., Donis donne, dans son livre, un certain nombre de recettes, dont aucune, assurément, n'a dû rendre de grands services, mais dont l'ensemble était aussi bon qu'il pouvait être à cette époque ; elles sont surtout intéressantes pour nous.

Comme du temps de ses prédécesseurs, les astringents, les stimulants diffusibles sont, avec les substances odorantes et le soufre, les agents qu'il recommande, non sans raison .. Il affectionne l'ail, la rocambole, les échalottes et les câpres. « Le soussigné, dit-il, s'étant défendu pendant seize ans de service dans l'Hôpital de l'armée de Sa Majesté, en cette ville, des infections et des maladies de toutes espèces, en examinant les malades, tenant dans sa bouche et mâchant de la roquambole. » Cela nous prouve que M. le doyen des médecins avait un bon estomac, mais le « parfum » qu'il dégageait en interrogeant ses malades ne devait pas leur être toujours très agréable, surtout lorsqu'il y ajoutait le *tabac* « en fumée », *l'assa-fœtida*, odeurs qui devaient être assez mal masquées par « la rue, la tanaisie, l'armoize, la muscade, la cannelle, le *gerofle*, la vanille, la marjolaine, le sauge, le thym, le musc et la civette ».

---

(1) *Préservatif contre la peste pour un chacun*, par *Donis*, doyen soussigné de la FACULTÉ et collège de médecine de Grenoble. Chez André Faure, rue du Palais, 1721. (Communiqué par M. Reymond).

Il recommande également les fumigations de genièvre, de laurier, de pin, de sapin, de *picea*, de *boüis*, de mélèze.

Il engage enfin à prendre le matin à jeun, et le soir en se couchant, une cuillerée *trouble* du mélange suivant :

℞ Eau-de-vie rafinée.... .... 2 pots.
Sucre pilé................. .... 2 li. res.
Canelle pilée.... .... 3 onces.
Camphre........... . ... 20 grains.
Bol d'Arménie véritable .... 3 onces.
Infusez le tout à froid.

Préparation fortement aromatisée qui, pour les estomacs capables de la supporter, était évidemment de la même action que les masticatoires orientaux, auxquels j'ai déjà fait allusion au sujet de la dernière épidémie de peste.

Mais ce n'était là qu'un préservatif : si l'on craint d'être actuellement atteint, il faut, dit-il, ajouter à la précédente infusion :

2 noix muscades concassées.
Saffran fin................ .... 1/2 once.
Racine d'Angéliq. e................. 3 onces.
Feuilles de Scordium (1)............. 2 poignées.
Graines de Genièvre................. 2 douzaines.

A prendre une bonne cuillerée « lorsque la digestion se fait ».

Outre les fumigations de *souphre* et de camphre, il recommande enfin les pastilles dites *aviculæ cypriæ*, « petits oiseaux de Chypre, dit Antoine Guaynier, illustre médecin de Pavie, parce que la fumée de cette composition voltige comme petits oiseaux ».

Voici la formule qu'il donne pour les pastilles de Chypre :

℞ Ladanum pur.... .....⟩
Myrrhe ....⟩
Encens...... ....⟩ de chaque, 1 once.
Mastic........... .....⟩
Storax...............⟩

Racine de Cyperus.....⟩
Roses rouges sèches ....⟩ de chaque, 3 onces
Marjolaine sèche........⟩

Canelle........... .....⟩
Gérofle................⟩ de chaque, 3 dragmes.
Santal citrin. ....⟩
Poudre de charbon de saule. .... Q. S.

Tout en constatant l'abus des « parfums », on doit reconnaître que ces substances étaient toutes, le camphre, la *cannelle* surtout, avec le *souphre*, de très bons désinfectants.

_____

(1) C'est la Germendrée aquatique. *Teucrium palustre*.

Moins sceptique que plusieurs de ses prédécesseurs, Donis ajoute : « Les amulettes sur le cœur à nud, pendues au col avec un ruban, ne sont *pas à mépriser ;* un morceau de camphre est un des meilleurs ». Ceux qui veulent, bien à tort, voir dans Raspail un précurseur de Pasteur, ne manqueront pas de voir dans Donis le précurseur de Raspail ! L'urine de bouc « *à flairer* » n'est pas mauvaise. On sait que la présence d'un bouc dans les écuries passe encore pour les assainir.

Comme remèdes, il prône, avec les révulsifs (1), le *Kinkina* et l'ipécacuanha, « étant des remèdes reconnus comme spécifiques » ; mais là où il se montre le plus clinicien c'est lorsqu'il déclare qu'il n'y a pas de remède unique ; il ajouterait volontiers : « qu'il y a des malades et non des maladies », mais se contente d'exprimer la même idée en disant fort judicieusement : « On ne peut rien déterminer en général, valablement. Tout est *coup de partie ;* les espèces de ce mal sont très difficiles à connaître et à caractériser : *pestis est morbus multiplex, multiformis latens sub arcana naturæ majestate* ».

Ce luxe de précautions prises contre la peste de Marseille fut efficace, il faut le croire du moins, car l'épidémie ne vint pas ; les Grenoblois en furent quittes pour la peur et purent, en décembre 1722, se réjouir d'avoir échappé au danger. On fit fête au *conseil de santé,* qui avait, en somme, largement et utilement fait son devoir ; on lui adressa même les très mauvais vers que voici :

> Grenoble, quel bonheur peut égaler le tien ?
> L'impitoyable peste enfin ne peut plus rien !
> Tes zélez magistrats, chez la reine des anges,
> Rendirent humblement le tribu de louanges.

Donis méritait mieux !

Si nous en avons fini avec la peste, d'autres épidémies vont mettre à contribution la sagacité des médecins et nous en faire connaître quelques nouveaux.

VI

En 1743, nous voyons à Grenoble un médecin ordinaire du roi, qui prend le titre « d'aggrégé » et *professeur* du collège de médecine de Grenoble ; c'est *Beylié* ou Bellier. Si nous ne l'avons pas encore vu, il était cependant médecin du roi depuis plusieurs années, car, en 1735 (2)

---

(1) Voici le révulsif qu'il employait le plus : « Un épicarpe à chaque poignet fait de croûtes de pain brûlées, infusées dans le plus fort vinaigre tiède, y ajoutant à proportion du girofle en poudre de la thériaque et de l'eau-de-vie sur du linge.

(2) *Archives municipales,* B B, 122.

Jacques Bellier est déchargé des tailles, comme médecin du roi à Grenoble (1).

Il a laissé un livre (2), qui est, en quelque sorte, un rapport officiel et qui nous montre quelles étaient ses attributions : « Ensuite des ordres que j'ai reçus de Monsieur le Premier Président et de Monsieur le Procureur général du Parlement de Grenoble d'examiner les causes et la nature des maladies qui règnent en cette ville, et de juger des remèdes nécessaires pour leur guérison, voici ce que je pense.... »

Il semble, à la lecture des symptômes, qu'il s'agissait de la *grippe* actuelle : On se sentait d'abord enchiffrené, la tête prise, les yeux larmoyants, une sérosité âcre distillait du nez, un froid considérable se répandait sur les épaules, la poitrine s'embarrassait, on toussait, on sentait des douleurs partout le corps, la fièvre s'allumait, devenait putride ou maligne. Parfois les douleurs de tête étaient atroces et le malade délirait. Cela rappelle beaucoup la grippe à forme de méningite qu'on observe ici en ce moment même et cela depuis quelques années. Dans quelques cas bénins, on ne se sentait pas malade; on éprouvait cependant une faiblesse générale et un accablement de tout le corps.

Ces épidémies de grippe revinrent d'ailleurs souvent en 1760-1761. La maladie portait le nom même de *grippe* ou *follette, coquette*, ou même d'*influenza*. On sait qu'elle se répandit, à ce moment, sur toute la France.

En 1767, nouveau médecin, non du roi, mais du duc d'Orléans, *Joseph Rivière*, docteur en médecine de Grenoble. Nouvelle épidémie, mais elle n'est pas racontée par Beylié. Elle nous vaut une brochure d'un médecin plus connu comme botaniste ou comme ami et correspondant de J.-J. Rousseau, *Clappier,* agrégé au collège (3), et fils de Clappier, chirurgien juré à Grenoble, en 1740.

La maladie qu'il a observée, principalement au Bourg-d'Oisans et à la Grave, ressemble fort à la fièvre typhoïde. Un peu dans les idées de Massard, au charlatanisme près, il donnait du quinquina, mais peu de remèdes et blâme, non sans verve, les médecins, « tout hérissés de formules ». « Croirait-on, dit-il, qu'il se trouve de nos jours des médecins

---

(1) *Archives municipales,* C C, 550.
(2) *Méthode générale pour traiter les maladies qui règnent dans cette province sous le nom de rhume,* 1743, par *Beylié,* conseiller et médecin ordinaire du roy, agrégé et professeur du collège de médecine de Grenoble. Chez la veuve Giroud, libraire du Parlement, au Palais. (*Bibliothèque de Grenoble,* n° 1451).
(3) Epidémie observée par *Clappier,* docteur du *Ludovicée,* médecin agrégé au collège de Grenoble, 1768. Chez la veuve d'André Faure, rue du Palais.

qui, dans la même maladie, font prendre à leur malade pour *soixante
et quinze* livres de remèdes? alors que le plus souvent, *optima medicina est
medicinam nullam facere.* » Il ne croit qu'aux *crises* et au rôle sauveur
des émonctoirs naturels.

Chabert, dont nous avons vu les démêlés avec le collège des médecins,
finit par obtenir gain de cause et par faire partie de la corporation, car
nous le voyons prendre le titre d'agrégé, dans une brochure qu'il publie,
en 1765, sur une épidémie qu'il a observée au Villard-de-Lans (1).

La maladie, qui semble devoir être rattachée à la fièvre typhoïde à
forme pneumonique, ou peut-être à une grippe infectieuse, autant qu'on
peut en juger par la description qu'il en donne, était pour lui une fièvre
putride, vermineuse, inflammatoire, souvent maligne, pourprée, qui sévit
du mois de novembre 1764 au mois de septembre 1765. « Près de trois
quarts et demi des habitants ont été affectés ». « Les malades ont été
constamment attaqués de frissons assez considérables, d'un certain mal-
être général, qui se sont soutenus pendant quatre jours, et quelquefois
plus, accompagnés d'une pesanteur d'estomach, d'un vomissement de
matières acres, bilieuses et glaireuses et des vers souvent par le haut ou
par le bas. Les malades éprouvaient un abattement extrême dans tous
leurs membres, constamment une douleur de tête considérable avec des
élancements violents, une grande chaleur, fièvre ardente, leurs bouches
pâteuses et leurs salives gluantes. Vingt-quatre heures après, leurs lan-
gues devenaient arides, raboteuses et noires et les malades tombaient le
septième jour dans une espèce de délire qui augmentait jusqu'au douzième,
quelquefois plus ; ils éprouvaient des tressaillements convulsifs dans les
tendons et une intermittence dans le pouls, qui était obscur et concentré.
J'ai vu presque tous les malades se plaindre de douleurs, de tiraillements
dans le gras de la jambe ; les lèvres, les dents et la langue devenaient
noires, le palais et le gosier arides, et j'ai trouvé, sur quelques malades,
des taches pourpreuses sur la poitrine et autour du cou » .. ... « Dans
ceux à qui la maladie portait sur la poitrine, j'y ai remarqué un râlement
et des crachats gluants, jaunâtres et quelquefois noirâtres, avec grande
difficulté de respirer et à les expectorer ». Il observait des parotidites
assez fréquentes.

Enfin, il est bon de noter que Chabert, dans les conditions forcément

---

(1) Description de la maladie épidémique du Villard-de-Lans, à quatre lieues
de Grenoble, par M. Chabert, docteur de la Faculté de Montpellier, membre du
collège des médecins de cette ville. (Grenoble, de l'imprimerie d'André Arnaud,
imprimeur libraire, rue Brocherie, 1765). Bibliothèque particulière de M. Edmond
Maignien.

défectueuses où il observait, pratiquait des autopsies dans le but de compléter sa description, qui annonce un clinicien d'ailleurs très bon observateur.

« Ayant fait ouvrir la tête, j'ai trouvé les vaisseaux du cerveau gorgés de beaucoup de sang et d'une matière ichoreuse ; ensuite la poitrine et les poumons étaient engorgés d'une matière puriforme............ Les intestins grêles étaient un peu enflammés, les reins plus gros qu'à l'état normal, les glandes du *mésentère engorgées* ». La thérapeutique était moins bonne que l'observation clinique ; elle est néanmoins intéressante à titre documentaire : « Voici, dit-il, les formules des potions que je prescrivais :

Potion antiphlogistique.

R̸ Eau d'oseille............)
    Eau de sureau ....} de chaque, 3 onces.
    Sirop d'épine-vinette......   1 once.
    Esprit de sel dulcifié...... 15 gouttes.
Pour prendre de quatre en quatre heures par cuiller.

Potion antiseptique.

R̸ Eaux de scordium........)
    —   chardon bénit ..} de chaque, 2 onces.
    —   scabieuse.... ..)
    Syrop de limon...........   1 once.
    Poudre de contrayerva.... 20 grains.
    Elixir de camphre........ 30 gouttes.
A prendre comme ci-dessus.

Potion antispasmodique.

R̸ Eaux de fleurs de tilleul..)
    —   matricaire........} de chaque, 2 onces.
    —   mélisse simple...)
    Syrop d'armoise...........   1 once.
    Eau de fleur d'orange.....   1 gros.
    Liqueur minérale anodine)
      d'Ofman........ .....}
    Teinture de castor. ....} de chaque, 20 gouttes.
    —   succin ....)
A prendre comme ci-dessus.

On voit que la médecine s'élevait progressivement à Grenoble et que nous sommes bien loin des anciens *physiciens*.

Le rôle des empiriques et des charlatans n'était cependant pas fini.

VII

On donnait aux empiriques de pays, rebouteurs, renoueurs, détenteurs d'un secret de famille..., le nom de *Mèges* (1). L'espèce n'en est pas encore perdue aujourd'hui, mais tous ne sont pas aussi habiles que l'ont

(1) Cette appellation dérivait d'un certain empirique nommé *Mège*, qui s'occupait particulièrement de la chirurgie des os et dont Celse fait mention (Fodéré).

été parfois quelques-uns d'entre eux (1). Quelques-uns avaient une réelle habileté, et dans plusieurs villes les règlements les protègeaient (2). Certaines opérationsl eur étaient complètement réservées (3), mais il n'en n'était pas de même d'une foule de charlatans, que la crédulité des consuls encourageait souvent : à Grenoble, au commencement du xvɪɪᵉ siècle, au mépris des *statuts* du collège de médecine, les consuls accordent, en effet, une permission à un nommé François de Folsa, opérateur, pour faire dresser un théâtre et vendre des médicaments (4).

En 1621, un charlatan, Désiré Descombes, vend un antidote contre toutes sortes de venins et poisons, morsures de vipères, aspics, chiens enragés ; une ordonnance du baillage prévient le public qu'il fera l'expérience de son antitode en présence du Procureur du roi.

Les charlatans abondaient, à cette époque, en province comme à Paris.

En 1653, une nommée Marguerite Sesel « de vers le Bœuf » reçoit de

_____

(1) A Sillans, dans l'Isère, une famille du nom de *Jollans* a exercé, pendant près de deux siècles, le métier de rebouteur. En 1817, un de ces Jollans étudiait la médecine à Strasbourg, où Fodéré l'a connu.

Entre Plombières et Luxeuil, une famille *Nardin* a fait, pendant 200 ans, la trépanation de père en fils. Les *Bottentuit* étaient également des rebouteurs justement renommés dans ce pays. On peut citer également les *Fleurot* dans les Vosges. Fodéré prétend qu'il était de tradition, dans ces familles, de donner, aux enfants mâles, pour amusement, en guise de jeu de patience, des os humains, qu'ils passaient leur temps à monter et à démonter.

(2) A Orléans, les herniaires, étaient comme les rebouteurs, à peu près autorisés. « Ceux qui exerceront la partie de la chirurgie appelée herniaire dit une ordonnance, à cause des hernies ou descentes pour les quelles ils fabriquent des bandages, se feront recevoir par nous, lieutenants greffiers, prévôt, doyen et receveurs, après avoir été interrogés sur les maladies qui demandent le secours des bandages. S'ils sont jugés capables, ils payeront la somme de 45 livres ». Cela concernait spécialement les herniaires. Quant aux raccommodeurs d'os, dans la même ville, le règlement des maitres chirurgiens dit : « Les bailleurs ou renoueurs d'os présenteront une requête signée d'eux et à laquelle ils joindront leur extrait baptistaire, leur certificat de vie et mœurs, de religion catholique, apostolique et romaine, et services en la pratique de chirurgie, que nous nommons *fractures* et *luxations*. Après les avoir interrogés sur les dites maladies, s'ils sont jugés capables, ils payeront 150 livres ». (Renard : Documents pour servir à l'Histoire de la chirurgie. *Gaz des hôpitaux*, 1881). A Bordeaux, des opérateurs spéciaux pour les calculs, la cataracte et la cure des hernies pouvaient être admis, s'ils étaient appelés par le malade, après avoir été approuvés par deux médecins agrégés et le lieutenant des chirurgiens, en présence desquels ils devront opérer. (Pery : *Histoire de la Faculté de Bordeaux*).

(3) La famille *Norsini* de Norsia, dans l'Ombrie, avait acquis une grande réputation pour la cure radicale des hernies et pour la lithotomie. En 1672, le dernier des Norsini passait pour très versé dans la connaissance des maladies des organes génito-urinaires.

En 1663, un nommé Raoux avait taillé plus de 82 personnes et gagné à Bordeaux, en trois mois et demi, plus de 12.000 livres. (Pery : *Histoire de la Faculté de Bordeaux*).

(4) Albin Gras : *Loc. cit.*

la ville 2 écus blancs pour « avoir traité une pauvre fille de la grosse verolle (1) ».

En 1654, les consuls, en dépit des statuts du collège des médecins, accordent à un sieur de Bonlieu, « opérateur », la permission d'exposer ses drogues et médicaments (2).

Enfin on trouve, en 1670, un mandat de 40 livres à Jacques Bourelly, maître opérateur, « pour les peines par luy prinses à panser et médicamenter deux pauvres filles de mal vénérien, *par ordre des consuls*, les quelles ils ont remises en bonne santé (3) ». Mais le plus célèbre, du moins le plus bruyant de ces charlatans, est un nommé Pierre Dupille de Belletour, prenant le titre « d'opérateur ordinaire du roy, fils de feu Claude dit Tabarin, aussi opérateur ordinaire du roy » : Il reçoit des lettres de citoyen de la ville (4), et un arrêt du Parlement de Dauphiné lui permet de vendre à Grenoble « l'orviétan dit Ottavan, l'essence de romarin, l'essence de tain, l'essence de sauge, l'huile d'ambre, un cuisinet royal propre pour les douleurs de tête, l'huile du soleil pour les blessures et contre les vers des enfants, une pierre médicale de Crolius, une teinture de corail, l'huile de baulme pour les foulures et entorses, une teinture d'aloès et une eau céleste pour les yeux, une opiate pour conserver les dents, une bague de dent de cheval marin, une emplâtre de Paracelse..... »

L'affiche de Belletour nous a été conservée par A. Rey (5). En voici quelques extraits, qui ne sont pas indignes de soutenir la comparaison avec la réclame comtemporaine :

Aux curieux des belles choses et amateurs de leur santé.
Messieurs,
Vous serez avertis que le sieur de Belletour, opérateur du roi et de Monseigneur le duc de Lesdiguières, seul distributeur du véritable secret de l'orviétan dans toute la province de Dauphiné et habitant la ville de Grenoble, par arrêt de cette souveraine cour de Parlement, travaille à toutes les opérations manuelles, traitte toutes sortes de maladies et distribue dans sa boutique toutes les drogues, parfums, essences, pomades, eaux et autres que l'on trouvera à la suite notées et se distribue dans sa boutique :
A Grenoble, à la place Saint-André, à l'enseigne du Soleil d'Or.

Suit l'énumération :

« Des opérations manuelles et maladies particulières que le sieur de Belletour traitte et guérit *moyennant l'assistance du ciel.*
« Fait l'opération de la lithotomie ou l'extraction de la pierre au grand et au petit appareil ; celle des hernies ou descentes de boyaux en général. Il abat les *catractes* avec une réussite merveilleuse ; guérit les *nolimetan-*

---

(1) *Archives municipales*, C C, 785.
(2) *Archives municipales*, B B, 110.
(3) *Archives municipales*, B B, 110.
(4) *Archives municipales*, B B, 113.
(5) Armand Rey: *Bulletin médical du Dauphiné*, 1867.

gèrez et tous ulcères. Il guérit la maladie napolitaine et tous ses accidents
sans donner le flux de bouche et faire tomber le poil ....
. ..., etc., etc.

En 1684, autorisation de vendre le véritable orviétan, sur un
théâtre qu'il fit élever place Saint-André, est accordée au sieur Toscano, dit *Chapeau d'Or*, sous condition de ne représenter aucune
chose qui puisse choquer la modestie ; mais cela soulève toute une
tempête : un sieur Antoine Levantin proteste contre cette autorisation,
sous prétexte que c'est lui qui détient le véritable orviétan ; renvoi de
l'affaire par les consuls devant la cour ; procès : au lieu de les renvoyer
tous deux dos à dos, on laisse Toscano, Duval et Scaramouche, demander
pardon aux consuls des paroles injurieuses qu'ils avaient, paraît-il, pro-
férées, et les deux opérateurs, dit M. Prudhomme (1), purent continuer leur
parade. Toscano fut le plus fort : il défia son rival de boire un poison
qu'il lui présenta et qu'il avalait tous les jours, lui-même, impunément,
grâce, disait-il, à son fameux orviétan. Levantin n'accepta pas. Peut-être
ne fut-il pas mal avisé !

La liste des charlatans qui travaillent « avec la permission des autorités » n'est pas épuisée : en 1721, les consuls avertissent le public (2)
du passage à Grenoble du sieur Thiorus, dit *le Franc*, chirurgien des hôpitaux (?) de Rennes, Milan, Montpellier, Paris et Lyon.

La même année, les consuls correspondent avec un M. de Carimiers (3),
qui leur écrit de Paris pour leur offrir un « secret pour la conservation de la
santé, la préservation de la peste, et la guérison de tous maux, lequel ne
consiste que dans une peau de cygne, qu'il a la faculté d'apprêter ;
ladite peau apprêtée est, par elle-même, miraculeuse, dont plusieurs rois,
reines, princes et princesses ont fait beaucoup d'état pour sa grande propriété qui dure plus de 15 ans. Elle se porte sur la poitrine, sur la che-
mise, etc..... »

Louis XIV, lui-même, avait bien fait venir près de lui un charlatan
d'Amiens. Le bonhomme, rapporte Voltaire, s'asseyait sans façon au pied
du lit du grand roi, et, courtisan à sa manière, lui disait : « Voilà un gars
bien malade, mais il ne mourra pas ! »

Enfin, en 1770, la ville règle le salaire de 30 livres « du sieur
Dachino (4), chirurgien oculiste napolitain, pour les opérations qu'il a
faites aux yeux de plusieurs pauvres personnes de cette ville, ou fourni-

---

(1) Prudhomme : *Histoire de Grenoble.*
(2) *Archives de l'Hôpital*, H, 130.
(3) *Archives municipales*, C C, 927.
(4) *Archives municipales*, C C, 1056.

ture de médicaments, attendu que ces personnes sont hors d'état de payer· ».

VIII

Nous avons vu de fréquents conflits entre les médecins. Nous venons de voir combien l'administration les protégeait peu contre les empiriques et les charlatans ; d'autres démêlés surviennent entre divers intéressés : l'Hôpital, les chirurgiens, les pharmaciens et les Pères de la Charité.

L'entrée de ces religieux à l'Hôpital avait été, à certains égards, une bonne chose : ils apportaient plus de régularité dans le service, s'entendaient bien à la petite chirurgie, enfin ils avaient fondé une sorte de petite école destinée à former des frères chirurgiens, mais recevant, sans doute, comme chez les Pères de la Charité de Paris à la même époque, quelques élèves externes (1). Ils allaient être néanmoins l'origine d'inconvénients d'un autre ordre et l'objet de réclamations fondées.

Dès 1709, l'Hôpital et les Pères cessaient de s'entendre : un certain nombre de soldats malades, venant du camp de Montmélian, sont soignés dans le couvent des Pères de la Charité. Ces religieux n'ont plus de place ; ils mettent leurs blessés dans les salles de l'Hôpital général, « ce que l'on ne peut refuser, attendu qu'il s'agit du service du roy » ; mais l'Hôpital tout en reconnaissant la nécessité de cet envahissement, réclame aux Pères une indemnité, d'autant plus juste qu'ils étaient payés par le roy pour chaque soldat blessé (2). Première querelle. Une autre fois, 1721, ce sont les religieuses qui refusent de recevoir certaines malades de l'Hôpital, *parce qu'elles ont des plaies* (3). En 1742, on se fâche tout à fait (4). Les religieux n'observent plus du tout les clauses de la convention faite avec l'Hôpital en 1681 : ils refusent de laisser visiter leur maison par les directeurs de l'Hôpital général, « principalement par ceux qui sont chirurgiens ou apoticaires, parce que leurs connaissances leur auraient fait remarquer certains malades, qui ne restent que parce qu'ils sont utiles aux religieux, soit pour travailler pour eux, dans leur maison d'icy, ou à la campagne, dont l'Hôpital paye la nourriture, quoi qu'en cela même ils fassent une chose infinimer.t con-

---

(1) A Paris, en 1761, il y avait chez les Pères de la Charité des élèves externes et des élèves religieux qui, chaque jour, faisaient les pansements, suivaient un cours d'anatomie et disséquaient dans deux amphithéâtres séparés, un pour les religieux, un pour les laïques.
(2) *Archives de l'Hôpital*, E, 7.
(3) *Archives de l'Hôpital*, E, 8.
(4) *Archives de l'Hôpital*, B, 222.

damnable, puisqu'ils tournent le bien des pauvres à leur profit, en *faysant vivre, comme on l'a expérimenté plusieurs fois, des personnes qui sont mortes depuis longtemps, ou en faysant passer pour malades des personnes saines, qui les servent et dont ils se font payer par l'Hôpital.* »

En 1743, on les poursuit judiciairement (1) : ils ont refusé de payer les droits du poids des farines.

En 1761, nouvelle querelle, au sujet de l'*irrégularité dans la tenue des livres, sur lesquels figure le nombre des malades*, dont l'Hôpital doit payer la journée. Enfin, en 1767, les Pères demandent encore une augmentation du tarif de la journée de malade, dont le prix a été fixé à 6 sous, et en outre la liberté de traiter avec des pensionnaires aisés, qui veulent leur envoyer directement des malades. L'Hôpital répond en leur disant qu'en réalité c'est la somme de 13 sous par jour de malade qu'il donne aux Pères et en montrant la note de ce qu'il leur a payé depuis quelques années.

Voici quelques-uns de ces chiffres (2) :

Années.	Payé aux Pères de la Charité.	Payé aux Religieuses de la Charité.
1707	2.476 livres	2.295 livres
1712	4.500 —	4.896 —
1714	4.076 —	2.205 —
1715	2.382 —	1.921 —
1716	5.332 —	1.833 —
1717	3.907 —	2.948 —
1718	3.541 —	3.476 —
1719	3.522 —	2.612 —
1720	3.216 —	2.722 —
1721	3.318 —	2.450 —
1740	3.910 —	2.456 —
1745	4.357 —	6.836 —
1747	3.204 —	5.951 —
1758	3.386 —	2.466 —

En même temps qu'il étaient serrés de près par l'Hopital, qui défendait après tout, l'argent des pauvres, les Pères étaient attaqués, non sans rai-

(1) *Archives de l'Hôpital*, E, 12.
(2) *Archives de l'Hôpital*, série E (48-103).

son, par les chirurgiens. Ceux-ci veillaient strictement au maintien de leurs droits et prérogatives, qui, après examen, n'étaient accordés que *pour un lieu déterminé*, ainsi que le montre le diplôme suivant (1) :

Nous, maitres chirurgiens jurés de la ville de Grenoble, assemblés aux formes ordinaires, dans notre chambre commune, pour délibérer sur la requette à nous présentée par sieur Pierre Lape, natif du lieu d'Allevard, tendant à être reçu maitre chirurgien pour le dit lieu d'Allevard et son mandement, après avoir examiné ses certificats de catholicité, vie et mœurs, son brevet d'apprentissage et certificats de service, étant très satisfaits des réponses qu'il nous a donné dans l'examen que nous luy avons fait subir de même que de ses chefs-d'œuvre d'anatomie et de pratique, après le serment par luy prêté en tel cas requis et à la manière accoutumée ! Nous l'avons reçû et reçevons maitre chirurgien *pour le dit lieu d'Allevard et son mandement*, consentons qu'il y exerce tranquillement l'art de chirurgie, et qu'il jouïsse des droits et prérogatives qui y sont attachés, à la charge par le dit sieur Lape de servir les pauvres gratis. En foy de quoy nous luy avons délivré les présentes sous l'empreinte du sceau (2) de notre compagnie, et le contreseing de notre greffier.

Donné à Grenoble le vingt septième jour du mois de février, l'an de grâce mil sept cent cinquante huit.

CLAPIER, *lieutenant du premier chirurgien du roy.*
VARILLON, *greffier.*
D.-E. BON.
SAINT-BONNET.
CHABERT, *faisant la fonction du médecin du roy.*

Malgré les défenses formelles, et malgré toutes les précautions prises par les chirurgiens, les Pères de la Charité ne se gênaient pas, en effet, pour faire de la chirurgie au dehors et ils en faissaient beaucoup dans l'Hôpital même. En 1755, le premier chirurgien du roi leur fait un procès (3). Ils réclament, protestent et, en 1759, le chapitre provincial de leur ordre les maintient dans le droit auquels ils prétendent, de faire de la chirurgie, déclarant que les Pères en ont toujours fait, soit pour les pauvres malades, soit pour les soldats du roi. Mais en 1761, la déclaration du roi donnée à Marly, le 20 juin, tranche définitivement la question (4).

Elle le fait cependant avec tellement d'euphémisme, semblant, par les considérants, accorder aux religieux le droit de faire de la chirurgie

---

(1) Collection particulière de M. Edmond Maignien.
(2) Malheureusement le sceau a été arraché. Il ne reste plus que les débris de cire rouge sur une surface de cinq centimètres environ.
(3) *Archives de l'Hôpital*, II, G, 1.
(4) *Archives de l'Hôpital*, II, E, 2.

alors que les articles leur refusent ce droit, que les deux parties en procès parurent tout d'abord également satisfaites.

Le Père Philippe Trumeau fut, en effet, félicité, pour avoir obtenu par ses démarches la déclaration royale du 20 juin (1), en même temps que, pour se conformer à cette déclaration royale, les Pères s'empressaient de nommer partout un chirurgien séculier et un substitut.

Voici le texte de la déclaration de Marly (2) :

Déclaration du roi concernant l'exercice de la chirurgie dans les maisons de l'ordre de la Charité, donnée à Marly le 20 juin 1761.

. . . .

Nous n'avons rien eu de plus à cœur depuis notre avènement à la Couronne, que de procurer à tous nos Sujets, et fur-tout aux Pauvres, les fecours qui leur font néceffaires dans leurs infirmités. et nous avons accordé une égale protection aux Maifons de la Charité établies dans notre Royaume par les Lettres Patentes du mois de Mars 1602 et autres fubféquentes, et à cet Art fi important pour l'humanité dont nous avons la fatisfaction de voir de jour en jour les progrès par les effets de nos foins et ne notre libéralité ; c'eft dans cette vue qu'ɩ n faifant, par nos Lettres Patentes du mois de Septembre 1724, différens établiffemens propres à porter la Chirurgie au point de perfection où elle eft actuellement, nous avons cru devoir nous réferver la nomination d'un Chirurgien en chef en chacune defdites Maifons dɵ la Charité ; et que dans la perfuation que les Pauvres y feroient mieux fecourus par les Maîtres de l'Art que par des Religieux. nous avions cru devoir interdire aux Freres de la Charité, toute faculté d'y exercer la Chirurgie ; mais les difficultés qui fe font oppofées à l'exécution de cette difpofition dans la plûpart des lieux où ces Hôpitaux font établis, et plus encore dans nos Colonies nous ont porté à faire examiner de nouveau cette matiere en notre Confeil. Une expérience de trente-fix années, et tout ce qui a été remis fous nos yeux tant de la part dudit Ordre de la Charité que de celle de nɵtre premier Chirurgien, nous ont fait reconnoître qu'il étoit de notre juftice, autant que du bien des Pauvres et même du bien Public, d'apporter quelques tempéramens à l'exécution de nofdites Lettres Patentes : Nous nous fcmmes perfuadés qu'en nous repofant fur lefdits Religieux, du foin de choifir eux-mêmes leur Chirurgien comme ils choififfent leur Médecin, et en étendant à leurs autres Maifons la prérogative accordée à celle de notre bonne ville Paris par le Roi Louis XIII notre Trifayeul, de faire gagner la Maî rife à un Garçon Chirurgien qui y auroit fervi gratuitement les Pauvres pendant plufieurs années, il en réfulteroit entre eux et lefdits Maîtres Chirurgiens, une union vraiment utile au fervice des malades et auffi propre à fortifier l'expérience et les connoiffances defd. Religieux, qu'à les mettre en état de fuppléer fans inconvéniens aux fonctions defd. Chirurgiens dans les cas de nécefficité. Nous dous fommes d'autant plus volontiers déterminés à faire cette exception à la régle générale qui doit écarter

---

(1) *Archives de l'Hôpital,* II, E, 2.
(2) *Archives de l'Hôpital,* II, E, 2.

de tout exercice de Chirurgie ceux qui n'ont pas paſſé par les épreuves requiſes pour obtenir leur Maîtriſe. que nous ne faiſons par-là que rendre auxdits Religieux l'uſage d'une faculté portée par leurs Statuts autoriſée par les Lettres Patentes des Rois nos Prédéceſſeurs, et notamment par celle du 23 Juillet 1668, qu'ils ont exercée juſqu'à noſdites Lettres Patentes de 1724, et même depuis par nos Ordres dans nos Provinces et dans nos Colonies. Les précautions que nous avons priſes en même-temps, pour qu'ils n'en puiſſent jamais abuſer, nous donnent lieu de compter que cette indulgence ramenera entre eux et le Corps de la Chirurgie le concert et l'harmonie que nous déſirons d'y voir regner pour le bien des Pauvres ; et cet avantage ſe joignant à l'émulation qui naîtra des autres diſpoſitions que nous avons jugé à propos d'y ajouter. Nous aurons la ſatisfaction de voir ſe multiplier de plus en plus dans nos Etats les études, les expériences et le nombre des élèves, qui par une ſuite néceſſaire, augmentera celui des Maîtres en Chirurgie, et de procurer ainſi aux Pauvres comme aux Riches, par toute l'étendue des Pays de notre obéiſſance, tous les ſecours dont ils pourront avoir beſoin. A CES CAUSES et autres conſidérations à ce nous mouvantes, de l'avis de notre Conſeil, et de notre certaine ſcience, pleine ſuſiſance et autorité Royale nous avons, par ces préſentes ſignées de notre main, dit déclaré et ordonné, diſons, déclarons et ordonnons, voulons et nous plaît ce qui ſuit :

ARTICLE PREMIER.

Dans toutes les Maiſons de l'Ordre de la Charité fondées par Lettres Patentes pour ſervir d'hôpitaux aux pauvres malades de nos Sujets, il y aura un Chirurgien en chef et un ſubſtitut dudit Chirurgien ; et filles deux ne peuvent ſe trouver dans le lieu où ledit Hôpital eſt établi, ou dans les environs, il y aura toujours au moins un Chirurgien en chef.

II

Le Chirurgien en chef et ſon ſubſtitut feront Choiſis parmi les Maîtres les plus habiles des Communautés de Chirurgiens établis auxdits lieux ou aux environs ; et ledit cnoix fera fait par le Prieur de chaque Hôpital, et les quatre plus anciens de la Maiſon, conformément aux conſtitutions dudit Ordre, et aux Lettres Patentes du 23 Juillet 1668. Voulons qu'à mérite égal ceux qui auront gagné la Maîtriſe dans leſdites Maiſons, ayent la préférence sur les autres.

III

LORSQU'IL viendra à vacquer une place de Chirurgien en chef ou de ſon ſubſtitut dans l'une deſdites Maiſons, fera tenu le Prieur de ladite Maiſon, d'en donner avis à notre Procureur Général de la Cour de Parlement, dans le reſſort duquel ladite Maiſon fera ſituée, et faute par leſdits Prieurs et quatre anciens d'avoir nommé leſdits Chirurgiens en chef et ſubſtitut dans un mois du jour que leſdites placès ſe feront trouvées vacantes, il leur fera, ſur le réquiſitoire de nos Procureurs Généraux, enjoint de procéder à ladite nomination en la forme ſuſdite, dans tel bref delai qui fera réglé, et ſous telle peine qu'il appartiendra, ce qui pourra être pareillement ordonné ſur la Requête des Communautés de Chirurgiens ou des Maires et Echevins ou Syndics de la Communauté du lieu, et ſur les concluſions de nos Procureurs Généraux ; enjoignons à cet effet aux Prieurs deſd. Maiſons d'envoyer une copie ſignée d'eux deſdits actes de nomination à noſdits Procureurs Généraux dans la quinzaine au plus tard du jour de leurs dates.

IV

En cas qu'il furvienne des plaintes contre lefdits Chirurgiens et fubfti-. tuts, il y fera pourvû de l'autorité de nofdites Cours, fur le réquifitoire de ros Procureurs Généraux.

V

Il pourra être reçu des éleves en chacun defdits Hôpitaux par le Prieur, et de l'avis des quatre plus anciens de la Maifon. Voulons néanmoins qu'ils ne puiffent y être admis qu'en juftifiant de leurs vie et mœurs, et de leur fervice chez un Maître Chirurgien pendant un an au moins, et qu'après avoir été préalablement examinés par le Chirurgien en chef dudit Hôpital, ou par fon fubftitut; et feront lefdits éleves infcrits fur un regiftre qui fera tenu à cet effet par lefdits Prieur et Chirurgien en chef.

IV

Le nombre des éleves fera fixé par le Prieur de chaque Hôpital, de l'avis des quatre plus anciens de la Maifon et de concert avec la Chirurgien en chef d'icelle.

VII

Le gagnant Maîtrife établi dans l'Hôpital de la Charité de notre bonne ville de Paris, fuivant les Lettres Patentes du mois de Mars 1612, fera choifi au concours par le Doyen de la Faculté de Médecine de notre dite Ville, le Lieutenant de notre premier Chirurgien, et les quatre Prévôts de la Communauté des Chirurgiens, entre les éleves qui auront fervi dans ledit Hôpital pendant deux ans au moins, et entre pareil nombre des éleves de ladite Communauté qui auront été préalablement nommés par le Chirurgien en chef dudit Hôpital, pour concourir avec lefdits éleves de la Maifon. Voulons qu'à mérite égal ceux de ladite Maifon y ayent la préférence.

VIII

Il fera pareillement choifi tous les fix ans, en chacun des autres Hôpitaux dudit Ordre, un gagnant Maîtrife entre les éleves de la Maifon qui auront fervi deux ans au moins, et les éleves en Chirurgie du lieu ou des environs. Voulons qu'à mérite égal, l'éleve de ladite Maifon ait la préférence, et que le Prieur d'icelle foit tenu d'enu d'envoyer à notr∘ Procureur Général de la Cour de Parlement, dans le reffort duquel ladite Maifon fera fituée, l'Acte de nomination dudit gagnant Maîtrife, dans la quinzaine de la date d'icelle.

IX

Le choix dudit gagnant Maîtrife fera fait au concours, en préfence et de l'avis du Doyen de la Faculté de Médecine dudit lieu, s'il eft poffible, finon du plus ancien des Médecins dudit lieu, ou des environs, comme auffi du Lieutenant de notre premier Chirurgien et du Prévôt de la Communauté des Chirurgiens la plus proche, et en leur abfence, du plus ancien Chirurgien dudit lieu, ou des environs.

X

Il fera établi, autant que faire fe pourra, dans lefdits Hôpitaux des Cours de Chirurgie et d'Anatomie qui feront faits par le Chirurgien en chef de la Maifon, ou par fon Subftitut, ou à leur défaut, par un autre Chirurgien féculier, choifi de concert avec le Prieur : et les jeunes Religieux y pourront affifter avec les éléves de la Maifon, et même tels jeunes Chirurgiens ou éléves en Chirurgie qui y auront été admis du confentement dudit Prieur ; le tout fans préjudice aux Religieux Profès de la Maifon qui auront été à ce nommés par le Supérieur Général dudit Ordre en France, à faire des Cours particuliers pour l'inftruction des jeunes Religieux deftinés à l'exercice de la Chirurgie, fuivant leurs Conftitutions et les Lettres-Patentes données fur icelles. Enjoignons audit Supérieur Général de chofir à cet effet les Religieux qui auront acquis le plus d'expérience et de capacité en ce genre, et de s'en affurer préalablement par les atteftations des Médecins et Chirurgiens defdits Hôpitaux.

XI

Les jours et heures destdits Cours feront réglés par le Prieur de la Maifon, de concert avec ledit Chirurgien en chef; et les jeunes Religieux et les éleves de la Maifon y feront admis gratuitement, ainfi qu'aux opérations fur les cadavres, auxquelles ils feront employés tour à tour.

XII

A l'egard de ce qui concerne le fervice et la police intérieure de la Maifon, il fera réglé par le Prieur feul, fauf, en cas d'abus, à y être pourvû par nofdites Cours fur le réquifitoire de nofdits Procureurs Généraux, aifi qu'il appartiendra.

XIII

Le Chirurgien en chef fera tenu de faire affiduement le fervice de l'Hôpital, et, en cas d'empêchement légitime, il avertira fon Subftitut, pour qu'il le fuppléé fans retard : Voulons même qu'en chaque Hôpital, il y ait une chambre pour le gagnant Maîtrife, afin que le fervice des pauvres puiffe être affuré de nuit comme de jour.

XIV

Et au moyen des difpofitions fufdites, avons permis et permettons auxdits R ligieux de la Charité, d'exercer comme par le passé, et conformément à le r Inftitution, la Chirurgie en leurs Hôpitaux, dans les cas de néceffité fenfelement, ou lorfque le Chirurgien en chef, fon Subftitut ou le gagnant Maîtrife n'y pourront vacquer, ce qu'aucun defdits Religieux ne pourra néanmoins faire fans en avoir obtenu préalablement une permiffion du Supérieur de la Maifon, et fans appeller le Chirugien du lieu, s'il y en a, et le Médecin de ladite Maifon pour affifter aux opérations, autant que faire fe pourra ; leur enjoignons de n'ufer de ladite permiffion que de la maniere la plus circonfpecte, et pour les pauvres étant dans leur Maifon feulement.

XV

Voulons en outre qu'aucun des Religieux ne puiffe exercer la Chirurgie dans lefdits Hôpitaux, qu'après en avoir obtenu une permiffion par écrit du Supérieur général dudit Ordre, dans notre Royaume, et ne pourra ladite permiffion lui être accordée qu'après une information préalable de la capacité et de fon expérience ; et fur le vu des atteftations des Médecins et Chirurgiens defdits Hôpitaux, fous les yeux desquels il aura appris ledit Art.

XVI

Faisons très expreffe inhibitions et défenfes à tous les Religieux de la Charité de s'immifcer en l'exercice de la Chirurgie hors de leurs Hôpitaux, et de faire ailleurs aucunes opérations ou panfemens, fous quelque prétexte ou de quelque maniere que ce puiffe être, fous telle peine qu'il appartiendra, fuivant l'exigence des cas.

Il n'en demeure pas moins acquis que les Pères dirigaient une véritable école de chirurgie, à l'usage de leurs frères. Le cours des études des jeunes religieux durait trois ans. Une déclaration de l'Hôpital avait, en outre, à plusieurs reprises, spécifié (1) « qu'on continuerait à recevoir des pensionnaires

_____

(1) *Archives de l'Hôpital*, II, E, 2.

et des élèves chirurgiens pour le service de l'Hôpital ». C'était donc une véritable école de chirurgie.

Les apothicaires attaquaient de leur côté les religieux et l'Hôpital, pour la concurrence qui leur était faite par les uns et surtout par l'autre : l'Hôpital vendait beaucoup de médicaments ; nous voyons, en effet, qu'en 1723 (1) la recette de la pharmacie fut de 2.444 livres. Sans doute il est juste de reconnaître qu'en 1722 le syndic des huit apothicaires de la ville avait tacitement consenti à l'ouverture au public de la vieille pharmacie de l'Hôpital ; mais il n'est pas moins vrai que, en 1724, une ordonnance du Parlement, rendue sur la plainte des apothicaires, défend (2) « à tous les droguistes, épiciers, religieux et religieuses, hospitaliers et hospitalières, et à tous autres, à l'exception des maîtres apothicaires, de composer, vendre, débiter et distribuer aucunes préparations galéniques et chimiques appartenant à la médecine. »

La mesure demeura à peu près sans effets, car nous voyons, en 1726 (3), Mlle de Blanc succéder à Mlle Chape et, comme elle sans maîtrise, vendre des médicaments au public, en 1759 (4), un nouvel arrêt du Parlement de Dauphiné dut renouveler à tous religieux ou religieuses de l'Hôpital de Grenoble la défense de vendre ou débiter au dehors les drogues ou médecines.

L'Hôpital était d'ailleurs en procès avec les maîtres apothicaires de Gre-noble, depuis 1756. En 1762, les directeurs, voyant que l'issue de ce procès allait évidemment leur être défavorable, résolurent de prendre, chez eux, un maître apothicaire, qui aurait les mêmes droits que ses confrères ; or, comme aucun de ceux de la communauté de Grenoble n'eut voulu accepter, on fit venir de Paris un nommé *Delange,* maître apothicaire,

En vain, *Chabert,* doyen des apothicaires de Grenoble, écrit à Paris, afin de détourner tout jeune maître d'accepter l'invitation (5); il ne réussit pas. On faisait, en effet, au nouveau pharmacien une assez bonne situation, car, en échange d'un engagement de 12 ans, il était logé, nourri, chauffé, blanchi,éclairé ; il avait le quart des bénéfices de la pharmacie et un traitement fixe de 500 livres (6). On payait, en outre, pour sa réception au syndicat des apothicaires de Paris, 600 livres ; pour son examen à Paris, 44 livres ; pour le *café* donné aux médecins de la Faculté, qui ont assisté à sa

(1) *Archives de l'Hôpital,* F, 36.
(2) *Archives de l'Hôpital,* H, 775.
(3) *Archives de l'Hôpital,* E, 9.
(4) *Archives de l'Hôpital,* F, 33.
(5) *Archives de l'Hôpital,* F, 33.
(6) *Archives de l'Hôpital.* E, 20.

réception, 18 livres ; pour sa place dans la diligence de Paris à Lyon, 100 livres, et pour celle de Lyon à Grenoble, 15 livres. Enfin, on faisait les frais de son agrégation au corps des apothicaires de Grenoble (1). On lui donne un garçon apothicaire, deux filles servantes « de l'apothiquairerie »; enfin Mlle de Blanc quitte ses fonctions.

En même temps on fait construire un *nouveau laboratoire de pharmacie* et on améliore « les jardins qui sont dans l'enclos de l'Hôpital général » et qui, destinés à la culture des plantes et simples, sont confiés au sieur Delange: *premier jardin botanique sérieux*. On y cultive, ainsi que le dit le procès verbal, « les *plantes botaniques* (2) »; mais les simples seront encore remis à MM^lles de Blanc et Daru (3), pour le service des pauvres malades de l'Hôpital. Les réclamations fondées des apothicaires de la ville avaient, en somme, amené indirectement des modifications heureuses.

Le service médical laissait encore, à cette époque, singulièrement à désirer ; pourtant l'élément médical ou pharmaceutique figure de plus en plus dans le conseil de l'Hôpital : en 1702, *Bozonat*, apothicaire, avait été nommé directeur (4); en 1707, nous voyons entrer au conseil *Jomaron*, simple droguiste, mais personnage important : il était consul, il était syndic de tout les corps de la ville et capitaine de la garde bourgeoise (5), dont le colonel sera bientôt un autre apothicaire, *Bérard*.

Mais les médecins ne faisaient pas leur service; quant à ceux qui, par exception, le faisaient, c'était depuis bien longtemps! Antoine *Patras*, agrégé au collège, qui, en 1695, avait succédé à Levet, et venait presque tous les jours, demande sa retraite ; il désire, comme honoraires, « une simple attestation du conseil affirmant que depuis 30 ans il soigne gratuitement les pauvres (6) ». Jean *Massu*, chirurgien, était là depuis 35 ans Claude *Chelan*, chirurgien, depuis 15 ans seulement.

François *Bérard*, apothicaire, et Paul-François *Varillon*, chirurgien, entrent au conseil en 1734 (7). Ce dernier obtient, en 1738 (8), de soigner les femmes et les enfants syphilitiques, qu'on envoyait encore à Lyon, en 1733 (9), « pour les faire traiter ! ».

---

(1) *Archives de l'Hôpital*, E, 141.
(2) *Archives de l'Hôpital*, E, 20, E, 21.
(3) Mlles de Blanc et Daru avaient, en outre à l'Hôpital, la spécialité d'un onguent et d'un emplâtre, dont elles avaient le secret pour la *teigne* ou *rache-vive* (E, 20).
(4) *Archives de l'Hôpital*, E, 7.
(5) *Archives de l'Hôpital*, H. 785.
(6) *Archives de l'Hôpital*, E, 9.
(7) *Archives de l'Hôpital*, E. II.
(8) *Archives de l'Hôpital*, E, 12.
(9) *Archives de l'Hôpital*, E, 10.

En 1756, l'Hôpital fait encore venir un opérateur étranger, un sieur Mafioty, oculiste, « qui lèvera la cataracte (1) ». Nous le verrons encore en 1764 établir un mandat de 30 livres pour le prix de deux doses de remèdes, des pilules ou dragées de *Keyser*, que le roi désire voir expérimenter (2).

Enfin, en 1761, en même temps que paraît l'édit de Marly, le conseil de l'Hôpital prend la mesure, à laquelle il avait songé depuis longtemps : il s'attache un médecin à honoraires fixes, qui devra faire chaque jour, une visite à tous les malades de la maison, outre celles qu'il fera suivant les besoins et lorqu'il sera appelé (3). C'est *Dumas*, déjà un des directeurs, qui est nommé aux appointements fixes de 200 livres par an. Il conservera exceptionnellement sa qualité de directeur, mais n'aura plus voix aux délibérations.

Ravix Dumas est peu connu comme médecin ; on est assez· surpris de trouver une sorte d'encouragement de lui, dans une attestation que, comme son collègue *Chabert*, il met au bas d'un petit livre anonyme. recueil de recettes populaires (4). Ces remèdes populaires ne sont curieux que pour nous. Ce livre est d'ailleurs destiné aux pauvres, car l'auteur anonyme déclare que « ceux qui sont riches consulteront, dans toutes leurs maladies, Messieurs les médecins ».

Dumas a cru néanmoins devoir mettre au bas de la dernière page : « Je soussigné, docteur en médecine, aggrégé au collège de Grenoble, certifie avoir lu et examiné un manuscrit, que m'a remis une persone charitable, intitulé le Médecin des montagnes. C'est un recueil de remèdes simples et familiers et peu coûteux, que cette même personne a fait pour l'utilité des pauvres habitants éloignés des villes et qui ne sont pas en état de faire de la dépense ; et je n'ai rien trouvé qui puisse empêcher l'impression. Fait à Grenoble, le 5 août 1765. — R. Dumas (5). »

En même temps on donne la modeste gratification de 240 livres au chirurgien *Varillon*, qui, « depuis 25 ans, soigne les *vérolés* ».

Le conseil décide en outre qu'il ne sera fait, dans l'intérieur de la maison, aucun acte ou opération de chirurgie, ni donné aucun remède, que sur ordounance du médecin.

---

(1) *Archives de l'Hôpital*, E, 17.
(2) *Archives de l'Hôpital*, E, 145.
(3) *Archives de l'Hôpital*, E, 20.
(4) *Le Médecin des Montagnes*, Grenoble, 1762. Chez Joseph Cuchet, imprimeur, rue du Palais.
(5) Ce même petit livre contient aussi une attestation semblable de *Chabert*. « Vu le contenu cy dessus, je n'y ai rien trouvé qui en puisse empêcher l'impression. » A Grenoble, 5 août 1762. C. Chabert, médecin.

Varillon est toujours chirurgien. Il touche même, en 1763, la somme de 36 livres (1), dont on le prie de se contenter, pour une amputation de jambe ; mais il ne soignera plus les vénériens, car, par une étrange conception de ses devoirs, la direction décide, qu'elle ne fera plus traiter, à l'avenir, les personnes atteintes de maladies vénériennes, soit de Grenoble, soit d'ailleurs, « considérant que cette charité, quoique extrèmement utile, n'est pas son œuvre et qu'elle peut d'ailleurs dégénérer en abus (2) ». Elle continuera néanmoins, par une autre inconséquence, à faire traiter les nourrices des enfants trouvés, qui auraient été contaminées par leur nourisson.

Nous retrouvons, en 1764, le nom de R. Dumas, cette fois tout à fait à son honneur : les dépenses de l'Hôpital excèdent les recettes ; la maison vient de faire des pertes considérables par suite de l'insolvabilité de ses fermiers, de l'incendie des bâtiments d'un de ses domaines et de la banqueroute d'un notaire. R. Dumas abandonne spontannément les 200 livres qui lui sont allouées depuis 1761 et continue à faire exactement son service (3).

Tous ses collègues ne sont pas aussi exacts : *Gagnon* et *Flauvan*, médecins, qui avaient promis de faire trois visites par semaine, n'ont pas tenu leurs engagements. Un malade meurt même sans qu'aucun médecin l'ait vu et le directeur de semaine est forcé de prier les médecins de se faire au moins remplacer, lorqu'ils seront empêchés de venir (4). Le chirurgien *Varillon*, lui-même, son gendre *Billon* ne viennent que très rarement (5), et Mlle de Blanc, chargée des pansements, se plaint de n'avoir aucun chirurgien pour la guider. On décide qu'à l'avenir chacun de ces chirurgiens recevra, comme le médecin, un traitement fixe de 60 livres par an, à condition de venir au moins une fois par semaine, et toutes les fois qu'on le fera demander.

Toutes ces mesures semblent n'avoir eu qu'une efficacité passagère : sous leur influence le zèle se ranimait un peu, pour s'éteindre bientôt après ; le Dr *Flauvan*, en 1768, exige que désormais l'apothicaire et le chirurgien suivent sa visite, mais quelques mois après, on se plaint encore que les trois visites par semaine, qu'il a promis de faire, n'aient jamais lieu et que le Dr *Gagnon* ne vienne pas davantage.

---

(1) *Archives de l'Hôpital,* E, 20.
(2) *Archives de l'Hôpital,* E, 20.
(3) *Archives de l'Hôpital,* E, 20.
(4) *Archives de l'Hôpital,* E, 21.
(5) *Archives de l'Hôpital,* E, 21.

Tout cela n'empêche pas ces deux médecins d'être nommés directeurs en 1769.

IX

Le collège des médecins, l'Hôpital, la petite école fermée des Pères de la Charité constituaient, en somme, l'unique apprentissage de la médecine à Grenoble. C'était peu ! Aussi nos concitoyens pensaient-ils toujours, avec d'autant plus de raison, au rétablissement de l'Université. Cette idée fermenta pendant tout le XVIIIᵉ siècle, car tout le monde désirait voir alimenter les besoins intellectuels de Grenoble.

En 1720 (1), sous l'action de l'opinion publique, mais en particulier sur la prière de Jean-Pierre Moret de Bourchenu, marquis de Valbonnais, premier Président de la Chambre des Comptes de Grenoble, nous voyons des lettres patentes du roi établir dans notre ville une chaire, dont je n'aurais pas à parler ici, s'il n'y avait là une manifestation de ces besoins intellectuels de la population, d'*Histoire sacrée et profane*. Le professeur sera nommé pour trois ans et une rente annuelle de 500 livres est affectée à cette fondation. Il devra faire deux leçons par semaine, le mardi et le samedi, de 4 à 6 heures (2).

Nous voyons une autre manifestation du même genre en 1728 : animés par le désir de soutenir une thèse en public, comme cela se fait dans les Universités, Benoît Bozonnat, fils du pharmacien, et Ennemond Santerre proposent de dédier à la ville une thèse générale de philosophie, qu'ils soutiendront dans l'église des Pères jésuites (3). Les consuls assisteront en robe à cette soutenance. La ville offre aux deux candidats les *Essais de morale de Nicole* et l'*Histoire de France de Daniel* (4).

En 1732, sur la sollicitation de personnages influents du Parlement, on fait faire une enquête sur la situation des deux universités d'Orange et de Valence. Il en résulte cette conclusion : qu'on supprimera l'Université d'Orange et qu'on tranférera l'Université de Valence à Grenoble. On n'en fit rien. Mêmes et nouvelles tentatives, tout aussi infructueuses, en 1738, 1742, 1744 (5).

---

(1) *Archives municipales*, B B, 120.
(2) *Archives départementales*, B, 2472.
(3) *Archives municipales*, B B, 121.
(4) *Archives municipales*, C C, 1093.
(5) Pendant tout ce temps, les critiques contre Valence ne manquaient pas à Grenoble. On accusait les élèves d'y être dissipés et on citait même des vers latins du chancelier de l'Hôpital où il dit: « Et toi, ô Valence illustre, je ne te passerai point sous silence dans mes vers. Je n'oublierai pas tes eaux limpides, tes prés charmants;.......... mais les esprits faciles des jeunes gens sont trop sou-

En 1752, le fils du médecin Ravix Dumas passe à son tour sa thèse de philosophie dans la chapelle des jésuites, sous la présidence des consuls. C'était bien encore un effet de la tendance universitaire de Grenoble, mais, dans l'espèce, les jésuites n'étaient pas fâchés de détourner le mouvement de leur côté,

En 1755, on supprime à Valence une des deux chaires de médecine : nouvelle occasion pour revenir à l'assaut de l'Université ; les médecins la désiraient plus que tous les autres. Le Parlement, en 1764, tenta donc un nouvel effort (1). Un rapport favorable est adressé à Paris ; une commission, réunie sous la présidence de l'archevêque de Reims, propose même le transfert, à Grenoble, des deux universités d'Orange et de Valence ; mais l'affaire en demeure-là !

Seule la modeste création d'une école *ouverte* chez les Pères de la Charité allait empêcher, pour la médecine au moins, le mouvement scientifique de s'éteindre à Grenoble.

CHAPITRE VI

(1771-1792)

I. L'Ecole publique de chirurgie des Pères de la Charité. — Police et règlement de l'Ecole.— Mme Ducoudray. sage-femme. — Cours d'accouchement du Dr Héraud.— Le Jardin Botanique. — Villars. — Liotard. — Le Père Ovide (Claude Lallemant). — Le Père Elisée (Marie-Vincent Tolochon). — Le Père Dominique (Durand).

II. La Société royale de médecine de Paris. — Nicolas, conseiller et médecin du roi pour les maladies épidémiques. — Ordonnances relatives aux épidémies. — Ecoles vétérinaires. — La grippe. — La fièvre typhoïde. — Les eaux de la Motte, d'Auriol et du Monestier, et le Dr Nicolas. — Bilon. — Blanc. — Duchadoz. — Souscription pour l'Hôpital. — Nouvelles tentatives en faveur de l'Université de Grenoble.

III. L'esprit philanthropique de la fin du xviiie siècle : Villars, botaniste ; médecin ; philanthrope ; philosophe ; décentralisateur ; novateur en questions sociales. — Suppression de l'Ecole de chirurgie des Pères de la Charité. — Pétition à la Convention nationale pour la création d'une autre Ecole de chirurgie.

I

En 1771, la misère était grande : le *pacte de famine* faisait sentir son poids jusque dans les campagnes, où les malades étaient nombreux et

---

vent épris dans ta ville et embrasent éperduement les tendres jeunes filles, trompant honteusement l'espoir de leurs parents ». (*Hospitalii carmina epist.*, lib. 5. *Ad Johannem Fabrum.* Et Pilot : *Recherches sur les anciennes Universités du Dauphiné*, 1855).

(1) Prudhomme : *Histoire de Grenoble.*

mouraient faute de soins nécessaires : touché de cette situation et animé
déjà de cet amour du bien public qui fut plus fréquent qu'on le pense
généralement, chez un certain nombre d'hommes appartenant aux classes
élevées, mais qui vint trop tard pour prévenir la Révolution, qui s'appro-
chait, l'intendant du Dauphiné, M. de Marcheval, obtint des Pères de la
Charité, que le petit enseignement, qu'ils donnaient déjà à leurs novices,
profitât à la Province : il les engagea à ouvrir *une Ecole publique de chi-*
rurgie destinée à former des praticiens pour la campagne.

Les Pères acceptèrent : un religieux fut chargé d'enseigner l'anatomie
ainsi que la chirurgie théorique et pratique, la philosophie et la thérapeutique chirurgicale ; un autre la pharmacie pratique. La médecine et la
botanique furent enseignées par un médecin laïque de l'Hôpital. Les études devaient d'abord durer trois ans ; on les fixa plus tard à quatre ans.

Les campagnes de la province, à l'exclusion des bourgs et des villes,
devaient envoyer à cette Ecole 8 élèves qui, recrutés par un concours
préalable, s'instruiraient gratuitement, mais pour lesquels le gouvernement paierait annuellement 500 livres de pension. Si plus tard le boursier
s'installait dans une ville de plus de 3.000 habitants, il devait rembourser les frais de son instruction à raison de 500 livres par an. Pour plus
de précautions, le père de l'élève devait même signer l'engagement suivant (1) : « Je m'engage envers le Roi et Monseigneur l'intendant, l'intention des administrateurs, en fondant une Ecole de chirurgie, étant de n'y
admettre que les élèves nés dans la province et sous la condition expresse
de s'établir dans la campagne..... »

Parmi les premiers boursiers de l'Ecole de chirurgie figure un garçon
de vingt-sept ans, marié, admis par exception malgré son âge, et destiné
à dépasser le but unique qu'il se proposait d'abord modestement, qui était
d'être utile à ses voisins, dans son village ; c'est *Dominique Villars* (2). Son
inscription sur le tableau des élèves est ainsi conçue (3) : « Dominique Villars, natif du Noyer en Champsaur, fils d'un laboureur, excellent sujet,
qui annonce les plus grandes dispositions, ayant déjà des connaissances
étendues dans la botanique. Entré le 1er janv. 1772, sorti le 1er août
1774 ».

Il raconte lui-même par quelles vicissitudes il était arrivé à vingt-sept
ans élève à l'Ecole : « Pour me dégoûter de la botanique, on me maria ;
pour ne pas être consul je me suis fait chirurgien, et les menaces d'un

---

(1) *Archives départementales*. cahiers de l'intendance.
(2) On écrit parfois Villard, parfois Villars ou Villar. Lui-même écrivait souvent
Villar. (Armand Rey : *Notice sur Villar*).
(3) Pilot : *Histoire municipale de Grenoble.*

apothicaire vont faire de moi un médecin (1) ». En réalité, une visite qu'il fit à Grenoble à ses amis *Clappier* et *Liotard* fut l'occasion de sa présentation à M. de Marcheval puis au Père Dominique, qui le présenta à son tour à l'évêque Caulet. Tous ces hauts patrons, émerveillés de ses aptitudes, le firent entrer à l'Ecole de chirurgie.

Outre les boursiers, l'Ecole recevait un assez grand nombre d'élèves libres, environ une *vingtaine* par an, aux frais de leurs familles (Villars).

Les accouchements n'étaient pas d'abord enseignés *à l'Ecole de chirurgie;* mais en 1772, la ville, s'associant au mouvement humanitaire qui avait inspiré M. de Marcheval, fit venir de Paris, pour quelque temps, une dame *Ducoudray*, « maîtresse sage-femme de la ville de Paris, brevetée et pensionnée du roy, pour démontrer les accouchements dans tout le royaume ». On lui acheta « le modèle d'une machine par elle inventée pour la démonstration des accouchements, lequel modèle elle a remis et déposé en l'Hôtel de Ville, pour y avoir recours au besoin, pour en faire de semblables, et ce en exécution des ordres de M. l'intendant ». On lui paya en outre pour son logement, pendant trois mois et huit jours (18 avril au 26 juillet 1772), la somme de 421 livres (2).

Mme Ducoudray fit à Grenoble un cours public (3), mais, en 1774, un cours régulier et *gratuit* d'accouchement fut fait, chez lui-même, par le Dr *Héraud*, afin de former des sages-femmes pour les campagnes. Héraud, qui désire surtout être utile aux habitants des campagnes, fait annoncer son cours par les curés, à leur prône, et demande que les élèves sages-femmes reçoivent, pendant leur instruction, un salaire suffisant pour leur nourriture.

En 1778, Héraud fut nommé, sur la recommandation du premier chirurgien du roi, M. de la Martinière, lieutenant du chirurgien du roi à Grenoble, et son cours rattaché à l'enseignement de *l'Ecole de chirurgie*, afin de servir aux élèves en chirurgie des Pères de la Charité, fut rétribué par l'Etat. Outre le professeur, cet enseignement comportait une sage-femme qui, sous le nom de *prévôte*, faisait répéter les leçons. La demoiselle *Périer*, prévôte, recevait 2 livres par accouchement (4). Le cours était suivi par 20 à 30 élèves.

Héraud a laissé une sorte de manuel d'accouchements, rédigé sous

---

(1) A. Rey. Un apothicaire l'avait en effet poursuivi pour exercice illégal de la médecine,
(2) *Archives municipales,* C C, 1055.
(3) Albin Gras : *Institutions médicales de la ville de Grenoble.*
(3) *Archives de l'Hôpital,* E, 175.

forme de catéchisme, par demandes et réponses (5), dans lequel je ne trouve rien qui soit digne d'être relevé. Le titre de ce livre fait d'ailleurs assez préjuger que ce n'est qu'un manuel. Dans sa préface, l'auteur explique que : « depuis longtemps consacré à l'instruction des sages-femmes de ce département, il a rédigé ces leçons d'après les répétitions qui leur ont été faites chaque cours. C'est autant aux yeux qu'à l'esprit qu'on y parle ; nous nous y servons de mannequins qui représentent de *vraies squelettes* de femmes et d'enfans, où l'on a joint des ressorts. Ils représentent, au naturel, le bassin, la matrice, le vagin et toutes les parties qui jouent un rôle dans l'accouchement ». A la fin de ce catéchisme se trouve l'explication « des machines servant aux démonstrations et manœuvres rapportées dans le catéchisme des accouchemens, à l'usage des élèves sages-femmes, présentées à l'Académie royale de chirurgie par le cit. Héraud *». On trouve la mention de vingt de ces mannequins ou planches.

. En 1790, le cours d'accouchement était suivi par 30 femmes et 51 jeunes gens.

L'enseignement de l'Ecole de chirurgie était alors complet. L'institution avait, en outre, cet avantage d'intéresser tout le corps médical à ses actes : ainsi les chirurgiens, qui avaient préparé les élèves au concours préalable à l'admission, recevaient 100 livres de gratification. Certains cours de l'Ecole pouvaient même être faits par les *médecins du Collège* de Grenoble, qui recevait ainsi une consécration officielle d'aptitude à l'enseignement ; enfin tous les agrégés de ce collège étaient invités à assister aux examens. Voici, au surplus, le règlement de l'*Ecole de chirurgie*, tel qu'il fut publié après quelques modifications subies par le règlement initial, par l'intendant baron de la Bove :

Ordonnance de M. l'Intendant du Dauphiné en forme de Règlement.
(16 janv. 1785.)

—

ÉCOLE DE CHIRURGIE
ARTICLE PREMIER.

Il ne sera admis aux places d'élèves en Chirurgie fondées dans l'école établie chez les Religieux de la Charité à Grenoble, que des jeunes gens de l'âge de seize à dix-neuf ans, domiciliés à la campagne, sains, bien conformés, d'une conduite irréprochable, et qui auront fréquenté pendant un certain temps ladite école, ou commencé à acquérir quelques connoissances chez des Maîtres en Chirurgie, soit des villes, soit des campagnes.

---

(5) *Catéchisme sur l'art des accouchements,* ou précis des leçons publiques faites aux élèves sages-femmes, sous les ordres du citoyen Préfet du département de l'Isère, par le citoyen HÉRAUD, D. M., professeur de l'art des accouchements. (Sans date) à Grenoble, chez J. Allier, imprimeur. Bibliothèque de Grenoble, O. 3780.

ART. II.

Les places seront accordées au concours, à ceux qui auront été reconnus avoir plus de capacité et de dispositions pour l'état de Chirurgien, sur le rapport qui nous en sera fait par les Médecins et les Professeurs de l'école, préposés pour l'examen des aspirants.

ART. III.

Les sujets qui aspireront aux dites places d'élève, se présenteront au Subdélégué du département, qui les inscrira, s'ils ont les qualités requises par l'article premier, et nous en adressera l'état. Ils se retireront ensuite chez eux, jusqu'au temps où le concours devra avoir lieu ; ce dont ils seront avertis un mois à l'avance, pour qu'ils aient le temps de s'y rendre ; nous réservant, s'il s'en trouvoit qui ne fussent pas en état de supporter les frais de voyage ou de séjour, de venir à leur secours, par des indemnités proportionnées. Il sera en outre accordé une gratification de la somme de cent livres aux Maîtres en Chirurgie qui leur auront donné les premières connoissances dont ils ont besoin pour paroître avec succès au concours, et qui auront été admis au nombre des élèves.

ART. IV.

Ceux qui auront obtenu une place d'élève étant logés, nourris et enseignés aux frais du Roi, n'auront d'autre dépense à faire que celle de leur entretien. Leur habillement sera composé d'un habit de drap gris de fer, parements noirs, doublure, veste et culotte rouges, boutons blancs de métal.

ART. V.

Les parents les plus solvables des jeunes gens qui auront été reçus au nombre des élèves, se soumettront, par écrit, à rembourser les frais que leur instruction dans l'état de Chirurgien aura occasionnés, à raison de 500 liv. par an, dans le cas où, après avoir fini leurs cours, lesdits élèves porteroient leur talent hors de la Province, ou viendroient à s'établir dans une ville, sans qu'ils puissent en être dispensés, sous aucun prétexte.

ART. VI.

Les réglements particuliers établis par les Religieux de la Charité pour la police intérieure, qui ont été homologués par notre prédécesseur, seront observés exactement par chacun des élèves.

ART. VII.

Le cours d'ostéologie commencera au premier septembre de chaque année, et durera jusqu'à la fin du mois de novembre.

Pendant l'hiver, les élèves s'occuperont de la myologie, l'angiologie, la splanchnologie et la névrologie, et de suite on leur démontrera les bandages et les opérations.

Les cours de principes de médecine commenceront immédiatement après, et ils seront faits par le Médecin de l'Hôpital militaire, bréveté par le Roi, ou par un des autres Médecins du Collège de Grenoble, qui se sont offerts, avec autant de zèle que de désintéressement, à seconder nos vues sur cet objet.

Les préleçons de botanique et de matière médicale seront faites par le Professeur de botanique, et toutes les leçons de ces différents cours se donneront dans une des salles des bâtiments de l'Hôpital militaire, appartenants aux Religieux de la Charité. Ces Professeurs se concerteront entr'eux, et avec celui du cours d'accouchement, pour le temps et l'heure de leurs eçons dans les saisons destinées à l'étude de ces différentes parties.

Art. VIII.

Les élèves seront exacts à suivre le Médecin de l'hôpital dans ses visites, pour s'instruire de la nature des maladies internes, de leurs symptômes, de leurs crises, et des remèdes qu'il convient d'employer dans leur traitement. Le lit Médecin les examinera de temps à autre sur cet objet, et nous rendra compte, chaque mois, des dispositions de chacun d'eux, ainsi que de leur conduite.

Art. IX.

Ils assisteront à la préparation des remèdes dans la pharmacie, et à leur distribution dans les salles, lorsque cela leur sera ordonné, afin qu'ils puissent acquérir des connoissances suffisantes pour pouvoir exercer avec fruit la pharmacie dans le lieu où ils s'établiroient.

Art. X.

Pour s'assurer des progrès desdits élèves, il sera fait, en notre présence, ou en celle de notre Subdélégué, deux examens généraux chaque année, auxquels seront invités les Médecins et les Maîtres en Chirurgie de Grenoble, et assisteront les Religieux de la Charité, tous les Professeurs qui auront concouru à leur instruction, et le Médecin aux épidémies. Le premier aura lieu dans la dernière quinzaine du mois d'avril, et roulera sur toutes les parties de l'anatomie et les opérations; et dans le second, fixé à la fin du mois d'août, les élèves seront examinés séparément sur tous les objets de leurs études. Il sera décerné deux prix aux deux sujets qui auront le mieux satisfait aux différentes questions qui leur auront été faites, en tant néanmoins que leur conduite et leurs mœurs répondront à leur capacité. Le premier prix consistera en quelques livres de médecine et de chirurgie et une trousse de Chirurgien, et le second, en des livres seulement.

Art. XI.

Tout élève qui, au bout de deux ans, n'aura pas donné des preuves de goût et d'application pour son état, sera renvoyé, d'après le compte qui nous en sera rendu; et comme il n'est pas moins essentiel que lesdits élèves soient retenus dans les bornes du devoir, et que la subordination soit exacte, une mauvaise conduite et une désobéissance constante aux Religieux de la Charité ou aux Professeurs sera, après trois réprimandes ou autres punitions, suivant l'exigence du cas, un motif de renvoi irrévocable.

Art. XII.

Le terme de trois années, précédemment fixé pour l'instruction des élèves, ne paroissant pas suffisant, relativement à l'étendue des connoissances que nous désirons leur procurer, nous nous sommes déterminés à les entretenir à cette école une quatrième année, afin de leur laisser le temps de se perfectionner dans les différents genres indiqués ci-dessus; comme aussi de suivre les cours publics de principes de chirurgie et de chymie, qui seront faits dans l'hôpital.

Art. XIII.

Lorsque les élèves auront fini leurs cours, il leur sera délivré un certificat authentique signé des Professeurs, et par nous visé; nous proposant d'accorder en outre à ceux qui se distingueront dans leur état des encouragements proportionnés aux soins qu'ils se seront donnés, soit pour le traitement gratuit des pauvres malades de leur arrondissement, soit pour leur exactitude à correspondre tant avec le Collège des Médecins de Grenoble, qu'avec le Médecin des épidémies, sur tous les objets qu'ils croiront importants à la santé publique.   9

COURS PUBLIC D'ACCOUCHEMENT

—

ARTICLE PREMIER.

Les leçons publiques d'accouchement qui se font par le sieur Heraud, maître en chirurgie, en sa maison rue du Palais à Grenoble, commenceront le premier lundi de chaque année. Les éleves de chirurgie, entretenus au compte du Roi, seront tenus d'y assister exactement.

ART, II.

On y recevra pareillement les éleves externes de ladite école, ainsi que les femmes et chirurgiens de la campagne qui s'y présenteront, et qui se seront fait inscrire chez le sieur Heraud dans les quinze derniers jours de mars.

ART. III.

Nos subdélégués feront choix chaque année, chacun dans son departement, d'une femme de bonnes mœurs, d'une santé robuste, d'un caractere doux et d'un âge compétent, qu'ils nous proposeront dans le mois de février pour être admise à suivre ce cours.

ART. IV.

Les femmes dont le choix aura été par nous approuvé, se rendront à Grenoble d'après l'avertissement que nous leur en ferons donner par nos subdélégués ; elles seront remboursées des frais de leurs voyages, et il sera pourvu, au compte du Roi, au payement de leur logement et de leur nourriture pendant la durée du cours.

ART. V.

Les leçons pour les éleves en chirurgie auront lieu les lundi, mercredi et vendredi de chaque semaine ; et en cas de vacance, le lendemain aux heures qui seront indiquées. Chaque leçon sera au moins de deux heures, pendant lequel temps les éleves observeront le plus grand silence, et se comporteront avec décence et honnêteté, tant envers le professeur, qu'envers les éleves sages-femmes, à peine de punition.

ART. VI.

Les leçons pour les éleves sages-femmes se donneront les lundi, mardi, mercredi, vendredi et samedi de chaque semaine, depuis dix heures du matin, jusqu'à midi, et depuis deux heures de relevée, jusqu'à quatre.

ART. VII.

A la fin de chaque cours, il sera procédé à un examen des femmes qui l'auront suivi, et il sera accordé trois prix aux trois sujets qui, au rapport des gens de l'art, auront répondu de la maniere la plus satisfaisante. Le premier prix sera de la valeur de 48 liv.; le second, de 36 liv.; et le troisieme, de 24 liv.

ART. VIII.

Il sera délivré à chacune des femmes qui auront assisté au cours, un cer tificat où leur capacité se trouvera attestée. Leurs noms et demeure seron n inscrits sur un registre tenu par le Professeur, qui nous en remettra cha que année une copie pour être envoyée au rédacteur des affiches de la p ro vince, qui l'insérera dans ses feuilles, afin de servir de renseignements aux personnes qui auroient besoin de leurs secours. Si par la suite ces sages-femmes s'occupent avec zele des devoirs de leur profession, sur le compte qui nous en sera rendu par nos subdélégués, il leur sera accordé quelques exemptions ou encouragements.

Tel est le règlement initial de 1771, complété en 1782 avec quelques modifications, et publié en 1785 par le successeur de M. Pajot de Marcheval, l'intendant Gaspard Louis Caze, baron de la Bove.

Les élèves étaient régis par un sévère règlement de police que voici :

Règlement de police et de discipline, du deux janvier mil sept cent quatre-vingt-deux, concernant les Elèves entretenus à l'Ecole de Chirurgie, établie à l'Hôpital Royal et Militaire de Grenoble (1).

ARTICLE PREMIER.

Tous les Elèves internes seront éveillés en tous temps, à 5 heures et demie. Ils s'habilleront promptement et modestement, pour se rendre à l'église à l'avant-quart de 6 heures, pour assister à la Messe de communauté avec les Religieux. Après quoi ils aideront à la distribution des aliments, ainsi qu'à l'hospitalité, assisteront à la visite du Médecin, à celle du Chirurgien, et au pansement.

Les Elèves externes se rendront aussi à la même heure pour la Messe, et assisteront aux mêmes exercices.

ART. II.

Chaque Elève, tant interne, qu'externe, sera muni d'un lancetier, garni de six bonnes lancettes, d'une ligature, de deux bons rasoirs, d'une pince à anneaux, et d'une feuille de myrthe pour les pansements, d'une paire de ciseaux à linge, et d'un étui de scalpels ; ils seront aussi pourvus des livres d'anatomie et de chirurgie qui leur seront indiqués par le Religieux démons-trateur.

III.

Tous les mois, et même autant de fois que le Chirurgien Major le jugera à propos, chaque Elève fera visiter les instruments ; ceux qui ne se trouve-ront pas en bon état seront rejettés, et mis hors de service, jusqu'à ce qu'ils soient réparés.

IV.

Chaque élève, tant interne, qu'externe, sera nommé à tour de rôle pour faire la semaine de chirurgie, qui commencera avant le pansement du dimanche matin, pour finir le samedi au soir.

Les fonctions de cet emploi consisteront à entretenir une grande propreté dans la salle destinée aux appareils, à pourvoir d'eau dans la fontaine du lavoir, et un essuie-main propre, qu'il fera renouveller chaque fois qu'il sera nécessaire, en rendant celui qui aura servi, au Religieux garde-robbier.

Avant chaque pansement du matin et du soir, il garnira un ou plusieurs réchauds, suivant le besoin, pour chauffer ce qui sera nécessaire pour les-dits pansements. Il exposera aussi un panier dans chaque salle, pour y déposer les linges et appareils qu'on retirera de chaque blessé ; et après le pansement, il rentrera ces paniers dans le lieu destiné à cet effet.

---

(1) Règlement de police et de discipline du deux janvier mil sept cent quatre-vingt-deux, Grenoble. Imprimerie royale 1782. Bibliothèque, O, 3854.

Aussi tôt le pansement, il ira à la pharmacie prendre le billet des saignées, et des pansements extraordinaires portés sur la visite du médecin, lequel billet il remettra à celui des Elèves Religieux de semaine qui sera préposé pour vieiller sur cette partie. Il prendra aussi le billet des lavements, qu'il sera tenu de donner aux malades aux heures convenables.

Il sera également chargé de la préparation et cuisson des cataplasmes; il portera la plus grande attention à ce qu'ils soient bien cuits sans être brûlés ; et en quittant la semaine, il en remettra à son successeur autant qu'il en faudra pour le pansement du matin. Il doit aussi remettre l'office, et tous les ustensiles qui en dépendent, dans l'état de la plus grande propreté, à peine de continuer la semaine pendant huit jours.

V.

Toutes les saignées et pansements extraordinaires seront faits sous la direction du Religieux de semaine. L'Elève qui sera commis pour exécuter les saignées, sera muni d'une lumière, d'une palette, d'un drap rouge pour les saignées au bras, et d'un drap ordinaire pour celles au pied. Si ledit Elève manque les saignées, il ne piquera pas une seconde fois, mais elle sera faite par le Religieux présent.

VI.

Les Elèves qui seront chargés d'appareils, prépareront après chaque pansement tout ce qui sera nécessaire pour le pansement suivant, et auront la plus grande attention à se pourvoir de tout ce qui leur aura été indiqué par le Religieux Chirurgien en chef, lors du pansement. Ils seront munis de lumière, d'un platenier pour recevoir les appareils qu'on retirera des blessés ; et après chaque pansement, ils déposeront les linges et compresses, etc., dans les paniers destinés à les recevoir.

Lorsqu'on confiera des pansements aux Elèves, ils ne pourront les faire que sous les yeux et la direction du Religieux qui présidera au pansement.

VII.

Il y aura chaque jour un ou plusieurs Elèves dénommés pour la garde des salles : ils auront soin de se rendre aux heures qui seront indiquées sur le billet de garde, et de distribuer aux malades qui y seront inscrits, les boissons, médicaments et autres secours, aux heures convenables. S'il se présente quelques blessés pendant leur garde, ils en donneront sur le champ avis au Religieux Chirurgien en chef, ou à son substitut. Ils seront aussi tenus de donner avis des abus qui pourroient se passer, soit de la part des malades, soit par ceux qui viennent les visiter, soit enfin par d'autres Elèves, ou par les garçons infirmiers.

VIII.

Les Elèves qui seront de garde pendant la nuit, visiteront toutes les demi-heures chaque salle de malades; ils distribueront les boissons, médicaments et bouillons indiqués par le billet de garde, et porteront une attention particulière envers les malades ou blessés qui par leur état demanderont plus de soins.

La première garde commencera à huit heures du soir, et finira à minuit; à onze heures trois quarts celui qui sera de garde éveillera celui qui doit le remplacer, et ne quittera point les salles que celui-ci ne soit levé; et il aura soin, avant de se retirer, de lui recommander les malades les plus souffrants.

La seconde garde finira à quatre heures du matin; il éveillera à trois heures trois quarts les infirmiers et les Religieux qui seront dénommés, à cet effet, sur le billet de garde, et ne se retirera qu'après qu'il sera remplacé par quelqu'un d'eux.

Il est expressément défendu aux Elèves de se livrer au sommeil pendant leur garde, à peine de la recommencer la nuit suivante. Ceux qui se seront couchés seront congédiés sur le champ.

IX.

Tous les Elèves, tant internes, qu'externes, se rendront dans les salles à dix heures du matin et à cinq heures du soir pour aider à la distribution des aliments aux malades : hors de ces heures, et celles des pansements, il ne restera dans les salles que les Elèves de garde ; les autres se retireront ; savoir, les Elèves internes dans la salle destinée à l'étude, et les externes chez eux ; à moins que des exercices communs ne les appellent à l'amphithéâtre ou aux leçons.

X.

Ils se conformeront en tout pour leur étude au règlement qui sera arrêté par M. l'Intendant.

XI.

Tous les samedis chaque Elève rasera les malades couchés aux numéros dont il sera chargé ; cette opération se fera dans la salle des appareils pour les malades qui pourront sortir du lit, et au lit de ceux qui ne pourront se lever.

XII.

Les Elèves internes ne s'absenteront jamais de l'Hôpital, sans en avoir obtenu l'agrément du Religieux chargé de leur instruction, ou en son absence, des R. P. Prieur ou sous-Prieur, qui à cet effet leur donneront des billets de congé qu'ils remettront au portier. Ceux qui enfreindront cet article seront punis arbitrairement les deux premières fois, et congédiés à la troisième. Les sorties de nuit leur sont absolument interdites ; ceux qui découcheront seront congédiés sans retour.

XIII.

Tous les élèves en général porteront aux Religieux le respect ; ils seront soumis aux ordres des supérieurs et de ceux qui seront le plus particulièrement chargés de leur instruction et de leur conduite.

Ils n'auront aucune espèce de familiarité, ni avec les domestiques de la maison, ni avec les malades, soit pauvres, soit militaires, non plus qu'avec les personnes du sexe qui pourroient venir voir des malades à l'Hôpital.

Ils éviteront très scrupuleusement de proférer aucunes paroles triviales ou indécentes, et toute espèce de jurements ou serments, à peine d'être congédiés sur le champ.

Ils se traiteront entre eux avec politesse et honnêteté, et éviteront toute espèce de disputes. Ils ne pourront se rendre eux-mêmes justice des insultes qu'ils pourroient recevoir de quelques personnes que ce soit ; mais ils en feront le rapport aux R. P. Prieur ou sous-Prieur, pour qu'ils ordonnent les réparations convenables. Ceux qui en viendront aux voies de fait seront congédiés sans retour.

Les Elèves internes répondront en corps des déprédations, et des dégradations qu'ils pourroient faire, soit dans les effets destinés à leur usage, ou au service des pansements, soit dans toutes les autres parties de l'Hôpital. Les dommages seront réparés à frais communs, à moins qu'ils ne déclarent l'auteur du mal.

Il leur est expressément défendu de jouer aux cartes, ni à aucun jeux où il s'agira d'argent : ceux qui y contreviendront seront punis arbitrairement, et congédiés à la troisième récidive.

Si quelque Elève, soit interne ou externe, est convaincu d'avoir volé ou recelé quelques livres, instruments, meubles ou effets, soit de ses condisciples, soit dudit Hôpital, il sera mis aux arrêts, et puni suivant la gravité du délit, et ensuite expulsé à jamais de l'Hôpital.

XIV.

Il est défendu à tous les Elèves, soit internes ou externes, d'entreprendre le traitement d'aucunes maladies en ville, à peine d'être congédiés. Il leur est également prohibé, sous la même peine, de faire aucunes saignées aux personnes du sexe, soit au dedans de l'Hôpital, soit au dehors, à moins que dans le premier cas la saignée n'eût été décidée nécessaire par le Médecin ou le Religieux Chirurgien de l'Hôpital, et que la personne ne fût pauvre; auquel cas il y aura un Religieux présent à l'opération.

XV.

Les Elèves internes s'entretiendront proprement, et sans affectation dans leurs habits ; leurs cheveux seront tenus proprement, bien peignés et mis en queue, avec une boucle à chaque face ; ce qu'ils feront par eux mêmes. Ils apprendront aussi à se raser, et ne se serviront de perruquier que pour couper leurs cheveux.

Ils feront eux-mêmes leurs lits chaque jour au matin. Ils rendront le linge sale au Religieux chargé de la garde robe, qui leur en rendra de blanc chaque fois qu'il sera nécessaire.

Les salles où ils couchent seront entretenues dans la plus grande propreté, et balayées chaque jour par un des Elèves, ce qu'ils seront tenus de faire chacun à tour de rôle. Ils ne feront aucunes malpropretés dans leur appartement, ni dehors, et il leur est défendu d'en jeter par les fenêtres.

Ils ne pourront, sous quelque prétexte que ce puisse être, monter du feu, soit charbon, soit braise, dans leur appartement, tant pour éviter les accidents qui pourroient en résulter pour eux, qu'à cause du danger des incendies.

XVI.

Les Elèves internes assisteront tous les soirs avec les Religieux à la prière commune qui se fait au chœur de l'église, et ensuite à la visite des malades. Delà ils se rendront dans leur appartement, où ils se coucheront modestement et en silence. Il leur est interdit de conserver de la lumière sur leur lit, ni à côté d'icelui, pour étudier, ni lire.

Le présent réglement fait et rédigé par nous Supérieur de l'Hôpital Militaire et de charité de Grenoble, ensuite de la délibération capitulaire du 2 janvier 1782, pour être observé et exécuté par tous et un chacun des Elèves en chirurgie qui seront admis dans cette maison, sous le bon plaisir de Mgr l'Intendant.

Lequel réglement sera aussi exécuté de pôint en point par les autres Elèves, soit pensionnaires, soit externes, chacun en ce qui les concerne, et sous les peines y portées.

Fait et arrêté au Chapitre, le deux janvier mil sept cent quatre-vingtdeux.

F. Alexandre Dufois.

Vu et approuvé par nous Intendant de Dauphiné, pour être exécuté suivant la forme et teneur.

Signé, PAJOT.

Que diraient nos internes si nous les soumettions à pareille discipline !

Dès 1773, Villars était chargé du cours de botanique qu'il professait dans le « jardin des plantes botaniques » de l'Hôpital ; en 1778, le ministère Necker lui avait même alloué 1.800 livres « J'ai vu la lettre, dit plus tard Villars en 1789, mais je n'ai jamais touché l'argent ». Enfin, en 1782, l'Ecole de chirurgie reçoit son complément indispensable, un *jardin botanique* véritable, qui est confié à la direction de Villars, professeur. Il avait avec lui un jardinier, botaniste émérite, Pierre *Liotard*, neveu de l'herboriste Claude Liotard, que nous avons déjà vu en 1720, ami et correspondant de J.-J. Rousseau (1). Les frais du jardin étaient payés par l'intendant sur les fonds de la capitation.

Voici le règlement de l'Ecole et du jardin botanique en 1785 :

ÉCOLE ET JARDIN DE BOTANIQUE

La connoissance des plantes et de leurs propriétés étant d'une nécessité indispensable, principalement dans l'exercice de l'art de guérir, nous avons donné des ordres pour qu'il fût formé un jardin de botanique, et établi annuellement un cours-pratique de cette science, particulièrement pour les éleves de l'école de chirurgie, destinés à suppléer les médecins dans les campagnes ; et desirant rendre cette établissement utile à tous les citoyens qui voudront profiter des connoissances qu'il doit procurer, nous avons jugé à propos de le publier, et de faire connoître les époques auxquelles ces cours auront lieu chaque année, et les regles qui doivent y être observées.

ARTICLE PREMIER.

Le temps de la floraison, plus ou moins précoce, devant déterminer l'époque à laquelle s'ouvrira le cours de botanique, on en fixera le jour chaque année, et il en sera donné avis dans les affiches de la province.

ART. II.

Ce cours auquel assisteront les éleves de l'école de chirurgie, commencera par des préleçons qui se feront aux jours indiqués dans une des salles du college, à deux heures après midi, et seront suivies de démonstrations particulieres dans le jardin public, et d'herborisations aux environs de la ville, depuis sept heures du matin, jusqu'à dix.

ART. III.

Toutes personnes seront admises aux leçons de botanique pendant la durée du cours, et le jardin leur sera ouvert depuis six heures du matin jusqu'à dix, et depuis quatre heures de relevée jusqu'à huit, à l'exception néanmoins des enfants au-dessous de quinze ans, qui n'y entreront qu'autant qu'ils seront accompagnés.

ART. IV.

Il est très expressément défendu de toucher aux plantes, et de mener des chiens dans le jardin public de botanique.

---

(1) Ce jardin botanique fut d'abord situé à la porte de Bonne, il fut ensuite transféré à la Tronche, où on avait acheté une propriété de M. de Barral, pour y faire un *hospice de santé*, un jardin botanique et des pépinières; puis à l'ancien dépôt de mendicité, faubourg Saint-Joseph, enfin au lieu dit *Bois-Rolland*.

ART. V.

Les personnes qui voudront faire des études particul eres des plantes hors de la durée du cours de botanique, ne pourront entrer dans le jardin que de l'agrément du Professeur ou du jardinier, étant indispensable de laisser un temps libre pour la plantation, la distribution et l'entretien de ce jardin.

ART. VI.

Le jardin de botanique contiendra 3.000 plantes, dont 1.600 seront prises parmi les plantes indigenes à la province, et le surplus parmi les plantes exotiques, au choix du Professeur, qui préférera d'abord les plantes utiles employées dans la vie domestique, l'agriculture, la médecine, les arts, et achevera de remplir le nombre fixé, par les plantes rares, particulieres à la province.

Les professeurs de ce petit *institut médical* n'étaient pas sans valeur : parmi les religieux, plusieurs noms doivent être retenus.

Le *Père Ovide (Claude Lallemant)*, né à Toul. Après la suppression de l'ordre des religieux de la Charité, il restera à Grenoble, où il exercera, non sans distinction, la médecine. Il est mort en 1844, à l'âge de 82 ans.

Le *Père Elisée (Marie-Vincent Tolochon)*, né en 1753, à Lagny, avait débuté dans la vie religieuse, chez les Pères de la Charité de Paris. De là, il avait été dans leurs maisons de Niort, de l'Ile de Ré ; enfin, il était venu à Grenoble. Lorsqu'il quitta la France en 1792, il fut attaché comme médecin à l'armée des émigrés, passa en Angleterre et revint en France avec Louis XVIII. En 1814, on le retrouve premier chirurgien du roi et médecin du Val-de-Grâce. Il fut chargé de faire un rapport sur l'état de la médecine en France, et mourut à Paris, à l'âge de 64 ans, le 17 mai 1817. C'était, paraît-il, un homme instruit et de manières distinguées (1).

Enfin, le premier maître de Villars, le *Père Dominique (Durand)*, avait comme opérateur une véritable notoriété : il opéra de la pierre l'évêque de Grenoble, Caulet, et on trouve dans les registres de l'Hôpital qu'en 1775, une quête ayant été faite pour une femme atteinte de cataracte, on laissa à cette malade le choix d'aller se faire opérer à Lyon ou d'entrer chez les Dames de la Charité pour y être opérée par le Père Dominique (2).

Un autre religieux, le *Père Calixte,* qui passait pour être habile démonstrateur, fut aussi un des maîtres de Villars (3).

Parmi les laïques, à côté de *Villars*, on doit mentionner : *Gagnon, Bilon, Blanc* et surtout *Nicolas,* qui prend, à cette époque de notre histoire, la place occupée brillamment, dans les périodes précédentes, par les Aréoud, les de Villeneuve, etc.

---

(1) A. Rey : *La chirurgie à Grenoble au* XVIIIᵉ *et* XIXᵉ *siècle*, in *Bulletin médical du Dauphiné*, 1866.

(2) *Archives de l'Hôpital*, E, 24.

(3) *Eloge de Villars*, par Chaper, 1668.

II

En 1776 était fondée, à Paris, une Société dont le titre d'abord modeste, *Société pour l'épizootie*, fut changé pour un autre qui, confirmé par lettres-patentes en 1778, devait rester célèbre dans l'Histoire de la médecine, celui de *Société royale de médecine*. Le secrétaire général était Vicq d'Azyr. Son premier acte est de demander la création, dans chaque province, d'un médecin de généralité, chargé de surveiller spécialement « la santé du peuple, surtout des campagnes, et de vaquer au traitement des maladies épidémiques ».

Dès l'année 1779, *Jean-François Nicolas*, docteur en philosophie et en médecine, membre de l'Académie de Nîmes et correspondant de la Société royale de médecine, reçoit le brevet de conseiller et médecin du roi pour les maladies épidémiques de la province ; il avait, depuis l'année précédente, celui de médecin du duc d'Orléans, à Grenoble. Nicolas semble avoir été un médecin profondément honnête et dévoué, très instruit et très consciencieux, en même temps qu'habile observateur.

Dès le début, il prend son rôle très au sérieux ; il parcourt la province « pour être utile aux peuples dont la santé lui est confiée », et nous donne un traité fort curieux sur l'état sanitaire du Dauphiné à cette époque (1).

Ce livre est dédié à Monseigneur Pajot de Marcheval, intendant de justice et finances de la généralité du Dauphiné, qu'il remercie de l'avoir fait nommer au traitement des maladies épidémiques : il dénote un sentiment très vif du rôle social et vraiment démocratique de la médecine. Plein de franchise et de bonne foi, rempli de confiance dans les ressources de la science, l'auteur « espère que les villes capitales

_____

(1) *Histoire des épidémies qui ont régné dans la province du Dauphiné depuis l'année 1775*, par Nicolas, docteur en philosophie et en médecine, conseiller médecin du roi pour le traitement des épidémies dans la province du Dauphiné, médecin de Monsieur frère du roi et de Monseigneur le duc d'Orléans, de l'Académie royale des sciences, arts et belles lettres de Dijon, de celle de Nîmes et des arcades de Rome, correspondant de la Société royale de médecine de Paris et médecin à Grenoble. Grenoble 1780.

Nicolas avait déjà publié, en 1790, le *Manuel du jeune chirurgien*.

Un second volume, paru en 1786, fait suite à l'*Histoire des épidémies*, car la table des matières qui le termine est commune à l'un et à l'autre. Il a pour titre : *Mémoire sur les maladies épidémiques qui ont régné dans la province du Dauphiné depuis l'année 1780 jusque 1786*. Grenoble, de l'imprimerie royale.

Je dois la communication de ce second volume à un homonyme de Nicolas, le docteur Nicolas, qui, après avoir été, pendant 9 ans, professeur-suppléant à l'Ecole de médecine de Grenoble, est actuellement chargé du cours de physiologie et dont le père fut également professeur-suppléant à la même Ecole. J'aurai plus tard l'occasion de reparler de ce dernier.

et l'intérieur des provinces verront disparaître bientôt cet essaim de *maiges*, de soit disant opérateurs et de brigands, qui perçoivent sur le peuple l'impôt le plus onéreux, et dont les *arcanes* sont une des causes les plus redoutables de la dépopulation ».

Dès le début, il annonce, sans charlatanisme, qu'il donnera des consultations gratuites aux pauvres de la ville et des campagnes ; il invite même les curés à correspondre, avec lui, pour la santé de leurs paroissiens, mesure qui aurait aujourd'hui un caractère de *réclame*, qu'elle n'avait pas à cette époque, étant données surtout ses fonctions officielles.

C'est un des premiers médecins que nous voyons s'occuper d'hygiène : il recommande l'inoculation variolique alors en vogue ; mais pour que les personnes inoculées ne répandent pas la contagion, il établit ce que nous nommerions aujourd'hui un institut d'inoculation, « dans la maison du sieur Rey, maître en chirurgie à Seissin, près de Grenoble, au-delà du Drac ».

Il s'élève contre l'usage, alors général, d'établir les cimetières, dans les villages, auprès des églises, disant qu'il résulte de cette mauvaise habitude, « que les paysans attroupés dans ces cimetières avalent à longs traits les miasmes putrides, les dimanches et fêtes, lorsqu'ils viennent aux offices ». Cet objet, ajoute-t-il, dans un style qui est bien de l'époque, mérite l'attention la plus sérieuse de la part des *Pères de la Patrie*.

En même temps, le nouveau médecin des épidémies cherche à centraliser dans ses mains tout le service de la *santé publique*, et les instructions suivantes sont publiées au nom de l'intendant du Dauphiné :

Manière de se procurer des secours, et de pourvoir aux besoins dans les cas d'épidémie.

ARTICLE PREMIER

Lorsqu'il régnera dans quelque ville, bourg ou village, des maladies graves ou contagieuses, les châtelains, officiers municipaux, ou personnes en place, en donneront prompteront avis au subdélégué du département, qui se procurera, par la voie des médecins ou chirurgiens des lieux les plus à portée, un mémoire sur la nature et les progrès de la maladie.

ART. II.

Ce mémoire nous ayant été adressé, sera communiqué au Médecin bréveté du Roi pour les épidémies, qui y répondra par une consultation, qu'il fera passer au Chirurgien le plus voisin et le plus capable. Il le chargera de suivre le traitement, et de lui rendre compte exactement des progrès ou de la diminution de la maladie, ou, si le cas l'exige, il se transportera, ensuite de nos ordres, dans le lieu contagié, pour y donner gratuitement ses soins aux malades, et il y restera le temps qu'il jugera sa présence nécessaire.

Art. III.

Ledit médecin se pourvoira des remedes qu'il jugera nécessaires pour le traitement de la maladie, et il remettra à son retour ceux dont il n'auroit pas fait usage, ou qui n'auroient pas été entierement employés.

Art IV.

Les officiers municipaux des communautés concourront à l'exécution de tout ce que ce Médecin prescrira, pour parvenir à l'extinction ou prévenir les maladies contagieuses, et il nous sera rendu compte du zele qu'ils auront apporté dans cette occasion.

Art. V.

L'attention du Médecin se portera à tout ce qui peut intéresser la santé publique. Il examinera la qualité du sol, des productions, des eaux, de l'air, des aliments, etc., des lieux où il sera envoyé ; et du résultat de ses observations, il sera dressé un mémoire qu'il nous remettra à son retour, et qui, suivant les circonstances, sera rendu public par la voie de l'impression. Il s'occupera aussi de l'analyse des eaux minérales des lieux les plus à portée, toutes les fois que ses occupations pourront le lui permettre.

Art. VI.

Ce Médecin continuera à donner à Grenoble, dans sa maison rue Chenoise, des consultations gratuites aux habitants des campagnes, les mercredi et samedi de chaque semaine, depuis dix heures du matin jusqu'à midi ; et dans les lieux où il sera envoyé, aux heures et jours qui seront par lui indiqués.

En même temps sont répandues les instructions suivantes, qui justifient le premier titre de *Société des Epizooties* pris par la Société royale de médecine :

ÉCOLES VÉTÉRINAIRES

L'admission des jeunes gens de la campagne aux écoles vétérinaires sera soumise, à l'exception du concours, aux mêmes formalités que celles qui ont été réglées pour les sujets entretenus à l'école de chirurgie ; mais comme le nombre des éleves qui ont été instruits dans l'art vétérinaire, tant à Lyon, qu'à Alfort, et qui sont répandus dans la province, est devenu assez considérable, nous croyons devoir leur prescrire ce qu'ils auront à faire dans le cas où une maladie épizootique viendroit à se manifester dans leur arrondissement ; en conséquence, nous avons ordonné et ordonnons ce qui suit :

Article Premier.

Les châtelains, officiers municipaux, ou autres personnes en place, donneront avis à l'éleve vétérinaire le plus prochain des maladies qui pourroient se manifester sur les bestiaux des habitants de leur communauté, et ils en préviendront en même temps le subdélégué du département.

Art. II.

Au premier avis qu'il en recevra, l'éleve vétérinaire se rendra dans le lieu où l'épizootie se sera déclarée. Il prendra d'abord les précautions les plus promptes pour obvier à ce que la contagion ne se propage, et il se hâtera de nous faire passer un détail circonstancié de la maladie, afin que les secours dont il pourroit avoir besoin pour le traitement puissent lui être envoyés sur le champ, s'il est jugé nécessaire.

ART. III.

Les éleves répandus dans la Province seront tenus de nous envoyer, dans le courant de janvier de chaque année, un mémoire raisonné sur les maladies particulieres dont les bestiaux de leur arrondissement auront été attaqués pendant l'année précédente, ainsi que sur les moyens curatifs qu'ils auront employés pour leur traitement, et les mémoires seront rendus publics par la voie de l'impression, lorsque les circonstances pourront le requérir.

ART. IV.

Tous les artistes vétérinaires seront tenus d'exécuter les ordres qui leur seront donnés par l'Inspecteur des haras, relativement aux épizooties ; autorisons en conséquence ledit Inspecteur à assigner, d'après nos ordres, des arrondissements auxdits éleves ; lesquels auront attention de le tenir exactement informé des différentes maladies qui pourront se manifester, ainsi que de tout ce qui pourra intéresser cette partie du service, dont il nous rendra compte.

ART. V.

Il sera donné des encouragements aux éleves vétérinaires qui auront montré le plus de zele à se conformer aux dispositions du présent réglement.

Fait le 16 janvier 1785.   *Signé :* CAZE DE LA BOVE.

Les épidémies qu'observe le nouveau médecin de la généralité semblent se rattacher à la fièvre typhoïde et à la grippe.

Au village d'Eourres, près de Gap, il trouve la fièvre typhoïde dans les conditions de misère les plus épouvantables : « Les malades, environnés de fumier, ont souvent pour toute compagnie des porcs, avec lesquels ils sont familiers, et commensaux. Les auges de ces dégoûtants quadrupèdes estaient ordinairement au pied du lit de leur maître ; les excréments confondus répandaient l'odeur la plus désagrable ; des familles entières dans le même lit, sans secours, sans pain ». Il ordonne de chasser les porcs, de nettoyer les immondices, et, comme ses ordres ne sont pas exécutés, il déclare qu'on tuera tous les porcs trouvés dans les chambres. « Le paysan craignit pour ses porcs plus que pour lui-même, et ils furent relégués dans leur loge. »

Au fort Barraux, il arrête une épidémie de fièvre typhoïde, en défendant de boire de l'eau, doctrine aujourd'hui banale, mais avancée pour cette époque. La surdité, le météorisme, la langue noire et fuligineuse qu'il note chez tous les malades, paraissent ne laisser aucun doute sur la nature de l'affection.

Mais il semble que ce soit la grippe, qu'il observe à Voreppe et à Grenoble, où elle succède à une épidémie de *cornes* (oreillons) : pesanteur de tête, yeux rouges, teint vif et animé, céphalalgie vive, enchifrènement, toux, puis diarrhée. Les personnes âgées mouraient en grand nombre. Il donnait le kermès minéral, le camphre, des lavements de bouillon de tripes, mais ne saignait pas : on le voit même avec plaisir réagir contre la tendance de la médecine à cette époque et blâmer « les chirurgiens de la campagne qui abusent cruellement à cet égard de la crédulité populaire et des privilèges qui leur sont accordés ».

Au Villard-de-Lans, en 1779, il semble que ce soit encore la grippe ou la pneumonie infectieuse. Lassitude, envie de vomir ; points vagues de côté, délire, « toutes les matières se fixent sur le poumon ». Nous trouvons, à ce propos, dans le livre de Nicolas un essai de traitement local dans les affections des voies respiratoires : il emploie, en effet, les fumigations, sans dire lesquelles, et il ajoute : « Un chirurgien anglais, M. Mudge, a annoncé depuis peu, dans les papiers publics, un instrument, qu'il appelle *inhaler* dans sa langue, mot que nous pourrions traduire par celui de *fumigateur* ; mais, le sieur Monnet, ferblantier, rue Montorge, en a exécuté un avec adresse et intelligence ».

On trouve dans le volume de 1786 *(Mémoire sur les maladies épidémiques)*, deux observations intéressantes dont la première est surtout remarquable ; mon savant collègue, le Dr Gallois, a déjà appelé sur elle l'attention de la *Société de médecine* (1) :

« La première de ces observations, dit M. Gallois, qui remonte à 1780, donne une description fort exacte du rythme respiratoire, dit de *Cheyne-Stokes*, ainsi appelé du nom des auteurs, qui paraissent l'avoir les premiers décrit. Or Cheyne parle de ce phénomène pour la première fois en 1814, et Stokes, qui l'a vulgarisé, a fait paraître son traité des maladies du cœur et de l'aorte en 1854. La priorité de la description de ces phénomènes appartient donc à notre compatriote ».

Nicolas, sous le titre d'*Observations sur un phénomène inconnu de la respiration*, a en effet très nettement décrit ce phénomène observé chez un malade cardiaque, qui avait de l'œdème des jambes. « Son pouls, dit-il (1), était d'une irrégularité singulière : je ne pus trouver, pendant un mois, trois pulsations isochrones ; mais ce qui était bien plus extraordinaire que cette irrégularité, c'était une *suspension absolue, une sériation des mouvements du poumon, pendant 25 ou 30 secondes, à chaque 35e ou 36e respiration ; alors le jeu de l'organe se rétablissait peu à peu et, par une gradation très sensible, il reprenait son énergie ordinaire, pour cesser de nouveau à peu près à*

---

(1) Journal de la *Société de Médecine et de Pharmacie de l'Isère*. Octobre 1884, page 268.
(1) *Mémoires, loc cit,* page 143.

l'instant marqué. J'observai ce phénomène avec la plus scrupuleuse attention, et l'on m'assura qu'il avait lieu depuis environ huit mois ; les jambes étaient gorgées, leur empâtement alternait avec le jeu plus ou moins libre de la respiration ».

Comme il avait communiqué son observation à l'académie de Dijon, dont il était membre, le secrétaire perpétuel de cette académie, Maret, lui écrivait à ce sujet : « L'académie a entendu votre observation. Le phénomène dont elle fait l'histoire, la manière dont vous l'avez exposé, l'explication que vous en avez donnée, tout a inspiré beaucoup d'intérêt...... . » Nicolas, avec une pointe d'amertume, ajoute ensuite à son observation : « Les médecins ne peuvent s'instruire que par la communication du résultat de leur pratique ; il serait à désirer que dans toutes les grandes villes, la confiance fût réciproque ; le public y gagnerait et la médecine serait plus utile et plus respectée. Cet usage est reçu dans tous les pays où se trouvent de vrais médecins, qui connaissent leurs devoirs et savent observer ».

Il a fallu que le signe aujourd'hui classique, qui fut découvert par un médecin grenoblois, nous revînt (40 ans après) d'Angleterre, pour qu'il prît *lentement* droit de cité dans la science française, sous un double nom anglais ! C'est là un un des mille exemples des méfaits de la centralisation qui, encore, n'était pas alors ce qu'elle est devenue aujourd'hui. La Province n'a pas actuellement d'autre moyen de se faire entendre, que de parler à Paris : c'est là l'indice d'un défaut grave dans la circulation intellectuelle de l'organisme scientifique.

Les eaux minérales de la région ont toujours eu le privilège d'attirer l'attention des médecins de Grenoble ; nous en avons déjà vu plus d'une preuve ; nous en trouverons d'autres encore. Nicolas porte son attention sur les eaux de la Motte : « Ces eaux mériteraient d'être plus fréquentées et le seraient, dit-il, sans doute, si l'accès en était plus facile ». Ses vœux sont aujourd'hui réalisés !

Elles étaient, d'après lui, plus employées ou du moins plus souvent ordonnées que nous le pensons généralement ; il prétend, en effet, « qu'on fait à Paris, dans tout le royaume, un usage très étendu des eaux de la Motte », affirmation qui surprend un peu. Dans la région, leur emploi était fréquent : ainsi, en 1721, l'Hôpital envoyait déjà des malades à la Motte (1), et en 1717, on trouve sur le registre des tailles le nom de Pierre Drogat, « vendant les eaux de la Motte » (2). Mais dans tout le royaume ? c'est

(1) *Archives de l'Hôpital,* E, 8.
(2) *Archives municipales,* C C, 282.

beaucoup dire, peut-être ! Du reste, après avoir affirmé le grand usage de
ces eaux à Paris et dans tout le royaume, il ajoute : « et cependant nous
savons que le préposé à la distribution des eaux minérales à Grenoble
n'en fit passer au régisseur de Paris que pour 38 livres en 1779, preuve
bien convaincante qu'on les fabrique à Paris ! » Il n'y a décidément rien
de nouveau !

Il était allé plusieurs fois visiter les eaux, pour les analyser
en compagnie du baron de Venterol, seigneur de la Motte, de « M. Binelly,
directeur des mines de Monsieur et naturaliste très éclairé », et « d'un
religieux de la Charité, distingué par ses connaissances en chymie et
surtout par beaucoup d'adresse dans les manipulations chymiques ». C'est
sans doute pour ce religieux qu'on avait aménagé dans l'Hôpital un laboratoire de chimie (1).

Son attention se porte également sur d'autres eaux, notamment celles
d'*Uriage*, « qui se chargent du phlogistique des végétaux et des animaux
aquatiques, qui vivent, meurent et perdent leur organisation dans le marais ». Les connaissances chimiques et hydrologiques de l'époque n'étaient
pas de nature à donner le moindre intérêt pour nous à tout ce qui a pu être
écrit alors sur ce sujet; nous ne pouvons que constater, en passant, la foi de
Nicolas dans les *sourciers* : « Dans l'automne de 1784, dit-il, M. Thouvenel
parcourut avec le fameux Bletton la montagne d'Uriage. Le sourcier reçut
les impressions ordinaires, sur le terrain qui couvrait le canal, que l'eau
gazeuse s'est formée; les observations faites par cet homme singulier con-
firmèrent mon sentiment sur la source et le trajet de l'eau minérale. Bletton
éprouva constamment des picotements aux jambes......... Je demande
bien pardon à messieurs les Académiciens mécréans ; mais je ne puis et
je ne pourrai jamais être assez complaisant, pour nier le témoignage de
mes sens, quand je suis et serai assuré qu'ils ont bien vu, bien constamment senti. L'amour-propre académique ne mène pas toujours à la
conviction, à la vérité ; et c'est la conviction et la vérité que je cherche.
Avant que j'eusse pu rencontrer Bletton, j'étais, pour le moins, aussi
incrédule que ceux qui le pourchassent; je l'ai suivi avec attention et j'ai
cru à ses sensations, comme j'ai cru aux grands et superbes effets de
l'*influence universelle*, lorsque ma main et ma *volonté* les ont produits ».
Je crois qu'il est temps d'arrêter l'honnête Nicolas: il est sur une voie
dans laquelle l'imagination a mené loin certains savants. Ce fut d'ailleurs
un adepte du *mesmérisme*. Bien que nous sachions aujourd'hui qu'une part

---

(1) *Archives de l'Hôpital,* II, G, 1.

de vérité très réelle était cachée derrière l'esprit de jonglerie et la mauvaise observation, bien que nous ne puissions absolument nier la possibilité de certains phénomènes, et que nous vivions à une époque scientifique, où nous apprenons, tous les jours, qu'il ne faut rien nier *à priori*, nous ne pouvons encore considérer les phénomènes auxquels Nicolas fait allusion, que comme une pure illusion.

Il s'occupe également de l'eau d'*Auriol*, sans rien ajouter à ce qu'ont écrit ses prédécesseurs; chemin faisant, il montre des désirs d'observation, des intentions d'étude, plutôt que des observations bien sûres et des études bien positives. Dans le Trièves, par exemple, il observe le type des habitants et croit remarquer que l'espèce humaine « y est remarquable par la coupe allongée du visage ». « La figure des habitants du Trièves ressemble beaucoup, dit-il, à celle des habitants du Vercors, canton du Diois, très élevé et presque au niveau du Villard-de-Lans, dans les montagnes de Sassenage. Le costume est particulier dans le Trièves, ainsi que les usages ; de sorte qu'avec un peu d'attention, on distinguerait, dans une foule d'habitants des plaines du Diois, un Triévin qui s'y serait mêlé. Le sexe n'offre pas moins de variétés ; les femmes portent, en général, des corps à baleine, qui descendent au-dessous des fesses, et présentent une taille difforme par sa longueur. Dans le Diois, au contraire, les filles surtout n'ont que des corsets ou des corps à baleine très légers ; leur taille est aussi svelte et naturelle que celle des autres est lourde et ridicule. L'idiome du Trièves se rapproche de celui de Grenoble ; il semble avoir absorbé le dernier éclat du patois provençal et languedocien, qui a rejailli jusqu'au pied du col de Menée ». J'ai cité ce passage moins pour lui-même que pour montrer les tendances de Nicolas vers les études toutes modernes d'ethnologie, d'anthropologie et de linguistique.

Il étudie également les eaux du *Monestier*, sans nous donner de nouveaux renseignements sur elles.

On trouve enfin, dans son livre, des considérations sur l'hygiène des cardeurs de laine, où il fait preuve surtout d'un immense désir de répandre, dans les classes pauvres, les bienfaits de la science.

Pendant que Nicolas appliquait son activité à l'étude des épidémies et des richesses hydrominérales de notre pays, l'Ecole de chirurgie se développait avec prospérité.

Bilon père était alors un de ses professeurs laïques le plus en vogue ; il y enseignait la chirurgie comme chirurgien de l'Hôpital général et de la Providence de Grenoble. Il avait une grande clientèle et avait cependant publié quelques petits mémoires dans les Affiches du Dauphiné (1). L'un de ses principaux, celui qu'il eut certainement le plus à cœur, est un petit opuscule, où il eût à se défendre contre la jalousie de certains confrères qui avaient exploité contre lui la mort rapide, au bout de cinq jours, d'un prêtre, l'abbé Garcin, qui s'était fait une fracture compliquée de la jambe (2). Le Procureur général avait dû faire une enquête et Bilon n'eut pas de peine à démontrer la parfaite régularité de sa conduite dans un cas où sa responsabilité n'était pas d'ailleurs seule engagée, puisqu'il avait vu le malade avec le père *Elisée* et les docteurs *Héraud, Blanc* et *Duchadoz*. Bilon mourut en 1777 et, sur la recommandation de *Gagnon*, son fils lui succéda à l'Hôpital (3), comme il l'avait déjà remplacé avant sa mort chez les dames de la Providence « qui n'attendirent pas que je fusse titré pour me nommer chirurgien de leur hôpital », dit lui-même *Bilon* fils. Nous voyons, en 1786, ses honoraires portés à 120 livres par an ; il fera chaque semaine un pansement et se rendra à l'Hôpital toutes les fois qu'il sera requis.

Si l'Ecole de chirurgie prospérait, les rapports des religieux avec l'Hôpital étaient toujours l'occasion de discussions sur l'application des règlements. A l'Hôpital militaire, au sujet duquel les Pères de la Charité avaient fait, avec M. de Marcheval, un nouveau marché, les choses n'allaient pas mal ; mais il n'en n'était pas de même à l'Hôpital civil : les religieux congédiaient les malades dès qu'ils n'étaient plus à la diète, avant qu'ils fussent complètement guéris ; on en renvoyait d'autres déclarés incurables, avant que leur incurabilité fut démontrée. L'Hôpital fit aux frères, en 1780, des reproches réitérés (4). D'un autre côté, les charges nombreuses de cette maison rendaient sa situation financière assez peu prospère, ce fut l'occasion d'une manifestation nouvelle des sentiments humanitaires qui, à la veille de la Révolution, animaient une bonne partie de la population riche.

Une souscription fut ouverte, en 1782, en faveur de l'Hôpital et, parmi les donataires, on relève les noms suivants (5) :

(1) Rochas : *Biographie du Dauphiné*.
(2) Enquête sur la conduite chirurgicale du sieur Bilon, maître en chirurgie à Grenoble, chirurgien de l'Hôpital général et de celui de la Providence, par lui-même.
(3) *Archives de l'Hôpital*, E, 24.
(4) *Archives de l'Hôpital*, E, 26.
(5) *Archives de l'Hôpital*, E, 37.

Le chapitre de N.-D.	1.800	livres.
La Grande-Chartreuse	144	—
La corporation des chapeliers	450	—
Les tuiliers, merciers, quincaillers	800	—
MM. Dolle frères	180	—
La ville de Grenoble	6.000	—
L'évêque de Grenoble	3.000	—
La loge maçonnique la *Parfaite Union* (1).	600	—
L'Ordre des avocats	1.500	—

Malgré tout ce bon vouloir, la situation de l'Hôpital ne semble pas s'être améliorée : les Pères de la Charité ne deviennent pas plus accommodants, bien qu'en 1785 on leur accorde de faire construire deux nouvelles salles qui prendront jour sur la basse-cour de l'Hôpital (2).

La médecine officielle triomphe d'ailleurs : en 1786, le maréchal de Ségur avertit qu'on trouvera, à l'avenir et par ordre du roi, « les dragées antivénériennes du sieur Keysser, chez le sieur Yvrié, chargé d'en faire la distribution (3) ».

Une autre fois, le roy ordonne que la composition du remède de M. l'abbé Quiret, « pour guérir la *galle* » et la manière de l'administrer sera imprimée et envoyée au Prieur de la Charité de Grenoble (4) ».

Enfin, en 1788, c'est M. le comte de Brienne lui-même qui avertit M. de La Bove « que le sieur Mittié, docteur-régent de la Faculté de Paris, a découvert un remède antivénérien, uniquement composé de végétaux, et dont il a déjà fait l'expérience, par ordre du gouverneur, en 1782, dans le dépôt de mendicité de Saint-Denis. Sa majesté a ordonné qu'il fut fait une nouvelle épreuve du remède dans l'Hôpital militaire de Grenoble, sur les soldats vénériens de cette place (5) ». Le Père Elisée était alors le chirurgien-major de l'Hôpital de Grenoble.

Il est vrai qu'à côté de ces remèdes empiriques on trouve, en 1789, un achat de 120 douzaines d'écrevisses, à 4 sous la douzaine, pour la pharmacie (6).

En même temps que le succès de l'*Ecole de chirurgie* montrait la vitalité des études médicales à Grenoble, l'idée de leur *Université* tentait

---

(1) Il y avait, depuis 1766, à Grenoble, deux loges maçonniques, la *Parfaite Union* et l'*Egalité*, fondées par MM. de la Colombière, d'Yze et de Galbert, tous les trois conseillers au Parlement. (Pilot : *Usages, fêtes et coutumes du Dauphiné*, tome II, p. 274).
(2) *Archives de l'Hôpital*, E, 27.
(3) *Archives de l'Hôpital*, II, G, 2.
(4) *Archives de l'Hôpital*, II, G, 2.
(5) *Archives de l'Hôpital*, II, G, 2.
(6) *Archives de l'Hôpital*, E, 185.

toujours l'esprit de nos compatriotes ; en 1771, le président Vidaud de La Tour avait repris, sans succès, la proposition votée en 1765 du transfert, à Grenoble, des deux Universités de Valence et d'Orange (1). Enfin, en 1781, M. de Fombelle sollicite de nouveau la fermeture de l'une de ces deux Universités (2).

III

J'ai noté ces deux faits, moins pour leur importance propre, qui n'est pas considérable, puisque ces tentatives sont demeurées sans succès, que pour montrer la tournure d'esprit et la disposition intellectuelle de la population de Grenoble, animée, à ce moment plus qu'à aucun autre, d'un élan de renouveau dans les institutions et de philanthropie dans les actes.

Aussi bien personne ne résume mieux cet état d'esprit que l'homme remarquable à tous égards que nous avons vu tout à l'heure élève à l'Ecole de chirurgie, qui est devenu professeur à cette Ecole où il faisait les cours de botanique, celui de matière médicale et celui de physiologie (3), chirurgien de l'Hôpital, qui deviendra plus tard doyen de la Faculté de médecine de Strasbourg, Dominique Villars.

Tout en gardant les moutons dans les montagnes du Champsaur (4), il avait mis à profit les premiers éléments de botanique reçus par lui d'un médecin de la montagne de Saint-Bonnet, qui lui avait prêté le livre de Matthiole. Un autre de ses initiateurs avait été le curé Chaix, prieur des Beaux, dans le diocèse de Gap, qui lui avait prêté Linnée. Il comparait bien les gravures de son Matthiole avec les plantes qu'il ramassait ; mais le texte latin l'embarrassait fort. Il apprit alors le latin tout seul, pour mieux comprendre les gravures ; enfin Matthiole et même Linnée ne lui suffisent plus ; il voulait lire un peu de tout : l'occasion amena à point précis dans son village un colporteur de livres nommé Corenq. Villars obtint de ce bouquiniste ambulant l'autorisation de le suivre ; bonne occasion de lire gratuitement et de parcourir les montagnes fleuries. Le voilà parti, laissant sa jeune femme, jusqu'au jour où le désir d'être utile à ses voisins, sans encourir le reproche d'exercice illégal de la

---

(1) Prudhomme : *Histoire de Grenoble.*
(2) *Archives municipales,* B B, 126.
(3) *Notice sur Villars,* par le baron de Ladoucette. Paris 1820.
(4) *Trois Autographes de Villar,* par Eugène Chaper. (*Bulletin médical dn Dauphiné,* 1866) et Armand Rey (*Bulletin médical,* 1864).

médecine, le détermine à se faire chirurgien. Son voyage à Grenoble, où il arrive avec un herbier de 300 plantes des Alpes, son admission à l Ecole de chirurgie, le décident tout à fait. Il commence par faire à ses camarades un cours de botanique, dans la salle de la pharmacie. Sorti de l'École, il parcourre les Alpes avec le naturaliste Guettard ; arrive à Paris, où il compulse les herbiers de Tournefort, de Guettard, d'Isnard ; revenu à Grenoble, il publie son grand ouvrage sur la Flore du Dauphiné, et se consacre à la médecine en même temps qu'à l'enseignement, jusqu'au jour où, sur les vives instances du gouvernement, il quittera Grenoble pauvre comme il était venu, pour aller occuper la chaire de botanique à Strasbourg, et remplir dans cette Faculté les fonctions de doyen. Dans toutes ces situations, il « conserve toujours, dit M. de Ladoucette, ses habitudes pastorales : il allait chez les grands avec ses cheveux courts, son habit gris de bouracan, ses souliers arrondis et ferrés, tel qu'il revenait de ses herborisations ». Mais malgré ce négligé, « telle était sa réputation, qu'il ne passait pas à Grenoble un homme de haut mérite, national ou étranger, sans rechercher M. Villars. M. de Malesherbes monta à son quatrième étage pour lui proposer une course botanique, et ce fut un spectacle attendrissant que de voir, côte à côte sur les Alpes, le paysan du Noyer, qui prouvait que le talent rapproche toutes les distances, et l'ancien ministre qui venait se faire berger comme lui.

Durant cette lutte incessante, il avait acquis, sur toutes choses, des connaissances étendues et ses réflexions l'avaient amené à la plus large compréhension du rôle élevé de la médecine : il la regardait comme l'ensemble des connaissances variées, qui sont relatives à l'homme. « La médecine embrasse (1), dit-il, tout ce qui constitue l'homme physique et moral ; l'ensemble des trois règnes de la nature, la physique entière de ce vaste univers, tous les êtres qui ont ou qui peuvent avoir avec l'homme un certain rapport », voilà pour le savant ; quant à la pratique même de la médecine, il pense, devançant encore son époque sous ce rapport, « que la chirurgie et la médecine étant des branches égales de l'art de guérir, l'espèce de schisme et de rivalité qui s'est introduite entre elles n'est qu'un intérêt personnel déguisé et n'a nulle valeur aux yeux du philosophe. En vain, l'ambition les éloigne ; la nature les rappelle auprès du même malade, et il est peu de maladies où ces deux arts ne se confondent et ne soient nécessaires. La seule distinction consiste dans l'habitude

---

(1) Rapport à l'Assemblée nationale sur les études de la médecine et de la chirurgie, l'administration des hôpitaux et les moyens d'empêcher la mendicité, 1790.

et le goût, car leurs théories, leurs principes, leur sujet sont les
mêmes ». Il est tellement convaincu de l'importance de la médecine pour
la chirurgien, qu'il eût voulu, « que les étudiants ne fussent admis à faire
de la chirurgie qu'après avoir reçu des principes de médecine dans les
Universités : en passant de la médecine à la chirurgie, on peut faire, dit-il,
d'excellente chirurgie ; la raison éclairée dirige la main. En passant, au
contraire, de la chirurgie à la médecine, on néglige les principes ; l'habitude d'agir dégénère en une espèce de routine peu éclairée ». Ces critiques
étaient fondées alors, et son désir très légitime ; aujourd'hui, la
distinction scientifique entre la médecine et la chirurgie n'existe plus, et
les chirurgiens modernes sont forcément tout aussi *médecins* que les
médecins proprement dits. Dans tous les cas, il veut « que l'étude du
latin, de la physique et de l'histoire naturelle précèdent l'étude de la
médecine et de la chirurgie », notion qui, dans ces derniers temps, tendait
à disparaître, mais qui prévaudra, il le faut désirer, dans les règlements
qui régissent l'étude de la médecine.

Il veut d'ailleurs, avec raison, que les sciences naturelles deviennent la
base de toute éducation. « Chaque département et plusieurs villes considérables pourraient avoir une école relative à la santé publique, à
l'agriculture et à l'histoire naturelle. C'est sur ces trois bases que repo-
sent les véritables connaissances les plus utiles à l'homme ». Cette idée
lui était chère : il y reviendra en 1805, à Strasbourg, dans la leçon d'ouverture de son cours de botanique : « L'anatomie, la physiologie, les
sciences naturelles, la physique et la chimie sont les véritables bases de la
science médicale ; d'ailleurs, tout se lie dans l'univers, depuis l'astre du
jour, qui nous éclaire et nous vivifie, jusqu'à l'atome, qui se balance sur
ses rayons lumineux, depuis l'éléphant jusqu'aux infusoires, depuis le
chêne et le baobab, jusqu'aux conferves et aux moisissures microscopiques ».

A une époque où la centralisation allait devenir de plus en plus étroite,
et prendre un accroissement, dont nous souffrons encore aujourd'hui
après cent ans, il est curieux de voir avec quelle précision Villars parle
des avantages de la décentralisation en médecine. « Les grandes et les
petites villes sont moins propres pour les études médicales que celles qui
renferment une population de 30 à 50 mille âmes : les premières parce
qu'elles présentent trop d'objets de distraction et de séduction ; les
secondes, parce qu'elles ne présentent pas assez de ressources pour les
études en médecine ». Paroles qui sont plus vraies que jamais et dont
doivent apprécier la portée les élèves qui, dans les grandes Facultés, se

pressent au lit d'un malade, sans le voir, et n'arrivent pas à pouvoir disposer d'un microscope ou d'un scalpel aux travaux pratiques ou à l'amphithéâtre de dissection.

Avec ces idées de décentralisation, Villars devait consacrer toute son ardeur au succès de l'Ecole de chirurgie ; aussi, dans un autre rapport, fait-il valoir, auprès des membres du département (1), l'importance d'une Ecole qui attire, chaque année, une trentaine d'élèves venus du Dauphiné, de la Savoie, du Bugey, de la Bourgogne et du Lyonnais, ajoutant, en homme qui, tout philosophe qu'il soit, ne dédaigne pas les conséquences pratiques : « Or 25 élèves, terme moyen, versent, chaque année, au moins mille livres de numéraire dans la ville ».

Tout en s'occupant de questions générales, tout en herborisant avec ses amis, Pison du Galand et le jeune médecin Aribert, il ne dédaignait pas d'entrer dans les moindres détails de l'enseignement à l'*Ecole de chirurgie*, de s'occuper de l'horaire des cours, par exemple ; c'est ainsi qu'il regrette (2) « de ne pouvoir concilier les ordonnances militaires, ni les règlements entre eux, pour ce qui regarde l'heure fixée pour les visites des malades et l'injonction des élèves à les suivre. Les ordonnances de 1747 et de 1781, ainsi que celles de 1788, prescrivent au médecin et au chirurgien de faire leur visite à 7 heures du matin et à 4 heures du soir ; elles se font donc à la même heure et les élèves ne peuvent en suivre deux à la fois, comme le règlement le prescrit. La visite du chirurgien devrait se faire avant celle du médecin, et à une heure réglée d'après le nombre des malades, de manière qu'elles fussent finies avant la distribution des remèdes. Cet arrangement mettrait les élèves en état de les suivre l'une et l'autre ».

En outre de ses fonctions à l'Ecole, Villars était en même temps professeur à l'Ecole centrale de Grenoble pendant tout le temps qu'elle dura . (1795-1803); il n'oubliait pas non plus de rehausser, le plus possible, le prestige et l'importance du *Collège des médecins*. Il rêvait « de voir les médecins et les chirurgiens d'une même ville ne plus faire qu'un seul collège, prendre les mêmes grades, occuper le même rang dans la société. Leur association aurait pour but la surveillance de tous les membres, et aurait à sa charge la salubrité de la ville et de la campagne ». Il voulait en outre que les examens préalables à l'affiliation au collège fussent très sérieux, afin d'élever le niveau de la profession.

Ce qui domine dans toutes les réformes rêvées par Villars, et elles sont

---

(1) Mémoire présenté à MM. les membres du département de l'Isère par Villars, médecin de l'Hôpital militaire, professeur de botanique. 1789.
(2) Rapport comme médecin de l'Hôpital militaire, 1789.

nombreuses, c'est une grande philanthropie : « La classe pauvre, dit-il, doit être considérée comme une maladie du corps politique. Si elle était abandonnée, elle deviendrait incurable et le ferait périr (1) ». Il voulait qu'on multipliât les hospices dans les campagnes, sans préjudice de ceux des villes et des hôpitaux militaires ; il voulait que la municipalité publiât la liste des maladies dominantes dans chaque pays et dans chaque saison ; il posait, en résumé, les problèmes qui sont encore aujourd'hui à l'ordre du jour, ou qui n'ont été résolus que d'hier.

Sa bonté et sa longanimité devenaient à l'occasion du courage, à une époque où l'ardeur des luttes politiques étouffait toute autre considération. Je n'en veux preuve que la lettre suivante adressée par lui à la municipalité de Grenoble et dans laquelle cette mansuétude éclate plus que ne le voulaient peut-être les circonstances :

A Messieurs les officiers municipaux à Grenoble (2),

Messieurs,
Les circonstances actuelles, les devoirs de médecin et de citoyen m'ont inspiré le projet d'envoyer, à l'Assemblée nationale et à celle du département, deux mémoires concernant l'Ecole de Chirurgie établie à Grenoble en 1772, le jardin botanique et les pépinières qui en ont été les suites.
J'ai cru, Messieurs, devoir vous addresser quelques exemplaires de ces mémoires, veuillez bien les accueillir avec bonté, c'est un hommage libre de la confiance que vous méritez et des vœux sincères que je ferai toujours pour la prospérité de votre administration et celle de vos personnes.
Me serait-il permis, Messieurs, de saisir cette occasion pour vous exprimer un vœu cher à mon cœur et que font tous les médecins amis de la paix et du bonheur de leurs semblables ?
Grenoble a donné le premier exemple des élans du patriotisme. Les vexations de l'ancien régime forcèrent l'aménité naturelle de ses habitants de montrer leur indignation. Ce moyen extrême, mais nécessaire, a réussi : le patriotisme le plus pur, s'y est soutenu, mais il a été peut-être, osons le dire, quelquefois au-delà des justes limites nécessaires au fondement de notre Constitution. Qu'en est-il résulté : des terreurs paniques, des phantômes de contre révolution qui, s'ils n'ont pas encouragé et grossi le nombre de nos ennemis, les ont réjouis aux dépens de notre Constitution même.
La force, la raison et la justice sont pour la Révolution. Cette vérité est incontestable ; mais il est pénible, Messieurs, pour des âmes sensibles, de voir leurs frères émigrans fuir au loin par la peur, la pusillanimité, affaiblir ainsi le corps politique et finir par se déclarer ses ennemis.
Comme chefs de la commune, je prends la liberté de vous demander, Messieurs, si une invitation à la paix et au retour des émigrans vers leur patrie, moyenant qu'ils y trouveront sûreté, protection et tranquilité, ne serait pas une action digne de votre loyauté et même de la bonne politique ?
Il faut savoir pardonner, Messieurs, et il en coûte peu pour une aussi bonne cause. L'Assemblée nationale nous a souvent donné des exemples de son indulgence et de sa générosité. Il me semble même qu'il ne devrait y

---

(1) Rapport à l'Assemblée nationale, 1790.
(2) *Archives municipales*, 9, F (liasse), lettre autographe.

avoir d'autres coupables punis qu'auprès de nos dignes représentants, et que ceux qui, au mépris de leurs décrets, ont volontairement et sciemment donné lieu à des complots antirévolutionnaires.

Je vous prie, Messieurs, d'excuser ces détails. Ils sont d'une âme sensible aux malheurs de tant de citoyens égarés, par leur intérêt propre, par la terreur ou par le défaut de bon conseil.

J'ose espérer que vous les rapellerez par la douceur de votre administration et par l'impossibilité où ils se verront bientôt de ne pouvoir être mieux ailleurs que parmi leurs anciens voisins. Votre indulgence, cette tolérance à leur égard, ne sauraient leur promettre l'impunité à l'avenir, ils seront même punis de leurs fautes passées, par votre générosité à les oublier. Oui, Messieurs, dans le désespoir, il est presque aussi naturel à l'homme d'invoquer la punition de ses crimes que de s'y soustraire, sa conscience sans cesse les lui reproche ; il suffit que son exil volontaire ou forcé les luy ait rapellés.

Je suis avec respect,

Messieurs,

Votre très humble et très
obéissant serviteur,

Grenoble, 2 novembre 1790.   VILLAR, m^{dcin}.

Suit ce post-scriptum, qui n'a rien à voir avec l'objet principal de la lettre et où le botaniste perce derrière le philanthrope :

P. S. — Le 8 mars dernier, je fis délivrer, au jardinier de la ville, sur un billet de MM. Genevois et Michal, 45 pêchers ou abricotiers provenant des pépinières de la Tronche, montant 22 ff. 10 sous. Comme le temps pressait pour planter, je ne pris pas de mandat de la commission intermédiaire ; aussi, dans le compte de recette et dépense que je luy ai présenté au mois de juillet dernier, elle a laissé en souffrance par mon compte ces 22 ff. 10 sous. Je vous prie, Messieurs, de les faire payer ou de m'écrire un mot ostensible, par lequel vous me déclarerez vous charger de cette fourniture envers le département, à qui je remettrai votre déclaration en luy présentant mon état de recette et dépense au mois de janvier 1791.

Avec le même sentiment d'altruisme, il s'occupait des questions sociales les plus variées, par exemple des dangers du déboisement des forêts (1). Le passage suivant, empreint d'un sentiment tout moderne des lois naturelles, fait songer à Darwin : « Par un ordre admirable de la nature, dit-il, qui devrait inspirer aux hommes la même réserve, les mêmes égards, la même émulation, lorsqu'une forêt dans les Alpes est bien fournie, les arbres se protègent et se garantissent mutuellement contre les orages, les neiges, le givre, le froid et l'ardeur du soleil. C'est ainsi que les plantes de blé ou de chanvre s'élèvent à l'envie de se surpasser et atteignent une hauteur égale, d'où résulte la droiture des pieds, leur égalité, leur soutien réciproque et l'exclusion du gazon et autres plantes nuisibles ou parasites. Une émulation semblable garantit les forêts des Alpes ; mais le sol, ordinairement très en pente, une fois découvert et mis à nu, ne se

---

(1) *Bulletin médical du Dauphiné*, 1866. Trois autographes de Villars, de la collection de M. Eugène *Chaper*.

recouvre plus; où le gazon s'en empare, il faut un siècle pour régénérer la forêt. Souvent ce n'est qu'après des alternatives de taillis, qui protègent et ombragent le sol, que les semences de sapin, très fines et très légères, peuvent prendre racines. Il faut aux semis d'arbres résineux une terre meuble, fraîche sans être humide, tempérée, a l'abri du froid et du soleil, car le gel fait souvent périr les jeunes mélèzes. La neige qui recouvre le sol pendant cinq ou six mois de l'année les défend contre le gel, en attendant que les organes de ces arbres soient assez forts pour secréter la térébenthine, la résine qui doivent les garantir contre le froid rigoureux de ces climats. Semblables à la classe pauvre et indigente et aux jeunes gens trop en arrière de leurs études, une sorte de désespoir semble éteindre le courage des jeunes arbres, et aucun talent, aucune mesure ne saurait réussir à repeupler les clairières, parmi les forêts des montagnes. Si le sol mis à nu se trouve très en pente, les averses, les ravins, le dépouillent du peu de terreau que les débris de feuillage et les vents ont amassé pendant l'intervalle des siècles. Les rochers mis à sec n'attirent plus les nuages, la rosée ni la pluie et vont laisser tarir les ruisseaux et les sources, qui alimentaient, abreuvaient les plaines. Ce bouleversement de la nature, la dévastation des forêts, influera bientôt sur les récoltes, sur l'industrie et sur les ressources de l'agriculture; la santé même des hommes en souffrira, ne fut-ce que parce que lorsqu'un être vivant s'éteint, des milliers d'êtres plus petits se livrent la guerre, se disputent ses dépouilles. Comme tous les êtres vivants ont besoin d'air et d'eau pour exister, leur succession donne lieu à des combats toujours nuisibles aux grands animaux. L'homme aurait assez d'ennemis à combattre parmi les agents de la nature; déjà l'abus de son esprit et de sa raison ont émoussé son instinct; il devrait éviter les dégradations des forêts, qui le mettent aux prises avec tant de calamités présentes et futures, avec tant de nouveaux ennemis.

« Rendons grâces aux rochers merveilleux qui entourent la Grande-Chartreuse et qui servent de rempart à ses bois, les seules forêts qui nous restent dans ces rochers élevés de 1500 mètres au-dessus du sol de Grenoble; la hache destructive aurait rasé ces forêts, comme elle fit main basse sur les beaux peupliers qu'avait fait planter le Connétable sur les rives du Drac. Ils ont disparu ces beaux arbres, ainsi que les taillis de bois d'aulnes et d'hippophaë, *saule épineux* de J. Jacques, que l'on coupait tous les trois ans. Ils servaient à alimenter les usines de Grenoble, à cuire le pain. Depuis leur destruction, le bois est plus cher, les montagnes se dépouillent, les torrents se multiplient, redoublent de fureur; le climat devient plus froid en hiver, plus brûlant en été, parce qu'il est découvert, privé d'abri et d'humidité . . . .

. . . .

« Serons-nous donc en Europe, au milieu des nations les plus éclairées, à la honte des lois sages qui nous gouvernent, exposés à la crainte de voir, après nous, ce beau pays manquer de bois? Espérons plutôt qu'un gouvernement sage et puissant recevra et utilisera les accents de la *philanthropie* pour la protection, le repeuplement et la conservation des forêts, qui sont la plus précieuse de nos propriétés nationales. »

Nature primesautière, très en dehors, il ne dédaignait pas la contradiction, ce qui lui attira de fréquentes querelles avec les Pères de la Charité, ou même avec ses collègues.

On raconte, comme exemple de sa ténacité dans la contradiction, cette fois bien inspirée, l'anecdote suivante : Le *Père Elisée* lui montrait un jour, dans ses salles, un pauvre soldat mourant, déjà mort à moitié, dit le Père Elisée, qui a renoncé à tout traitement et n'attend plus que le dernier soupir du malade, pour enregistrer le décès ; mais, cet homme n'est pas perdu ! répond Villars : il peut guérir ! Faites le transporter dans mes salles. — Le malade, déjà moitié classé parmi les morts, revint à la vie ; c'était Bernadotte, le futur roi de Suède (1).

Il nous faut laisser Villars pour suivre le cours des événements : les médecins, chirurgiens et apothicaires étaient assez nombreux à Grenoble à cette époque : en 1790, voici les noms qu'on rencontre sur le rôle des citoyens électeurs et éligibles qui doivent concourir à la formation de la nouvelle municipalité :

APOTHICAIRES. — *Delong, Chabert, Faure, Girard, Plane.*

CHIRURGIENS. — *Martinais, Bilon, Jomaron* fils, *Joubert, Héraud, Didier, Silvy, Dumas, Giroud.*

MÉDECINS. — *Nicolas, Gagnon* (2), *Chabert, Blanc, Jourdan, Duchadoz, Villars, Laugier, Chanoine, Erga, Jat-des-Mailles, Jat-Belle-Isle, Frier.*

Nous ne parlerons plus de Villars, qui, malgré la belle situation qu'il avait à Grenoble, accepte d'aller diriger, comme doyen, la Faculté de médecine de Strasbourg, où il mourut en 1814, mais nous en retrou-

---

(1) A. Rey : *Histoire de la Chirurgie à Grenoble au* XVIIIᵉ *et* XIXᵉ *siècle.*
(2) Gagnon fut rayé de la liste pour avoir refusé de prêter serment, il est le grand-père d'Henry Beyle (Stendhal).

verons plus tard quelques-uns de ces noms, car un certain nombre d'entre eux vont jouer un rôle dans la vie politique.

Déjà, en 1788, au conseil de la ville, les médecins ont pris la place jadis occupée par les pharmaciens ; nous y voyons siéger *Gagnon* et *Duchadoz* ; les syndics des corporations médicales ont de fréquentes relations avec la municipalité, ce sont *Dumas* pour les chirurgiens, *Chanoine* pour les médecins, et *Breton* pour les apothicaires. La même année, *Gagnon* est élu comme délégué du Tiers-Etat ; *Bilon* est chirurgien-major de la *milice nationale*, qui remplace la *milice bourgeoise* supprimée ; l'apothicaire *Breton* est réélu chaque année officier municipal, enfin les réunions publiques attirent, à droite comme à gauche, un certain nombre de médecins : les plus écoutés dans les sociétés populaires sont *Frier*, médecin, et *J.-B.-Gabriel Silvy*, maître en chirurgie. Un médecin, *Ducoin* est, en 1792, arrêté comme suspect, mais on ne trouve chez lui qu'un vieux fusil rouillé ; c'est alors qu'un membre de la commune s'écrie : « Ce n'est toujours pas avec cet instrument-là qu'il tuait ses malades ! ».

Les événements politiques vont d'ailleurs avoir leur répercussion sur l'Ecole de chirurgie. Le décret du 18 août supprime les Universités, les corps savants, les corporations, les maîtrises, les collèges de médecine, et les Pères de la Charité se dispersent ; les cours de l'Ecole de chirurgie sont supprimés, à l'exception du cours d'accouchement et l'Hôpital militaire des Pères de la Charité est annexé à l'Hôpital général, à condition que le prix de la journée sera élevé à raison de la dépréciation des assignats. Notre petite Ecole de 1771 a cessé de vivre.

Mais les Grenoblois n'avaient pas embrassé avec ardeur les principes de la Révolution, pour voir disparaître leurs institutions les plus chères. Ils désiraient leur amélioration, non leur démolition, et ce qu'ils voulaient, c'était une *Ecole de chirurgie* en rapport, par son fonctionnement et comme par son personnel, avec les idées nouvelles.

Un des premiers soins de la municipalité fut donc de demander la restauration d'une Ecole de chirurgie. La lettre suivante, signée du citoyen Genissieu, député à la Convention nationale, en fait foi :

Paris, 17 Germinal, l'an 2e de la République française,
une et indivisible (1).

Liberté   *Egalité*

Genissieu, député à la Convention nationale
à
Ses concitoyens formant le Conseil général
de la commune de Grenoble.

Je reçus, le 11 de ce mois, les deux exemplaires manuscrits de votre

---

(1) *Archives municipales*, 9, F. Lettre autographe.

pétition relative à l'Ecole de chirurgie ; j'en fis part à ceux de mes collègues qui sont nos concitoyens et je remis un des deux exemplaires au
citoïen Prunelle, qui se chargeral d'en faire faire une copie destinée au
Comité de la guerre. Le lendemain 12, je fis rendre un décret en ces termes : « Le Conseil général de la commune de Grenoble adresse à la Con-
« vention une pétition tendante à obtenir, dans cette commune, une Ecole
« de chirurgie et le cours d'enseignement public nécessaire ; cette pétition
« est appuyée par la Société populaire, par l'administration de district et
« celle de département. Un membre demande le renvoy de cette pétition à
« la Commission de santé et successivement au Conseil exécutif. Cette pro-
« position est adoptée ». Votre demande paraissant aussi conforme à l'intérêt' public qu'à celui de la ville de Grenoble, nous donnerons à ceux qui
do:vent statuer les instructions convenables. Je vous salue fraternellement.

GENISSIEU.

P. S. — Si vous n'avez pas vû, dans les précédens buletins, l'insertion
en entier de la dernière adresse des autorités constituées et de la Société
populaire, ce n'est point de la faute de ceux de vos concitoïens qui sont ici ;
le brave Chanrion me l'ayant remise dans la sale même, je la portai sur le
champ au secrétaire qui faisait lecture de la correspondance ; elle fut lue
aussi sur le champ et entendue avec le plus vif intérêt ; l'insertion en fut
ordonnée, mais le Comité de correspondance a une si grande abondance de
matières que souvent il ne met qu'un mot de ce qui mérite la transcription
la plus exacte, cependant, Prunelle et moi avons insisté et je crois qu'aujourd'hui ou demain elle sera en entier dans le buletin. La France verra
que les habitants de la cité qui fut le véritable berceau de la liberté ne
se démentent point et qu'ils en sont les plus fermes apuis.

[CHAPITRE VII

(1792-1806)

I. Efforts de l'initiative individuelle pour maintenir l'Ecole de chirurgie : bon vouloir de l'Hôpital, de la municipalité et du département. — Michal, professeur
d'anatomie et de chirurgie. — Offres de service de l'ancien Père Ovide Lallemant. — Sa nomination à l'Hôpital. — Maintien du cours d'accouchement. —
Rétribution aux élèves sages-femmes. — Cours de chimie : Saxe, pharmacien.
— Elèves boursiers du département instruits à l'Hôpital. — Service médical des
campagnes. — Victor Dumas. — Emery. — Duchadoz. — Honoraires des médecins de l'Hôpital et des élèves internes.

II. Le Directoire. — Société des sciences et arts. — Société d'agriculture et d'histoire naturelle. — Société de santé.

III. L'éréthisme nerveux pendant la Révolution. — Laugier. — Le typhus. — Maladie de Villars, de Chanoine. — Mort de Duchadoz, d'Emery, de Chabert, de
Louis Berlioz, de Cabannes. — Frier. — Berard-Trousset. — La Société de santé,
la Société des sciences et arts et le typhus.

IV. La grippe. — Laugier. — La fièvre puerpérale. — Le préfet Ricard et la Société
de santé. — Rapport de Gagnon, Laugier, Trousset, Bilon.

V. La Société de santé et les questions d'hygiène. — Eaux minérales. — Fossés de
la ville.— La gélatine des os et l'alimentation.—Changement du titre de la Société
de santé en celui de Société de médecine.

VI. La vaccine : Villars fils et Silvy contre Laugier. — La Société de médecine. —
Le préfet Ricard.

VII. L'Ecole de chirurgie. — Fournier. — Subventions diverses. — Réorganisation
de l'Ecole sur l'initiative de la Société de santé, par arrêté préfectoral. — La
Société de santé désigne les professeurs. — Laugier et Gagnon, directeurs. —
Fournier, Bilon père, Bilon fils, J.-B. Silvy, Villars père, Billerey, Trousset, Vil
lars fils, Descouteau, Comte, Chanoine. — Cours départemental d'accouchement.

VIII. Abondance des médicastres. — La loi de ventôse an XI sur l'exercice de la
médecine. — Création des officiers de santé. — Le jury médical. — Pharmaciens.
— Sages-femmes. — Herboristes. — Mouvement intellectuel à Grenoble : le
Lycée, l'Ecole de droit. — Institution officielle des cours pratiques de médecine,
de chirurgie et de pharmacie.

I.

La Convention nationale avait bien d'autres soucis que le rétablissement
de l'Ecole de chirurgie de Grenoble. Elle avait à faire face à l'ennemi sur
toutes nos frontières, et, ce qu'elle rêvait, ce n'était pas précisément une
décentralisation girondine: elle voulait que la France n'eut qu'un bras pour
mieux frapper l'ennemi et ne prévoyait pas que ce bras serait plus tard
facilement enchaîné et paralysé. C'était donc aux Grenoblois qu'il appartenait de faire eux-mêmes leurs affaires, de soutenir, tant bien que mal, chez
eux et par eux-mêmes, l'enseignement de la médecine. C'est ce que com-
prirent la municipalité, l'Hôpital, les médecins, les sociétés savantes et le
département.

Sous ce rapport, les événements qui vont nous occuper dans ce chapitre sont une éclatante manifestation de la puissance de l'initiative individuelle.

Une délibération de l'Hospice civil (1), qui prend bénévolement la place
des Pères de la Charité à la tête de l'Ecole de chirurgie, désigne *Michal,*

---

(1) *Archives de l'Hôpital,* E E, 2.

ancien externe à l'Hôpital des religieux de la Charité (1785), ancien chirur-gien-major (au concours) du 4ᵉ bataillon de l'Isère (1790), actuellement chirurgien aide-major de l'Hôpital militaire, comme *professeur d'anatomie et de chirurgie* (1).

Le père Ovide, devenu le citoyen *Ovide Lallemant*, avait demandé sans succès à conserver ses fonctions de professeur de chirurgie; l'ancien Père continue néanmoins à faire de la clientèle et « tient chez lui des personnes atteintes de maladies secrètes ». Nous le voyons même, en 1793 (2), obte-nir la dispense d'afficher à sa porte les noms de ses pensionnaires ; il fait valoir que la loi ne l'oblige pas à cette formalité révolutionnaire, ces per-sonnes n'ayant pas leur domicile habituel chez lui.

Ovide Lallemant ne fut, d'ailleurs, pas indéfiniment frappé d'ostra-cisme : en 1797, il est chargé, avec le citoyen *Giroud*, de constater les infirmités des ecclésiastiques qui, d'après l'article 2 de l'arrêté départemental du 17 brumaire, devaient rester dans la commune, sous la surveillance de la municipalité : « L'administration n'a pas besoin de vous rappeler, lui écrit-on à ce sujet, ce que le gouvernement attend de votre sévère impartialité, ni ce que les lois prononcent contre une indulgence facile, qui compromettrait la tranquillité publique et rendrait illusoires les mesures qu'elles ordonnent ». Enfin, en 1801, il est nommé adjoint aux citoyens *Bilon*, *Silvy* et *Fournier*, officiers de santé de l'Hospice. Cette nomination lui fut d'ailleurs particulière-ment agréable et il en remercie les administrateurs en termes très dignes (3) : « J'accepte ces fonctions, leur écrit-il, avec d'autant plus de plaisir que je les ai déjà exercées longtemps et que je ne l'aurais jamais cessé, sans l'ouvrage de l'intrigue et de la malveillance de ce temps-là ; mais voué par état et par goût au soulagement de l'humanité, je répondrai à vos vues philanthropiques avec tout le zèle dont je suis capable ».

Pendant toute la longue période dans laquelle nous entrons, l'Hôpital se montre toujours favorable à tout ce qui peut donner la vie à une Ecole quelconque de médecine; nous voyons ses administrateurs (4) écrire, en 1793, aux citoyens administrateurs du département de l'Isère, que pour

---

(1) Michal quitta Grenoble en 1795 et alla se fixer à Gap. où il devint professeur de physique et de chimie à l'Ecole centrale, médecin des prisons et médecin des épidémies pour le département.
(2) *Archives municipales*, L L, 3.
(3) *Archives de l'Hôpital*, E E, 2.
(4) *Registre de l'Hôpital : service médical*, 1793-1860.

soutenir l'Ecole de chirurgie et lui conserver les bâtiments qu'elle occupe dans l'Hôpital militaire. Il se privera d'y placer des malades.

Mieux que personne, les administrateurs de l'Hôpital savaient en effet que la Patrie avait besoin de nombreux chirurgiens. « La Convention, dira son rapporteur Fourcroy en 1794, apprendra avec sensibilité que plus de 600 officiers de santé ont péri depuis 18 mois (1), au milieu et à la suite des fonctions qu'ils exerçaient, et si c'est une gloire pour eux, puisqu'ils sont morts en servant la Patrie, c'est un besoin pour la République que de réparer cette perte ». Elle avait, en conséquence, établi trois Ecoles de santé, à Paris, à Montpellier et à Strasbourg. C'est dans le même esprit qu'à Grenoble, la municipalité et l'Hospice, pour satisfaire, dans la mesure de leurs pouvoirs et de leurs moyens, aux mêmes besoins, voulaient constituer une Ecole de chirurgie.

Assurer la santé des femmes en couches, c'était faire encore œuvre patriotique et favoriser les naissances ; le cours d'accouchement fut donc, plus que jamais, maintenu comme une nécessité dictée par les circonstances. Il continue à être encouragé plus que jamais.

Voici l'affiche qui l'annonce (2) :

Liberté   *Fraternité*   *Egalité*
                        ou
                   La Mort.

Extrait du procès-verbal du directoire du département de l'Isère du 17 nivôse an III de la République française, une et indivisible.

Un membre fait le rapport d'une lettre du citoyen Heraud, chirurgien-démonstrateur du cours d'accouchement établi à Grenoble et conservé par la délibération du 6 décembre 1790, 14 décembre 1791 et 20 janvier 1793, par laquelle il propose à l'administration de commencer le 1er ventôse prochain :

1° Le cours est conservé commun à tout le département pour l'an III et durera 3 mois ;

2° Le nombre des élèves sages femmes est fixé à 24 ;

3° Chaque élève recevra 3 livres par jour pendant son séjour à Grenoble et 15 sous par lieue de poste pour se rendre à Grenoble et retourner ;

4° Le traitement du chirurgien-démonstrateur sera de 600 livres.

Parmi les études médicales, la chimie est fort en honneur à cette époque, car elle apprend à faire de la poudre. Le citoyen *Saxe*, pharma-

---

(1) Ce terme d'*officier de santé* ne désigne pas les médecins qu'on créera plus tard sous ce nom et qui ne seront plutôt que des *sous-officiers de santé*. La Convention entendait par là les médecins qui soignaient nos blessés et qu'elle honorait du rang d'*officier*.

(2) *Archives départementales,* liasse. *Cours d'accouchements.*

cien en chef de l'Hôpital militaire, est autorisé à ouvrir un cours de chimie (1).

Le département entretient, à ses frais, 4 élèves qui apprennent la chirurgie à l'Hôpital ; il n'oublie pas non plus les pauvres des campagnes et on
envoie dans chaque district une boîte de médicaments ; pour le district de
Grenoble, une de ces boîtes est remise au citoyen *Dumas*, officier de santé.

A Grenoble comme partout, mais avec moins de fanatisme qu'ailleurs,
les *suspects* sont envoyés en prison, et pour veiller à ce qu'ils ne puissent
s'évader, on refuse l'entrée à tous les médecins et chirurgiens qui viennent voir les prisonniers, sous le prétexte de remplir leur ministère ;
seul, le citoyen *Héraud*, médecin, est autorisé à entrer dans la prison ;
mais en même temps se fait en ville une souscription en faveur de ceux
d'entre eux qui sont malades (2).

Dans ces moments de péril, où la vie des citoyens est menacée de tant
de façons, la médecine fut, il faut le reconnaître, l'objet des constantes préoccupations des administrateurs. En 1793, le maire de Grenoble est d'ailleurs
un officier de santé, *Victor Dumas* (3); un autre de ses confrères, *Emery*, figure
parmi les officiers municipaux. Les médecins, du reste, partagent tous l'enthousiasme patriotique de l'époque, car on voit, en 1793, le citoyen
Duchadoz, officier de santé, offrir 500 livres pour les dépenses des fêtes
décadaires ; après la chute de Robespierre, Duchadoz devint syndic des
médecins de Grenoble et médecin de l'Hôpital ; enfin, en 1797, il fut
appelé à donner ses soins au pape Pie VI, lors de son passage à Grenoble ;
il le suivit jusqu'à Valence et resta près de lui jusqu'à la mort de son
client (4).

L'importance reconnue des fonctions remplies par les médecins leur fait
donner partout des honoraires : le citoyen *Duchadoz* reçoit un traitement fixe de 1.500 livres, comme médecin de l'Hôpital. Les chirurgiens
Bilon et *Silvy* reçoivent 900 livres ; enfin les quatre élèves internes reçoivent chacun 60 livres par mois. Ces quatre internes nommés au concours
sont les jeunes citoyens *Bilon* fils, *Poncet*, *Terne* et *Jourdan*.

II

La période révolutionnaire avait été marquée à Grenoble par l'esprit

---

(1) *Archives municipales*, L L, 15.
(2) *Archives municipales*, L L, 6.
(3) *Archives municipales*, L L, 5.
(4) *Pie VI dans les prisons du Dauphiné*, par D. Franclieu. Grenoble et
Paris 1878.

de suite dans l'organisation des moyens de défense sociale et par un sentiment très réel de philanthropie ; la période du Directoire coïncida chez nous avec un réveil manifeste des besoins purement scientifiques et intellectuels : le Dauphiné était d'ailleurs plus en communion d'idées avec Carnot et Larévèillère qu'avec Barras.

Les sociétés savantes ou littéraires qui existaient déjà, et qui avaient été supprimées, furent organisées sur de nouvelles bases ; des sociétés nouvelles prirent naissance.

Toutes ces sociétés nous intéressent, car dans un pays comme le nôtre, on peut dire qu'elles sont toutes solidaires : la fortune des unes est liée à celle des autres. La vie décentralisée ne peut être active, en effet, qu'à la condition que, tout en poursuivant des buts différents, les esprits cultivés auront pour idéal commun la mise en valeur de toutes les forces vives de leur Province.

Sous le nom de *Société des sciences et arts*, après avoir pendant quelque temps pris celui de *Lycée*, se rouvrit, en 1795, l'ancienne *Académie delphinale*, dont le début remontait à 1772, et qui avait en 1789 reçu ses lettres patentes de Louis XVI. La nouvelle Société des sciences et arts comptait parmi ses membres fondateurs des noms, qui appartiennent à la médecine ou à la pharmacie : *Villars*, son président, chez qui avaient lieu les réunions, *Silvy, Fournier, Michal, Dumas, Chalvet, Chabert*. Après avoir repris son nom primitif, l'Académie delphinale, encore florissante aujourd'hui, a conservé ses traditions originelles et a réuni successivement dans son sein un grand nombre d'hommes cultivés de notre Province.

En 1796, *Villars* et plusieurs autres hommes dévoués à l'idée de faire profiter leurs concitoyens des progrès scientifiques, fondent la *Société d'Agriculture et d'Histoire naturelle*.

Enfin, en 1797, est créée à Grenoble une *Société de santé*, qui devait, dès son début, jouer un rôle important et qui subsiste encore aujourd'hui, après diverses transformations, sous le nom de *Société de médecine et de pharmacie*. Elle comprenait des médecins, des chirurgiens et des pharmaciens. La Société de santé était appelée à jouer, à Grenoble, le rôle d'un petit Sénat conservateur de la santé publique : l'administration prit en effet l'habitude de la consulter dans toutes les questions relatives à l'hygiène, aux épidémies, à l'enseignement même de la médecine et nous verrons qu'elle rendit à la population de réels services : c'est dans ses séances que les médecins le plus en renom de la ville venaient communiquer à leurs confrères leurs études ou leurs observations. Corps savant toujours écouté, souvent consulté officiellement, elle jouait dans le centre dauphinois un rôle correspondant à celui qui est actuellement rempli en France par l'Académie de médecine.

A la même époque, s'ouvrait l'*Ecole centrale de l'Isère*, établissement précurseur de notre lycée, où nous voyons, comme professeur de physique et de chimie, un médecin, que nous n'allons pas tarder à rencontrer, *Berard-Trousset*, médecin de l'Hôpital, inspecteur des eaux minérales de l'Isère et membre de la Société des sciences et arts.

III

Les événements politiques avaient, comme toujours, leur contre-coup sur la santé publique : la peur, les angoisses, l'excitation des clubs, le bouleversement des fortunes, la guerre, la misère sous toutes ses formes, tout préparait l'organisme aux influences morbides les plus diverses.

Ce n'est pas impunément que le système nerveux de tout un peuple mobile et impressionnable est ébranlé, pendant plusieurs années, par une succession d'événements tragiques : l'éréthisme nerveux était alors général et devenait dans toutes les maladies, complication importante. Un médecin, qui joue à cette époque un rôle important, Jean-Balthazard *Laugier*, a noté dans un mémoire sur les épidémies de l'an vii, la fréquence des complications nerveuses, dans toutes les maladies, pendant la période révolutionnaire (1). Déjà, en l'an iv, « la sensibilité nerveuse parut plus effarouchée ; ses effets furent plus fréquents et plus intenses, soit lorsqu'ils existaient isolément, ou bien lorsqu'ils compliquaient les autres maladies. On a fait la même remarque pour les affections hypochondriaques ». Nous avons observé les mêmes effets produits par des causes analogues, pendant les périodes néfastes de la guerre de 1870 et de l'insurrection communale. Presque tous les médecins ont fait alors la même observation que Laugier, le Dᴿ Laborde a même publié sur cette constitution médicale à part une étude intéressante et suggestive (2).

En dehors des phénomènes nerveux qui paraissaient isolément ou venaient compliquer les autres affections, plusieurs épidémies graves sévirent à Grenoble et dans la région :

---

(1) *Constitution épidémique de Grenoble en l'an VII et VIII*, par *Jean* Baltha-zar-Laugier, docteur en médecine, membre de la Société de Santé de Grenoble. Grenoble, Giroud, an ix. L'ouvrage est dédié au citoyen Ricard, préfet de l'Isère. Bibliothèque, O, 3791.

(2) *Les hommes et les actes de l'insurrection de Paris devant la psychologie morbide*. Lettres au *docteur Moreau* (de Tours), par le Dᴿ J.-V. Laborde. Paris, G. Baillière, 1872.

« L'an v, dit Laugier (1), fut remarquable par une fièvre maligne, que les prisonniers Autrichiens, excédés de fatigue, atténués faute d'une nourriture proportionnée à leur besoin naturel, et rassemblés dans des gîtes relativement trop peu spacieux, avaient contractée et dont ils furent cruellement mal traités dans les mois de ventôse et de germinal. Il en périt un très grand nombre dans toute la route, où ils la répandirent successivement dans les hôpitaux.............. .. Fort heureusement elle ne se propagea pas dans la ville. C'était une fièvre maligne d'hôpital, dont l'effort, dirigé vers le cerveau, produisait ou un délire taciturne ou bien l'assoupissement.»

La ville fut moins heureuse en 1799 : le typhus se répandit cette fois sur les habitants, dont un grand nombre périt. L'épidémie commença en messidor an VII. « On ne peut, dit Laugier (2), ne pas rapporter la constitution épidémique au passage des troupes après nos revers en Italie, et à l'évacuation des malades des hôpitaux de Briançon successivement et de proche en proche, sur les autres, jusques sur ceux de Grenoble. De malheureux soldats, épuisés par les fatigues, exténués par la disette ou par une nourriture de mauvaise qualité, par le défaut de vêtements et l'intempérie de l'air, desséchés par le chagrin et par le désespoir, portaient dans leur corps une disposition propre à favoriser l'action des causes morbifiques et ensuite celle de la contagion.......... Dans cet état de choses, on transporta dans les hôpitaux de Briançon une quantité innombrable de blessés, de mutilés depuis plusieurs jours et dont la plupart n'avaient pu encore se procurer le plus léger pansement. L'air infecté par les émanations putrides des blessures en mortification et du sang en putréfaction qui les recouvrait, par celles de la paille déjà pourrie, qu'on fut réduit à leur faire donner, et par la respiration d'un grand nombre de malades entassés dans le même endroit, développa la contagion.......
.... Aussi a-t-on remarqué que la maladie, qui nous occupe, s'est manifestée sur toute la ligne depuis Briançon et Nice jusqu'à Grenoble, dans presque tous les lieux de gîte de la troupe et singulièrement dans ceux où se sont trouvé des hôpitaux établis, et que successivement l'infection s'est portée à tout le voisinage et même au loin, tant à la faveur des mouvements de l'atmosphère, que par le moyen des malheureux soldats attaqués de la maladie et qui, n'ayant ni la force, ni le courage de se rendre dans les hôpitaux, se répandaient çà et là dans les com-

_____

(1) Laugier : *loc cit.*
(2) Laugier : *loc cit.*

munes circumvoisines, comme par celui des déserteurs et des troupes qu'on y avait établies en cantonnement.»

A Grenoble, « l'épidémie fit d'autant plus de progrès, qu'on y multiplia davantage les foyers d'infection, en logeant inconsidérément les soldats malades chez les citoyens ». Laugier note d'ailleurs que les rues spacieuses et aérées, surtout au nord, ont été moins malheureuses que les autres.

La population connaissait par tradition les préservatifs usités jadis contre la peste : on vit reparaître, comme au temps de Donis, l'ail, l'oignon, le citron piqué de clous de girofle, le camphre et le vinaigre des quatre voleurs (1). « Beaucoup de personnes, dit Laugier, boivent du vinaigre (simple) matin et soir, ou se gargarisent avec ce liquide, à l'exemple de Silvius, qui se trouva à trois pestes consécutives et a été garanti en se lavant la bouche avec du vinaigre plusieurs fois par jour ». Villars, pendant cette épidémie, a rapporté que ses infirmiers, à l'Hôpital, se gargarisaient avec une décoction de *kina*, dans laquelle ils ajoutaient de l'eau-de-vie camphrée, qu'au besoin ils avalaient.

Les médecins payèrent largement leur tribut à l'épidémie. Villars, qui malgré l'état de fatigue considérable où il se trouvait depuis un voyage qu'il avait fait à Paris, soignait chaque jour les typhiques de son service, fut atteint brusquement. Malgré l'apparition de symptômes très graves, et bien qu'il eût passé la cinquantaine, il guérit, grâce aux soins d'un grand nombre de ses confrères civils et militaires : *Laugier, Trousset, Gagnon, Caffarel, Botta, Charcos, Caire* et *Bilon.*

Le secrétaire de la Société de Santé, qui devint plus tard son président, *Chanoine,* fut également atteint et eut le même bonheur que Villars. Il était soigné par *Gagnon, Laugier, Trousset, Chabert,* médecins et, par *Bosset,* officier de santé militaire. Laugier raconte, au sujet du Dr Chanoine, une anecdote qui montre que les médecins ne sont pas mieux soignés que le commun des mortels : on avait appliqué un large vésicatoire cantharidien entre les deux épaules du malade, qui eut sous cette influence beaucoup d'agitation ; or on découvrit que sur le vésicatoire « des oignons furent appliqués en même temps, a notre insçu, ce dont nous n'avons été instruits que longtemps après la maladie. Les commères ne sont pas toutes dans les campagnes ; il en existe dans les villes.»

---

(1) Le vinaigre des quatre voleurs, ou vinaigre *antiseptique*, était fabriqué avec des sommités d'absinthe, du romarin, de la sauge, de la menthe, de la rue, de la lavande, de la cannelle, du girofle, de la noix muscade, de l'ail et du camphre. On reconnait les éléments des antidotes mentionnés contre la peste.

Plusieurs autres médecins furent moins heureux dans leur lutte avec le typhus: on vit mourir en peu de temps, victimes de l'épidémie, Jourdan *Duchadoz*, Etienne *Emery* (1), Mathieu *Chabert*, Louis *Berlioz*, jeune officier de santé militaire, et *Cabannes*, chirurgien en chef de l'Hôpital militaire. Laugier attribue, sans doute à tort, la mort de ce dernier à un enfantillage dont les médecins, lorsqu'ils sont malades, sont aussi capables que les autres hommes : « il eut, dit-il, l'art d'escamoter, pendant cinq jours, les pilules de camphre et de nitre que nous lui avions ordonnées ».

Laugier n'est pas le seul historien du typhus de 1799. *Frier*, officier de santé, adressa au Journal de Grenoble (2) un article, sans grand intérêt d'ailleurs, sur *Les causes de la maladie qui affligent la commune de Grenoble et ses environs* ». Ces causes sont pour lui : 1° le vent du sud et la pluie ; 2° l'affluence de militaires épuisés de fatigue et de misère ; 3° la rareté et la mauvaise qualité des fruits.

Tout autre est la valeur des travaux laissés sur cette épidémie par le médecin Berard-Trousset, dont j'ai déjà parlé (3) : médecin distingué, élève de Fourcroy et de Chaptal : il avait remplacé Duchadoz comme médecin et administrateur de l'Hospice. C'est la Société de Santé qui avait pris l'initiative de demander un rapport sur la maladie régnante (4). « La Société de Santé, dit Trousset, a cru devoir, dès l'invasion de la maladie, multiplier ses assemblées, inviter les officiers de santé attachés à l'armée et engager chacun de ses membres à lui communiquer ses observations et ses vues, pour combattre ce fléau destructeur. Les conférences ont été très fréquentes, les communications franches et loyales. Chacun a déposé au sein de la Société le fruit de ses réflexions .... La Société a chargé celui de ses membres, qui donne ses soins aux malades de l'Hospice civil de cette commune, de rédiger un mémoire sur la fièvre épidémique et de traiter de son origine, de ses progrès, des ravages qu'elle a

---

(1) Etienne Emery est le père de *Joseph-Augustin-Apollinaire Emery*, chirurgien-major, qui fut médecin de Napoléon à l'île d'Elbe ainsi que pendant les cent jours, et mourut au Grand-Lemps le 21 octobre 1821.
(2) *Journal de Grenoble*, n° 320.
(3) Il mourut en 1807, à l'âge de 37 ans.
(4) *Histoire de la fièvre qui a régné épidémiquement à Grenoble pendant les mois de vendémiaire, brumaire, frimaire et nivôse de la présente année*, par le citoyen TROUSSET, docteur en médecine de la Faculté de Montpellier, professeur de physique et de chimie à l'Ecole centrale du département de l'Isère, inspecteur des eaux minérales du département, médecin de l'Hospice civil de la commune de Grenoble et membre correspondant de la Société des sciences et arts. Grenoble, chez Giroud, place aux Herbes, an VIII. Bibliothèque de Grenoble, U 3114.

faits dans notre cité, des traitements employés pour la combattre et des moyens de s'en garantir ».

Le choix fait de Trousset comme rapporteur était excellent : il se montre observateur profond et délicat, clinicien consommé et, dans le fonds comme dans la forme, son mémoire dénote de suite un esprit d'une bien plus grande envergure que celui de Laugier. Cette sorte de concours entre deux médecins, met Trousset à un niveau très supérieur : tandis que Laugier ne procède que par des citations empruntées à tous les auteurs ; Trousset déclare tout d'abord : « Je vais rendre compte de mes propres observations, sans me permettre aucune de ces citations d'auteur, qui peuvent bien prouver à des ignorants qu'on a de l'érudition, mais qui attestent aux gens instruits qu'on n'a pas été en état d'observer soi-même. ......
.... Si on ne me trouve pas toujours d'accord avec les auteurs qui ont écrit sur cette maladie, cela tient à ce que je n'en ai consulté aucun. Je n'avais pas besoin de leurs yeux pour voir ce que j'avais sous les miens, ni de leur plume pour le décrire. J'ai d'ailleurs une telle horreur pour les compilations, que je ne serai jamais tenté de me livrer à ce genre de travail ».

Comme Laugier, il attribue aux malades de l'armée des Alpes la cause de l'épidémie, dans laquelle il reconnaît, aussi lui, le typhus : « Cette maladie, depuis longtemps connue, a été très bien décrite par Pringle, Monro, Baumès, Roucher..... sous les noms de *fièvre d'hôpital, fièvre des prisons, fièvre putride maligne*. Elle a paru dans les différents hôpitaux de cette commune dès le mois de vendémiaire, puis dans la ville.

« Les soldats de l'armée des Alpes et d'Italie, découragés par une suite non interrompue de revers et de privations de toute espèce, sont tombés malades et ont été mis, presque les uns sur les autres, dans les hôpitaux militaires d'avant-poste. On les évacuait, sans discernement, sur Gap, La Mure, Grenoble..... Les hôpitaux militaires étaient déjà encombrés et on logeait dans la ville ceux qui paraissaient les moins malades ; lorsqu'ils avaient resté quelques jours chez les citoyens, couchés quelquefois (ainsi que cela est arrivé chez des habitants peu aisés) dans leurs propres lits, la maladie se développait et on les faisait entrer à l'Hôpital militaire. Les citoyens reprenaient leur lit et plusieurs ont, de cette manière, contracté la fièvre épidémique ».

Dans ces conditions, il était évident que l'épidémie devait se développer : « On a vu des familles entières, dont tous les individus ont été successivement affectés de la fièvre épidémique ; des maisons dans lesquelles la contagion a successivement parcouru tous les étages, ce qui avait répandu, dans toute la ville, une terreur bien fondée ».

Trousset remarque qu'elle attaque les hommes de tous les âges et de tous les états ; les femmes, quoique plus rarement affectées, n'ont pas été exemptes.

La description des malades est un chef-d'œuvre d'observation clinique : « La figure était pâle et presque bouffie, les yeux sans éclat et sans vivacité, la langue recouverte d'une mucosité blanchâtre, extrêmement épaisse et visqueuse, qui s'étendait le plus souvent jusque dans l'intérieur de la gorge et filait jusques aux dents de la mâchoire supérieure, toutes les fois qu'on faisait sortir la langue des malades. Une toux peu fatigante était, les premiers jours, suivie de crachats purement muqueux, mais ce symptôme disparaissait ordinairement le quatrième, cinquième ou sixième jour ; la soif était peu considérable ; une douleur sourde et légère se faisait sentir le plus souvent à la partie postérieure de la tête ; le pouls était, pour l'ordinaire, très faible et très lent, excepté pendant le temps des redoublements, qui arrivaient ordinairement entre cinq et six heures du soir et se prolongeaient jusqu'au lendemain matin. Les choses se soutenaient dans cet état à peu près jusqu'au sixième jour ; à cette époque, le délire survenait, pendant les redoublements seulement ; il était communément léger, les forces diminuaient chaque jour davantage. Ordinairement, le dixième jour, les malades paraissaient assez bien, mais, dans la nuit du dixième au onzième jour, la face de la maladie changeait : on trouvait les malades couchés sur le dos, la langue recouverte d'une couche plus ou moins noirâtre, épaisse, sèche et raboteuse, qui recouvrait peu à peu les gencives et formait ce rebord noir et gluant décrit par les auteurs sous le nom de *lentores circa dentes*. L'haleine fétide, le visage très abattu, la tête très lourde, une prostration absolue des forces, les jambes constamment fléchies sur les cuisses, le ventre resserré, le pouls mol et faible. »

Le tableau se complète par la description « des mouvements convulsifs dans les muscles de l'avant-bras, des soubresauts dans les tendons, des pétéchies, du hoquet, de la diarrhée fétide et des sueurs colliquatives ».

Trousset n'accorde aucune confiance aux préservatifs usités : vinaigre des quatre voleurs, citron, girofle, etc.......... « Ceux qui y avaien· recours ont contracté la maladie, comme ceux qui avaient négligé ces espèces de précautions ».

Néanmoins, il avait lui-même sa tactique préventive : « J'ai toujours eu soin, dit-il, 1° de ne jamais respirer lorsque je suis en face d'un malade ; Lorsqu'on n'est pas exercé à suspendre, pendant quelques instants, sa respiration, on peut voir le malade à différentes reprises ; on fait ensuite ¹es questions nécessaires à ceux qui l'entourent ; 2° de ne jamais avaler ma salive lorsque je m'éloigne des malades ; 3° de ne jamais les approcher étant parfaitement à jeun ; 4° enfin (et c'est un des moyens auxquels j'ai le plus de confiance) de vivre avec la plus parfaite indifférence sur les événements auxquels nous sommes exposés et d'attendre, en remplissant nos devoirs avec le calme et la fermeté de la vraie philosophie, le sort que la Providence nous a réservé ». On voit que Berard-Trousset avait toutes les qualités du médecin.

Sa thérapeutique avait la prétention bien hardie, décevante et aventureuse, surtout à cette époque, de s'attaquer à la *nature* du mal : « Malheur à celui dont la médecine turbulente, agissant sans motif, *chasse au symptôme* et poursuit, à outrance, le premier qu'il aperçoit ». L'expression est jolie, mais nous ne faisons encore que *chasser aux symptômes* toutes les fois que nous n'avons pas le *spécifique* encore à trouver pour la plus grande partie des maladies. Aujourd'hui même que nous connaissons, pour quelques maladies, le microbe et la toxine spécifiques, nous n'avons pas toujours ou ne pouvons pas employer le microbicide ou l'antitoxine spécifiques et nous sommes bien forcés de chasser au symptôme.

Cette théorie idéale ne l'empêchait pas de mettre des vésicatoires entre les épaules, procédé qui n'avait rien de spécifique et qui, dans l'espèce, n'était pas sans inconvénient. Il est probable que ce fut Trousset qui fit appliquer à son confrère, le docteur Chanoine, ce vésicatoire si intempestif que la garde-malade agrémenta d'oignons, car il paraît tenir à ce moyen : il en parle souvent et raconte ainsi, non sans une pointe de malice hautaine à l'endroit d'un jeune confrère, l'étonnement produit sur ce dernier par ce mode d'intervention : « Un jeune chirurgien, appelé avec moi près d'un malade, ne dissimula point son étonnement de ce que je faisais appliquer des vésicatoires dans un état, qui lui paraissait voisin de la mort; c'était le citoyen *Bilon* fils, dont les talents *égaleront* un jour l'intelligence et le zèle ».

Voici les formules qu'il recommandait contre la prostration des forces :

℞ Kina rouge concassé.............. 1/2 once.
　　Serpentaire de Virginie............ 2 gros.

Faites bouillir dans 10 onces d'eau et réduire à 8. Sur la fin de la décoction; ajoutez :

　　Fleurs de camomille.............. 1/2 gros.

Laissez infuser, passez, ajoutez :

　　Extrait de kina................ .. 1 gros.
　　Acétite ammoniacal.. .... 1 gros.
　　Elixir de vitriol de Minsich........ 24 gouttes.
　　Sirop d'œillet................... 1 once.

A prendre par cuillerée de demi-heure en demi-heure.

La *Société de Santé* apprécia, comme il convenait, ce rapport fort bien fait et prit, après son audition, la résolution suivante, qui se trouve imprimée à la suite du volume de Trousset :

Extrait des registres de la Société de Santé du 1ᵉʳ pluviôse an VIII.

La Société de santé, assemblée aux formes ordinaires dans le lieu de ses séances, lecture ayant été faite du mémoire du citoyen Trousset, concernant l'histoire de l'épidémie régnante à Grenoble pendant les mois de vendémiaire, brumaire, frimaire et nivôse derniers, déclare l'avoir entendu avec beaucoup d'intérêt et en arrête l'envoi aux sociétés correspondantes.

GAGNON, *président.*
CHANOINE, *secrétaire.*

La *Société des sciences et arts* (Académie delphinale) ne voulut pas demeurer indifférente à la propagation d'un mémoire, qui intéressait hautement l'intérêt général et qui émanait d'ailleurs de son Président. C'est là un trait particulier qui peint bien la solidarité pour la pratique de la philanthropie propre à cette époque, où personne n'eut voulu rester confiné dans son *église*, et où tout le monde cherchait à concourir au bien-être général. Elle prit la résolution suivante, également mentionnée à la suite du mémoire :

Extrait des registres du Lycée des sciences et des arts de la commune de Grenoble.

Séance extraordinaire du 23 nivôse an VIII.

Un membre a dit que le citoyen Trousset, professeur de chimie, officier de santé à Grenoble et président du Lycée, vient de faire un mémoire historique sur la fièvre épidémique qui s'est manifestée dans nos murs. Il observe que rien n'est plus intéressant que de répandre dans le public un ouvrage déjà connu très avantageusement par la lecture qu'en ont faite des personnes instruites dans l'art de guérir, qui l'ont jugé infiniment utile, surtout dans les circonstances actuelles Qu'ainsi, il paraîtrait convenable que le Lycée voulut s'inscrire pour un certain nombre d'exemplaires.

La motion mise en délibération :

Le Lycée arrête, à l'unanimité, qu'il souscrit pour cet ouvrage jusqu'à la concurrence de deux cents exemplaires, qui seront distribués à tous les membres ordinaires et envoyés aux associés correspondans, ainsi qu'aux Sociétés qui s'occupent de science et d'art.

Signé : LASALETTE, *vice-président ;*
LETOURNEAU, *secrétaire.*

Certifié conforme à l'original :

LASALETTE, *vice-président;*
LETOURNEAU, *secrétaire.*

IV

A côté du typus, règne en l'an VIII une épidémie de grippe, qui nous vaut une assez bonne description de Laugier.

« Depuis environ quatre décades (1), (le dixième jour du mois de fri-

(1) Laugier : *Constitution épidémique à Grenoble,* p. 157.

maire, il régne épidémiquement dans cette commune (1) et les environs, une fièvre catharrale, assez semblable à celle qui, désignée sous les noms de *grippe, follette, coquette, influenza,* se répandit dans toute la France en 1760 et 1761, et ensuite dans toute l'Europe en 1782. Cette maladie, qui semble respecter l'enfance, se compose des symptômes suivants : frissons, lassitude générale, mêlée souvent d'engourdissement, découragement, douleur de tête généralement gravative, quelquefois néanmoins aiguë, somnolence ou sommeil agité, enchifrenement, esquinancie tonsillaire, douleurs de dents, d'oreilles et autour du cou chez les uns, engorgement des glandes cervicales chez les autres ; enrouement, toux incommode avec une excrétion plus ou moins abondante de mucus guttural, et qui ne présente, dans aucun temps, des signes de coction ; langue blanche, bouche pâteuse, inappétence, fièvre souvent très légère, avec redoublement le soir .... Il n'est pas rare que sa durée ne soit que de quatre à six jours; plus fréquemment elle s'étend à une décade. Les symptômes graves, dont elle s'accompagne quelquefois, ne sont pour l'ordinaire que produit de la *droguo-manie* (2), fille de l'ignorance et du charlatanisme. Le repos, la chaleur, la tranquillité, la diète végétale, des lavemens, des pédiluves, même sinapisés, selon les circonstances, une large boisson pectorale, anodine et légèrement diaphorétique, telle qu'une infusion de fleurs de bouillon blanc, ou de mauve, et de celles de coquelicot, suffisent le plus souvent pour la dissiper. On a recours aux sangsues appliquées sur le trajet de veines jugulaires, lorsque la violence des douleurs de tête, la gravité de l'esquinancie l'exigent. Les vésicatoires à la nuque diminuent l'excès de l'éréthisme guttural ; dans ce cas on administre de plus, comme dans celui de trop grande chaleur, l'eau de *poulet* ou de *grenouilles* avec les *navets*, les gargarismes et les fumigations ensemble, les loocks tempérans, adoucissans, même narcotiques. Très généralement, après le quatrième jour, on se trouve bien de quelque béchique stimulant, comme l'oximel scillitique, ou bien le camphre, uni à une très petite dose de kermès minéral, de placer un minoratif dans le déclin de la maladie, et de terminer la cure par des fortifiants, le quinquina, le cascarille ».

En 1800, la sollicitude des médecins, comme celle des Sociétés savantes toujours en éveil et désireuses de faire bénéficier le public des bienfaits de la science, trouva un nouveau champ dans l'apparition d'une

----

(1) De Grenoble.
(2) Cette opinion de Laugier montre que la grippe était alors moins grave que celle que nous observons ici et dans presque toute la France depuis quelques années.

épidémie de fièvre puerpérale, assez peu grave en réalité quant au nombre de cas, mais qui n'avait pas moins ému l'opinion publique. Le premier Préfet de l'Isère, qui vient d'arriver, est un homme actif, ami du bien public, désireux de centraliser le bien dans son département : il s'adresse de suite à la *Société de Santé* pour lui demander son opinion. Celle-ci charge une commission, composée des citoyens *Gagnon, Laugier, Trousset* et *Bilon*, d'étudier la situation et de lui faire un rapport. Ce document (1) aujourd'hui en dehors de la science, n'a plus pour nous d'autre intérêt que de prouver une fois de plus de quelle façon large et humanitaire les médecins comprenaient leur rôle et avec quelle curieuse attention ils étaient consultés par l'opinion. Il attribue la fièvre puerpérale « au transport du lait, cette liqueur douce et bienfaisante » dans l'abdomen : « L'ouverture des cadavres prouve, dit-il, que l'épanchement qui se fait est de nature laiteuse ; on a souvent trouvé dans le capacité, une ou deux pintes d'une liqueur semblable à du petit lait qui n'est pas clarifié et sur la surface extérieure des intestins, une substance ressemblant parfaitement à du lait caillé ».

Les rapporteurs accordent leur confiance au traitement du Dr Doulcet, médecin de l'Hôtel-Dieu de Paris, qui consiste dans l'administration de l'*Ipéca,* à la dose de 12 à 15 grains et en second lieu du *carbonate de potasse,* « qui dissout les flocons laiteux, suivant la méthode du citoyen Quinot, recommandée par la Société de médecine de Paris, après un rapport des citoyens Allan, Deyeux, Gilbert et Delafisse ».

Quoiqu'il en soit de sa teneur, ce rapport fut adressé au Préfet, dans la forme suivante :

Extrait du registre de la Société de Santé de Grenoble
du 13 ventôse an VIII.

La Société, assemblée aux formes ordinaires dans le lieu de ses séances, lecture est faite de l'instruction sur la fièvre puerpérale, pour laquelle les citoyens Gagnon, Laugier, Trousset et Bilon avaient été nommés commis-saires-rédacteurs. L'assemblée consultée ayant déclaré l'approuver, arrête : que deux copies de l'instruction ci-dessus seront dressées, l'une pour être déposée dans ses archives, l'autre remise entre les mains du Préfet du departement de l'Isère, revêtue des formalités déterminées par ses règle-ments, avec un extrait du procès-verbal de la séance.

GAGNON, *président ;*
CHANOINE, *secrétaire.*
Pour copie conforme :
CHANOINE, *secrétaire.*

(1) *Instructions sur la fièvre puerpérale fdites d'après l'invitation du Préfet du département de l'Isère, par la Société de Santé de Grenoble,* an IX. Grenoble, chez Allier, imprimeur. Bibliothèque de Grenoble, T, 4364.

De son côté, lorsqu'il fut saisi de ce document, le Préfet prit l'arrêté suivant :

Extrait des registres des arrêtés du Préfet du département de l'Isère du 18 ventôse an IX de la République française une et indivisible (1).

Le Préfet du département de l'Isère,

Ayant pris lecture de l'instruction faite par la Société de Santé sur la fièvre puerpérale,

Considérant que les signes et le traitement de cette maladie sont développés dans cette instruction d'une manière si lumineuse que la publication en sera très utile pour calmer les craintes exagérées des femmes enceintes et pour diriger les officiers de santé des campagnes dans leurs opérations ;

Considérant que *cette Société développe le plus grand zèle à éclairer ses concitoyens sur les maux dont l'humanité est affligée et sur les moyens de les prévenir ou de les guérir;*

Arrête :

Que cette instruction sera imprimée, envoyée aux sous-préfets pour être par eux adressée aux maires et officiers de santé des communes de leurs arrondissements respectifs.

Le Préfet,
Signé: RICARD.
Le Secrétaire général, signé : B. ROYER.

V

Les séances de la Société étaient souvent consacrées à la science pure; elle écoutait même avec bienveillance de longues amplifications que lui lisait *Laugier.* Le 5 brumaire an VII, ce médecin, d'ailleurs plein d'activité, lui lit un mémoire sur *les connaissances utiles au médecin et sur l'abus de la saignée* (2), mémoire dans lequel, il faut le reconnaître, il y a peu d'idées à retenir. Le 2 messidor de la même année, nouveau discours, intitulé *Examen critique de la doctrine de Brown* (3). C'est une longue et prétentieuse dissertation assez difficile à bien comprendre, où l'on trouve cependant quelques bonnes pages en faveur de l'hum orisme ancien combattu par Cullen et par Brown, et où l'auteur cite avec raison, comme argument en faveur de l'humorisme, des cas « de dysurie alternant avec l'œdème, la migraine, la goutte ». Enfin, le 3 germinal, l'infatigable Laugier prononce un discours intitulé : *Essai sur les forces vives du corps humain* (4).

Si la Société de santé ne s'était occupée que de questions semblables, elle n'eût pas obtenu la considération dont elle jouissait.

(1) Ce document et la décision de la Société de Santé se trouvent à la fin des *Instructions sur la fièvre puerpérale. Loc cit.*
(2) Ce mémoire a été imprimé à la suite de la *Constitution médicale de Grenoble. Loc cit.*
(3) *Id.*
(4) *Id.*

La municipalité lui soumettait d'autres sujets d'étude : le 15 messidor an IX, le maire *Renauldon* adresse au président, qui est alors *Chanoine*, une lettre pour lui demander l'opinion de la Société sur une eau prétendue minérale, qui fluait à l'est de l'ancienne porte de Bonne ; Berard-Trousset, comme inspecteur des eaux minérales, fut naturellement chargé du rapport, qui ne paraît pas avoir été favorable à la prise en considération sérieuse de cette eau.

Sans attendre d'être consultée, la Société adressait d'ailleurs à qui de droit les réclamations qu'elle croyait utiles au public ; en l'an VIII, elle demande à la municipalité de faire purger les fossés des remparts (1).

Entre temps, elle s'occupe de questions d'alimentation, et, en 1802, la *Société de médecine*, c'est le nouveau titre de la Société de santé, écoute avec intérêt un rapport de Berard-Trousset sur une question qui semblait alors de la plus haute importance, mais dont les progrès de la chimie et de la physiologie ont singulièrement diminué la valeur, *l'emploi de la gélatine des os dans l'alimentation* (2). La Société s'était passionnée pour l'idée contenue dans le mémoire de *Cadet de Vaux* sur ce sujet, et son rapporteur lui faisait voir tout le parti humanitaire qu'on pourrait tirer de cette découverte : les os recueillis dans les pensions, les collèges, les manufactures, les hôpitaux, devaient fournir de la gélatine ; on distribuerait à domicile du bouillon aux indigents malades : « les os d'une maison opulente pourront fournir du bouillon à cinquante individus malades » ; les voyageurs, les armées de terre et de mer, devaient vivre de gélatine.......... Hélas ! de ces beaux rêves enfantés par l'enthousiasme, il a fallu rabattre, et des recherches de Darcet, de W. Edwards, de Dumas, des travaux de la commission dite de *la gélatine*, au Collège de France, des essais faits dans un certain nombre de grandes villes ou d'hôpitaux et enfin des déclarations officielles de l'Académie de médecine, il semble résulter que la gélatine n'est que très faiblement nourrissante. Mais cela importe peu à l'Histoire de la Société de médecine et ne

---

(1) *Archives municipales*, L L, 94.
(2) *Rapport d'un mémoire sur la gélatine des os et son application à l'économie alimentaire, lu à la Société de Médecine*, par le citoyen Trousset, docteur en médecine à la Faculté de Montpellier, professeur de physique et de chimie à l'Ecole centrale du département de l'Isère, inspecteur des eaux minérales du même département, médecin de l'Hospice civil de la commune de Grenoble, professeur de médecine clinique et de chimie médicale à l'Ecole de cette ville, membre de la commission des arts, du Lycée des sciences et arts, des Sociétés d'agriculture et de médecine, correspondant de l'Institut de santé de Nîmes, de la Société de médecine pratique de Montpellier, de celles de Lyon, Toulouse etc. Seconde édition. Grenoble, chez Giroud, imprimeur, place aux Herbes. Bibliothèque de Grenoble, X, 18.

diminue en rien le mérite de l'entreprise qu'elle avait conçue, de répandre un moyen d'alimentation qu'elle croyait bon.

Voici la délibération qu'elle prit :

Extrait des registres de la Société de Médecine de Grenoble du 14 frimaire an XI.

La Société de Médecine, assemblée aux formes ordinaires dans le lieu de ses séances, ayant entendu le rapport de M. Trousset, qu'elle avait nommé commissaire pour examiner un mémoire sur la gélatine des os et son application à l'économie alimentaire, privée et publique, et principalement à l'économie de l'homme malade et indigent, par Al. Cadet de Vaux, a adopté unanimement le jugement qu'il en a porté, en applaudissant au zèle de l'administration de l'Hospice civil de cette ville, qui a déjà fait préparer du bouillon d'os d'après le nouveau procédé, lequel, soumis à la dégustation, a confirmé la vérité des assertions avancées par l'auteur du mémoire.

Pour copie conforme à l'original contenu dans le registre de la Société de Médecine :

P. CHANOINE aîné, *secrétaire*.

De son côté, le successeur de Ricard, le préfet, qui n'était autre que Fourier, bien propre comme savant à partager l'enthousiasme de la Société, fait imprimer cent exemplaires du rapport, qu'il fait distribuer aux administrations des hospices et des bureaux de bienfaisance.

VI

La Société de médecine allait avoir un bien autre objet à poursuivre et ses séances allaient devenir orageuses : il s'agissait pour elle de répandre la méthode de la vaccination jennerienne, qui venait de naître. La plupart de ses membres étaient de chauds partisans de la nouvelle méthode, mais on comptait un certain nombre de dissidents. A la tête des antivaccinateurs les plus obstinés se trouvait Laugier. Il est vrai que les vaccinateurs avaient pour eux un médecin, dont le nom avait été et était encore illustré par son père : les chefs des vaccinateurs à Grenoble étaient *Dominique Villars fils* (1) et *Silvy*.

Déjà, en 1795, la Société de santé avait, sur les instances des autorités départementales, rédigé une instruction concernant l'inoculation variolique. Cette méthode était alors combattue, non par des médecins effrayés des conséquences qu'elle avait parfois, mais par l'obstination de ceux qui lui préféraient encore la variole spontanée. En 1798 même, on trouve dans le *Journal de Grenoble* (2), sous forme de lettre d'un médecin, l'objurgation suivante :

---

(1) Dominique *Villars fils* était né, comme son père, avec qui il est souvent confondu, au Noyer, le 23 mai 1774.

(2) *Journal de Grenoble*, an VIII, nᵒ 439.

« Très estimable citoyenne, vous êtes dans l'intention de faire inoculer vos enfants ; mais, vous ne vous y déterminerez, dites-vous, que d'après mon avis : Je m'y oppose. On ne transgresse jamais sans danger les lois de la nature et l'inoculation les transgresse toutes. *Salut et fraternité*. »

C'est précisément cette année 1798 que Jenner publiait son premier travail sur la vaccine. Sous l'impulsion de médecins ardents pour la nouveauté, Voodevelle, Aubert, Colon (de Paris), Odier (de Genève), plusieurs comités vaccinateurs se formèrent, à Reims notamment.

C'est en 1800 qu'Odier accompagna l'envoi fait à *Villars fils* d'un mémoire qu'il venait de publier sur la nouvelle méthode, d'un fil imprégné de sérosité vaccinale, et c'est le 23 octobre de la même année, que Villars fils inocula avec ce fil son propre enfant âgé de cinq mois. C'est le vaccin de cet enfant qui servit de point de départ aux inoculations successivement faites dans tout notre département.

De concert avec *Silvy*, Villars fils commence alors une série de publications tendant à répandre la vaccine (1). « Jusques à quand, pères et mères, vous laisserez vous endormir par une fausse sécurité? Jusques à quand vous reposerez-vous sur cet abime, qui menace à tout instant d'engloutir vos plus chères espérances ? » Ils font suivre leur mémoire d'une lettre du Dr Colladon (Extraite du *Journal de la Société de médecine*, de Lyon, n° 5,) qui rapporte « qu'à Genève, il y a eu cette année une épidémie de petite vérole très meurtrière, qu'environ 600 enfants ont été vaccinés et qu'aucun des vaccinés n'a été atteint ».

En 1801 nouvelle publication (2) : « 112 individus ont été vaccinés à Grenoble ou aux environs, depuis le mois de frimaire, an IX. Pas un des sujets ainsi inoculés n'a été malade plus de deux heures, et quelle maladie encore, puisqu'il est constant que leurs exercices, leurs études, n'ont pas été interrompus un seul instant » . . . . Les auteurs démentent « le bruit que deux enfants vaccinés à Meylan et à la Tronche, auraient été gravement malades des suites de leur vaccination et que de pareils événements se seraient répétés chez plusieurs individus soumis à cette opération ».

Si grand et si légitime que soit l'enthousiasme provoqué de nos jours par les belles découvertes de Pasteur et de son Ecole, si incommensurables

---

(1) *Sur la Vaccine*. chez Ferry, imprimeur du *Journal de Grenoble*, rue Chenoise, n° 48. Bibliothèque, O, 3881.

(6) *Réflexions sur la Vaccine*, par SILVY et VILLARS, officiers de santé de Grenoble. Chez Ferry, imprimeur du *Journal de Grenoble*, 1801. Bibliothèque, T, 5255.

qui nous semblent à bon droit les résultats futurs de la méthode, qu'il a
créée, et si supérieures à la découverte empirique de Jenner que soient
ses recherches, basées sur des hypothèses toujours confirmées et
sur une expérimentation impeccable, nous ne pouvons cependant pas
éprouver le même étonnement que nos pères, lorsqu'ils connurent cette
première immunisation artificielle de la maladie, à cette époque, la plus
terrible et la plus fréquente. Nous sommes, depuis le début du siècle,
vaccinés contre l'enthousiasme suscité alors par un fait à ce moment
imprévu, inouï et complètement en dehors des choses rêvées; les clameurs
du Dr Erckmann (de Francfort) fulminant dès le premier jour contre
la vaccine, dans laquelle il croit reconnaître « l'antechrist » en sont la
preuve. Il nous faut donc faire un effort d'esprit et nous transporter
au début de ce siècle, pour nous rendre compte du délire d'enthousiasme
et de haine, que provoquèrent en Europe la découverte de Jenner,
ainsi que chez nous les tentatives hardies et la campagne de *Villars*
fils et de *Silvy.*

Laugier, en de petits mémoires virulents (1), où il traite les œuvres de
ses *ennemis* Silvy et Villars de « *margouillis* », s'efforce de prouver que
les accidents généraux du vaccin sont terribles, que plusieurs enfants sont
morts, que le sérum provoque une foule de maladies consécutives
et qu'il ne préserve en rien de la petite vérole. Ces violences ne sont pas
faites pour nous étonner lorsque nous voyons, de nos jours, les erreurs
les plus grossières propagées au sujet du vaccin diphtérique et de la sérothérapie ; l'esprit humain est le même dans tous les temps !

Villars n'en continue pas avec moins de sérénité et de conviction sa
campagne de propagande : une épidémie de variole règne à Revel (2), elle
a déjà fait périr la moitié des enfants ; appelé par le maire de cette commune, il arrête le fléau, en soumettant à la vaccine tous les sujets qui
avaient échappé. Il obtient le même succès dans des circonstances semblables à Crolles ; à La Terrasse, le Dr Eymin imite cet exemple.

Nous voyons les deux champions de la vaccine à Grenoble réfuter avec
patience les erreurs les plus flagrantes (3). « L'enfant de M. de Saint-
Vallier fut vacciné le printemps dernier, par un de nos estimables

---

(1) LAUGIER. *Des préjugés en médecine. Premier Rabat-joie des vaccinateurs.*
Discours prononcé dans la séance publique de la Société de Santé de Grenoble,
le 5 frimaire an XI. *Journal de Grenoble*, nos 124 et 125 et Bibliothèque, O, 3793.
(2) *Rapport sur la Vaccine. Loc cit.*
(3) *Rapport sur la Vaccine,* par J.-G. SILVY et VILLARS fils. Bibliothèque, O,
3880.

collègues, avec tout le succès que l'on pouvait espérer. Cinq mois après, il meurt des suites d'une dentition laborieuse et d'une diarrhée muqueuse. A l'instant on attribue à la vaccine les causes de cette mort ! » Mais Laugier montre une obstination inébranlable : « Je suis un mécréant et ma conscience me dit que je mourrai hérétique, » dit-il quelque part, comme si les faits qu'on lui mettait sous les yeux avaient à motiver un acte de *foi* et non pas une *conviction* raisonnée.

Villars fils, sur qui il a fini par reporter toute la haine qu'il a vouée au vaccin, est pour lui « un homme tout d'emprunt et néanmoins bouffi de suffisance ». La seule riposte de ses adversaires est de ne parler de lui qu'en disant *« le médecin Laugier »*.

Il convient d'ajouter, peut-être à la décharge de Laugier, au moins à titre de rapprochement entre les falsifications voulues ou non qui se produisirent alors et celles qui se sont déjà produites, ou qui se produiront certainement dans l'avenir de la sérothérapie, malgré les précautions prises par les législateurs, que certains industriels ne tardèrent pas à fabriquer du vaccin. « La simplicité de ce genre d'inoculation, disent Silvy et Villars (1) a séduit la cupidité d'une foule d'empiriques : des commères de tous les cantons se sont emparé de cette branche précieuse de l'art de guérir ; privés de toute espèce d'instruction, dénués de tout jugement, ils s'imaginent qu'ils ne faut que piquer la peau, y produire des boutons, pour que le sujet soit pour toujours garanti de la petite vérole ».

Au surplus, Villars et Silvy avaient avec eux à peu près tout le corps médical et en 1802 se forma à Grenoble un *Comité de vaccine*, composé de *Bilon*, président, *Chanoine, Silvy, Fournier, Comte.*

Le Préfet Ricard, après s'être fait éclairer par un rapport, qui lui fut adressé au nom de la Société de Santé par une commission composée de *Bilon, Trousset, Silvy, Villars* fils et *Morelot*, met les forces de l'administration au service de la nouvelle découverte. Au mois de germinal de l'an XI, il prend un arrêté, par lequel les officiers de santé en chef de l'Hôpital civil de Grenoble étaient invités à soumettre à la vaccination tous les enfants trouvés. En cinq mois, on en vaccina 57. « On peut, dit le rapport du Préfet, porter le nombre des vaccinés de notre département à 6.000. » Parmi les principaux vaccinateurs, il cite *Billerey*, à Pontcharra, *Pascal*, à Domène, *Buisson*, à Bourgoin.

Aujourd'hui que la vaccine est entrée dans nos mœurs, que son nom a pris dans notre langue la valeur d'une idée complexe, nous pouvons, en

---

(1) *Silvy et Villars. Loc cit.*

connaissance de cause, rendre justice à une Société médicale qui a joué dans plusieurs circonstances un rôle considérable et à un homme qui, porteur d'un nom illustre, ce qu'il est souvent difficile de faire avec honneur, a su s'acquérir chez nous une gloire personnelle. Il reste acquis que notre pays fut un des premiers en France à profiter des bienfaits de la nouvelle méthode : comme il avait été le premier à proclamer la révolution de 1789, il était le premier à faire ce premier pas dans la révolution médicale qui se poursuit de nos jours, avec le nom de Pasteur pour drapeau.

VII

L'Ecole de chirurgie vivait toujours ; elle se soutenait du moins, tant bien que mal, grâce aux efforts bénévoles de chacun : la municipalité et l'Hôpital s'en partagent les charges et les soucis. Le professeur d'anatomie était, en 1797, le citoyen *Fournier*, ainsi qu'il résulte de la lettre suivante, qui est d'ailleurs une demande de congé dissimulée :

Grenoble, le 15e ventôse, an 7e de la République française (1).

Fournier, officier de santé à l'Hôpital militaire de Grenoble, professeur d'anatomie,

Aux citoyens composant l'administration municipale du canton de Grenoble.

Vous avez eu la bonté, citoyens, de m'encourager et de seconder mon zèle pour les cours d'anatomie que je fais régulièrement dans cette commune. J'ai fait tous mes efforts pour remplir la tâche que je m'étais imposée en me livrant tout entier à l'instruction de ceux qui se destinent à la pratique de l'art de guérir et qui s'occupent des arts d'imitation (2). J'ai cherché à rendre ces divers cours susceptibles d'intérêt et les progrès de quelques élèves me dédomagent bien des peines que je me suis données. Je ne parle point de l'impression qu'a fait votre bienveillance sur mon cours ; vous m'avez accordé votre estime, aussi j'en ai senti tout le prix et je l'ai regardé comme la récompense la plus flateuse ; je n'ai plus rien à désirer, puisque vous m'avez encouragé par votre attachement ; il me reste à vous prouver combien je suis porté à me rendre utile à cette commune.

J'avais demandé une permission au ministre de la guerre pour me rendre à Paris, y puiser, dans cette immense ville, de nouvelles connoissances ; je l'ai obtenue et j'imagine que je saurai mettre à profit le tems qui m'est accordé, et alors, revenant dans le sein de mon pays, je reprendrai mes occupations ordinaires et je concourrai sans relâche à l'instruction de mes compatriotes dans un art aussi utile à l'humanité. Il me reste, citoyens, à vous remercier de votre bienveillance et à vous en demander la continuation. Comptez sur la sincérité de mon inviolable attachement.

Je suis, avec estime,   Fournier

---

(1) *Archives municipales,* 9, F.

(2) Il ressort de cette lettre que le cours d'anatomie de Fournier était suivi non seulement par les élèves en médecine, mais aussi par les artistes, peintres ou sculpteurs. C'était là une excellente habitude, qu'il serait utile de voir revivre à Grenoble, où les artistes sont nombreux et justement renommés. Il serait aisé de faire, à leur usage, un cours analogue à celui qui est fait à l'Ecole des Beaux-Arts, à Paris, par le professeur Mathias-Duval.

Outre l'anatomie, on enseignait, ou du moins d'après un règlement officieux on devait enseigner la physiologie ; les médecins de l'Hôpital enseignaient la pathologie (chirurgie et médecine); la botanique continuait à être l'objet d'un cours ; la chimie était enseignée à l'Ecole centrale ; quant aux accouchements, le cours n'avait jamais cessé : des mannequins sont achetés pour les démonstrations, et le département fait les frais chaque année de l'instruction gratuite de dix-huit élèves sages-femmes. Il fait mieux : ne voulant pas demourer étranger aux efforts communs, il accorde en 1799 une subvention (1).

A l'Ecole de chirurgie................... ..   1.800 fr.
Au cours d'accouchement............. ...   3.600 »
Au jardin Botanique.............. ....   2.400 »
                                           ——————
                                            7.800 fr.

Sur ce total, une gratification de 1.200 fr. est fournie pour la première fois par le ministre de l'intérieur.

En 1800, l'Ecole de chirurgie possédait en caisse.........   1.400 fr.

La subvention de l'année est ainsi répartie :

Ecole de chirurgie.......................   600 fr.
Cours d'accouchement...................   3.600 »
Jardin Botanique....... ....   2.000 »
                                           ——————
                                            6.200 fr.

Malgré ces sacrifices, les cours n'avaient lieu que très peu régulièrement ; les élèves ne manquaient pas tout à fait, parce que, dans ces temps de guerre perpétuelle, il fallait bien apprendre la chirurgie ; mais le plus grand obstacle à la vitalité de l'Ecole, c'est qu'après tout elle ne conférait aucun grade.

C'est encore la *Société de santé* qui entreprend de rendre à la vie cette institution mourante : le 4 frimaire an XI, elle tenait une séance solennelle : le préfet, l'évêque, le général commandant la place, la magistrature, le barreau, les autres Sociétés savantes de la ville, avaient été invités à cette cérémonie. De nombreux discours furent prononcés par *Berard-Trousset*, *Villars père*, *Comte*, *Chanoine*, le secrétaire, et par *Descouteaux*. Ce dernier parla des devoirs des élèves et des professeurs les uns envers les autres ; un journal de l'époque ajouta même, à ce propos, ce petit entrefilet suggestif : « Quelques réflexions sur les égards que se doivent mutuellement les médecins n'auraient pas été déplacés dans cette circonstance » (2). *Gagnon* lut une étude sur les épidémies; *Laugier* ne manqua pas l'occasion de fulminer contre la vaccine ; *Bilon fils* prononça l'éloge de Bichat, son

(1) Albin Gras : *Institutions médicales de Grenoble.*
(2) Armand Rey. *Loc cit.*

maître regretté ; enfin *Bilon père*, président, fit valoir les services que rendent à un pays les Sociétés savantes : il montra la nécessité de réveiller l'esprit scientifique à Grenoble, et termina en indiquant comme un des moyens de parvenir à ce but, le rétablissement officiel de l'ancienne Ecole de chirurgie, fermée par la Révolution.

La séance était bien remplie ; elle ne fut pas perdue. Le 29 du même mois, un arrêté préfectoral rétablit l'ancienne Ecole de chirurgie, en précisant :

Art. 11. *Les professeurs seront nommés sur la proposition qui en sera faite par la Société de santé de Grenoble* (1).

C'était donner à la Société de santé, en même temps qu'une satisfaction légitime, une autorité qu'elle méritait à coup sûr, et qui la faisait l'héritière de notre ancien Collège de médecine. L'arrêté précise :

ART. V. — Les cours d'hiver seront ceux de :
1 Anatomie.
2 Physiologie.
3 Opérations chirurgicales.
4 Matière médicale.
5 Médecine légale.
Les cours d'été ceux de :
1 De clinique interne et principes de médecine.
2 Clinique externe et chirurgie.
3 Bandages et pansements.
La Société de Santé sera invitée à désigner les officiers de santé qu'elle jugera les plus propres à professer ces divers cours.
ART. VII. — Les cours :
D'histoire naturelle.
De botanique.
De chimie.
D'accouchements.
Qui ont des professeurs particuliers, continueront à avoir lieu comme de coutume.

Un dernier article ajoutait :

Deux examens seront subis par les élèves à la fin de ventôse et à la fin de fructidor et une distribution de prix, aux plus méritants, aura lieu chaque année.

En fait, les principaux membres de la Société de santé deviennent professeurs à la nouvelle Ecole ; ce sont, pour la chirurgie : *Fournier, Bilon père, Silvy ;* pour la médecine *Trousset, Gagnon, Billerey* et *Bilon fils.*

Voici, du reste, la réponse de la Société de santé à l'invitation du préfet :

La Société de médecine de Grenoble (2), voulant donner au citoyen Préfet des preuves non équivoques de son zèle et seconder ses vues philanthro-

---

(1) Armand Rey : *Journal de Médecine.*
(2) Pilot de Thorey : *Notes pour servir à l'histoire de Grenoble.*

piques en rétablissant une Ecole de chirurgie, qui assure aux habitants de ce département les moyens d'instruction dans les diverses branches de l'art de guérir et la prompte jouissance des bienfaits qu'elle promet ;

Considérant qu'on ne peut parvenir à donner de suite à cet établissement le perfectionnement dont il est susceptible et que ce n'est que progressivement qu'on peut atteindre le but désiré ;

Qu'il importe essentiellement à cette cité de ne pas retarder l'installation de cette Ecole, vu qu'elle sera la seule, dans la grande distance de Montpellier à Paris, qui puisse offrir des secours aux départements environnants celui de l'Isère ;

Considérant, enfin, qu'un plus grand nombre de professeurs assure davantage les succès de cet établissement, rend complète l'instruction désirée et la met, dès ce moment, à la disposition du citoyen Préfet ; propose,

Pour directeurs de l'Ecole :
>   GAGNON, LAUGIER, MOUCHET.

Pour professeurs :
>   FOURNIER (anatomie descriptive).
>   BILON fils (physiologie et opérations chirurgicales).
>   BILON père (pathologie générale.
>   J. B. SILVY (pathologie particulière).
>   VILLARS fils (maladies des os ; bandages).
>   BILLEREY (principes de médecine).
>   TROUSSET } (médecine clinique).
>   VILLARS père}
>   DESCONTEAU (maladies aigues et chroniques).
>   COMTE (matière médicale).
>   CHANOINE (médecine légale).
>   TROUSSET (chimie médicale).

Professeurs suppléants :
>   PONCET.
>   REY.

En vertu d'un décret de l'an XI, l'enseignement des sages-femmes, déjà créé à Grenoble, depuis longtemps, prenait un caractère officiel plus marqué. Ce décret disait :

Outre l'instruction donnée dans les Ecoles de médecine, il sera établi, dans l'Hospice le plus fréquenté de chaque département, un cours annuel et gratuit d'accouchements, théorique et pratique, destiné particulièrement à l'instruction des sages-femmes.

Ce n'est pas pour Grenoble l'origine de la maternité départementale, qui existait déjà chez nous, mais c'est une évolution marquée dans son institution.

La Société n'avait, on le voit, ménagé ni le nombre des professeurs, ni même celui des directeurs ; il est vrai que ni les uns ni les autres ne recevaient de traitement : ce luxe était à bon marché (1).

L'Ecole au grand complet assista à la séance d'inauguration, qui eut lieu le 15 brumaire an XII (2), avec une grande solennité. Mouchet ayant laissé

---

(1) Billerey dira plus tard, en homme pratique, parlant de l'Ecole de 1802: « Toute cette richesse scientifique ne fut que la montagne en travail ; il ne produisit pas même une leçon : on devait s'y attendre, vu que tout l'enseignement était gratuit ». (Lettre au Préfet, 1831).

(2) Armand Rey, Loc. cit.

peu de traces, nous voyons marcher à la tête de l'Ecole les deux Directeurs *Laugier* et *Gagnon.*

Nous connaissons déjà le premier. Docteur de la Faculté de Montpellier, il avait exercé la médecine à Tallard (Hautes-Alpes), où il était né en 1737; il était venu à Grenoble en 1764, banni de Tallard par un arrêt du Parlement du Dauphiné, pour la part qu'il avait prise à un mouvement populaire à l'occasion de la cherté des grains. Nous avons vu quel fut son rôle toujours actif, pas toujours heureux, dans les épidémies et dans les travaux de la Société de santé.

Gagnon nous est surtout connu parce qu'il fut le grand-père de Beyle (Stendhal) ; c'est à ce titre qu'il a été dessiné par M. Stryienski, l'historien du romancier dauphinois. Son petit-fils l'a d'ailleurs dépeint lui-même ainsi (1) : « Le docteur Gagnon portait une perruque ronde à trois rangs de boucles, parce qu'il était docteur en médecine et docteur à la mode parmi les dames. Il avait des vapeurs, des rhumatismes, marchait avec peine, mais, par principe, ne montait jamais en voiture et ne mettait jamais son chapeau, un petit chapeau triangulaire à mettre sous le bras ». C'était, dit M. Fournier (1), « un bourgeois bon, éclairé, aimable ». Beyle le fait bien juger tel, lorsqu'il dit (2) : « J'aidais toujours mon grand-père à arroser ses fleurs, et il me parlait de Linné et de Pline, non pas par devoir, mais avec plaisir. Voilà la grande et extrême obligation, que j'ai à cet excellent homme. Par surcroît de bonheur, il se moquait fort des pédants ».

Le Dr Gagnon était donc mieux qu'un bourgeois ; c'était un lettré qui prit part à la fondation de la Bibliothèque de Grenoble et un amateur de sciences. C'était surtout un médecin dévoué, ainsi qu'il le fit voir pendant l'épidémie typhique de 1799. Né à Grenoble en 1727 et reçu docteur à Montpellier, il était revenu dans sa ville natale, mais à la suite « d'un péché de jeunesse (3) », qui l'avait compromis dans certaine affaire dite de l'*assiette* (4), il avait été obligé d'aller à l'armée, au temps de la guerre de la succession d'Autriche. Dès son retour, il n'avait pas tardé à jouer dans notre ville un rôle important : en 1788, il était à l'Assemblée de Romans, comme député du Tiers-Etat; il devient successivement doyen du Collège de médecine, président de la *Société des sciences et arts*, président

(1) Henry Beyle : *Vie de Henri Brulard.* Manuscrits de la Bibliothèque de Grenoble, 3 vol., R 299 et liasse, R 300 ; *Discours et réception de M. Stryenski à l'Académie delphinale,* 15 mars 1889.
(1) Académie delphinale : *Réponse de M. Fournier, président, au discours de réception de M. Stryenski,* 15 mars 1889.
(2) Beyle : *Vie de Henri Brulard. Loc cit.*
(3) Fournier. *Loc cit.*
(4) Pilot de Thorey : *Notes pour servir à l'histoire de Grenoble.*

de la *Société de santé*, membre du jury de l'Ecole centrale, membre de la Société d'agriculture, membre actif et convaincu du Comité de vaccine (1). Nous le retrouverons bientôt (2).

VIII

La séance d'inauguration semble avoir été l'acte principal de cette Ecole à état-major nombreux. Bien que l'Ecole fut fille de la Société de santé, l'harmonie ne régna pas longtemps entre elles ; plusieurs professeurs démissionnèrent, les cours se raréfièrent. D'ailleurs, l'exercice de la médecine était alors livré à une véritable anarchie, et rien n'engageait les futurs médecins à suivre assidûment les travaux d'une petite école de chirurgie en province. Bien que trois écoles de médecine aient été créées par la loi du 14 frimaire an III, « ceux qui étudient depuis sept ans et demi dans ces trois écoles peuvent à peine faire constater les connaissances qu'ils ont acquises et se distinguer des prétendus guérisseurs qu'on voit de toutes parts......... Les campagnes et les villes sont infectées de charlatans... Depuis le décret du 18 août 1792, qui a supprimé les Universités, les Facultés et les corporations savantes, il n'y a plus de réceptions régulières de médecins ni de chirurgiens » (3), déclare Fourcroy, en 1803, dans son rapport. .

Les plaintes contre l'envahissement des charlatans étaient générales à Grenoble. « Aujourd'hui plus que jamais, dit Laugier (4), l'anarchie médicinale, levant un front audacieux particulièrement sous l'égide des patentes d'officiers de santé (5) qu'on se procure sans beaucoup de difficultés, doit faire désirer que la sagesse du gouvernement, en secondant les vues bienfaisantes des autorités constituées, les autorise formellement à réprimer les débordements d'une nuée de médicastres ». La municipalité recevait tous les jours les demandes les plus impudentes ; témoin celle-ci :

Lyon, 20 messidor an XIII.

A Monsieur le Maire de Grenoble (6),

Monsieur,

En vous faisant passer le présent avis, je vous prie de vouloir le commu-

---

(1) Il a laissé plusieurs ouvrages dont voici les titres :
Topographie médicale de Grenoble.
Histoire du galvanisme.
Mémoire sur le gypse.
Eloge de Dolomieu.
(2) Un petit-fils du docteur Gagnon, le général Oronce Gagnon, est mort à Grenoble en 1885 (Stryenski).
(3) *Exposé des motifs du projet de loi sur l'exercice de la médecine*, présenté par le conseiller d'Etat Fourcroy. Ventôse, an XI.
(4) Laugier : *Discours sur les connaissances utiles en médecine. Loc. cit.*
(5) Ce mot est naturellement employé ici dans son ancienne acception.
(6) *Archives municipales*, J, 1.

niquer à Messieurs vos médecins et chirurgiens, comme aux personnes que vous connoîtriez attaquées de cancer.

De tous les objets dont s'occupe la science médicale, il n'en est sans doute de plus intéressant que ceux qui ont pour but de veiller à la conservation d'un sexe aimable et délicat, que les rapports les plus précieux nous rendent si cher et sur lequel la nature semble avoir également cumulé, et tous les maux et tous les charmes ; compagnes de nos peines et de nos plaisirs, les femmes ont des droits sacrés à nos recherches ; aussi doivent-elles fixer plus particulièrement l'attention des gens de l'art sur les maladies qui les attaquent.

J'ai l'honneur de vous saluer.   FRAY.

Suit la note suivante :

Nouveau procédé

Pour guérir le cancer au sein, toute espèce de tumeurs chancreuses et loupes, sans l'instrument tranchant.

Par M. FRAY, ancien chirurgien de l'Hospice des Vieillards de Lyon, des armées du Nord et de Sambre-et-Meuse, et chirurgien-accoucheur.

Grande rue Mercière, maison Vial, n° 5, au 1er, à Lyon.

M. FRAY se propose de prouver l'avantage de son procédé, et par la théorie et par les faits.

Occultari potest veritas, non vinci.

Témoin encore cette autre lettre (1) :

Liberté   *Egalité*

Au citoyen Maire de la commune de Grenoble.

Le citoyen français Noël Astute,

Vous expose qu'après beaucoup de recherches, qu'il est parvenu à faire la découverte d'une eau d'Entrifique, qui guérit très subtilement et sur le champ, pour la vie, tous les maux de dents les plus invétérés ; l'administration de cette eau se fait très simplement, avec un peu de cotton imbiber de cette eau, est l'apliquer sur la dent du malade, pendant quatre ou cinq minute, et une seule fois suffit, pour en obtenir une parfaite guérison.

A c'est effet il demande à Grenoble, pour faire imprimer et afficher cette précieuse découverte, pour l'humanité soufrante, et il se conformera aux lois et ordonnances de police, et serat justice.   NOEL.

A Grenoble, le 22 nivôse l'an x de la République française.

Une réforme urgente et nécessaire allait s'opérer dans la loi relative à l'exercice de la médecine, qui allait enfin être soumise à des conditions de garanties très formelles. En même temps se décidait la création des *officiers de santé* et du *jury médical* ; cette réforme allait amener celle de notre Ecole de chirurgie, mais peut-être aussi abaisser pour longtemps le niveau de ses aspirations. C'est à cette époque en effet que sont institués les officiers de santé, titre nouveau qu'on va donner aux demi-médecins chargés « des soins dus aux habitants des campagnes, du traitement des maladies légères, de celui d'une foule de maux, qui, pour céder à des moyens simples, n'en demandent pas moins quelques lumières supérieures à celles du commun des hommes » (2). Ces nouveaux officiers de santé devaient se recruter « dans chaque département, parmi les jeunes

(1) *Archives municipales*, J, 1.
(2) *Exposé des motifs*, par FOURCROY. *Loc. cit.*

gens, que les moyens de leurs parents ne permettraient pas d'entretenir dans des études très dispendieuses » (1). Ils seront nommés en dehors

(1) Voici les principaux articles de la loi relative à l'exercice de la médecine du 19 ventôse an XI (10 mars 1803) :

ART. 1er. — A compter du 1er vendémiaire an XII, nul ne pourra embrasser la profession de médecin, de chirurgien ou d'officier de santé sans être examiné et reçu comme il sera prescrit par la présente loi.

ART. 2. — Tous ceux qui obtiendront, à partir du commencement de l'an XII, le droit d'exercer l'art de guérir, porteront le titre de docteur en médecine ou en chirurgie lorsqu'ils auront été examinés et reçus dans l'une des six Ecoles spéciales de médecine (aux trois Ecoles de l'an III, la loi du II floréal an XI avait permis d'en ajouter trois autres qui allaient être ouvertes) ou celui d'officier de santé quand ils seront reçus par les jurys dont il sera parlé dans les articles suivants.

ART. 3. — Les docteurs en médecine et les chirurgiens reçus par les anciennes Facultés de médecine, les collèges de chirurgie et les communautés de chirurgiens continueront d'avoir le droit d'exercer l'art de guérir comme par le passé.

Quant à ceux qui exercent la médecine ou la chirurgie en France et qui se sont établis depuis que les formes anciennes de réception ont cessé d'exister, ils continueront leur profession, soit en se faisant recevoir docteurs ou officiers de santé, soit en remplissant simplement les formalités qui sont prescrites à leur égard par l'article 23 de la présente loi.

. . . .

ART. 15. — Les jeunes gens qui se destineront à devenir officiers de santé ne seront pas obligés d'étudier dans les Ecoles de médecine; ils pourront être reçus officiers de santé après avoir été attachés, pendant six années, comme élèves à des docteurs, ou après avoir suivi, pendant cinq années consécutives, la pratique des hôpitaux civils ou militaires; une étude de trois années consécutives dans les Ecoles de médecine leur tiendra lieu de la résidence de six années chez les docteurs ou de cinq années dans les hospices.

ART. 16. — Pour la réception des officiers de santé, il sera formé, dans le chef-lieu de chaque département, un jury composé de deux docteurs, domiciliés dans le département, nommés par le premier consul, et d'un commissaire pris parmi les professeurs des six Ecoles de médecine et désigné par le premier consul. Ce jury sera nommé tous les cinq ans; ses membres pourront être continués.

ART. 17. — Les jurys des départements ouvriront, une fois par an, les examens pour la réception des officiers de santé. Il y aura trois examens :

L'un sur l'anatomie;

L'autre sur les éléments de la médecine;

Le troisième sur la chirurgie et les connaissances les plus usuelles de la pharmacie.

Ils auront lieu en français et dans une salle où le public sera admis.

ART. 18. — Dans les six départements où seront situées les Ecoles de médecine, le jury sera pris parmi les professeurs de ces Ecoles et les réceptions des officiers de santé seront faites dans leur enceinte.

ART. 19. — Les frais des examens des officiers de santé ne pourront pas excéder 200 francs. La répartition de cette somme, entre les membres du jury, sera déterminée par le gouvernement.

. . . .

Loi du 20 prairial an XI (9 juin 1803) :

ART. 33. — Pour former les jurys de médecine, ordonnés par la loi du 19 ventôse an XI, les préfets adresseront, d'ici au 15 messidor prochain, au ministre de l'intérieur, une liste des docteurs en médecine et des chirurgiens reçus dans les collèges qui sont établis dans leurs départements.

. . . .

ART. 38. — Dans l'examen d'anatomie, les élèves feront au moins, sur le squelette, la démonstration des objets qui leur seront demandés. Dans l'examen de

des trois et bientôt des cinq grandes Ecoles (Paris, Montpellier, Strasbourg, Mayence, Turin), par un jury spécial, qui se formera et se réunira chaque année, dans chacun des départements. Ce jury devra renfermer deux docteurs domiciliés dans le département. Les départements étaient réunis en plusieurs arrondissements, chacun autour d'une Ecole, de façon que chaque arrondissement pût être parcouru facilement par les commissaires pendant les mois consacrés à la réception des officiers de santé. L'Isère appartenait à l'arrondissement de Turin, avec les départements suivants : Alpes-Maritimes, Basses-Alpes, Hautes-Alpes, Var, Mont-Blanc, Bouches-du-Rhône, Vaucluse, Drôme, Léman, Liamone, Golo.

La situation de chacun de ceux qui exerçaient l'art de guérir devant d'ailleurs être révisée, le secrétariat de la préfecture dressa la liste suivante des médecins de Grenoble :

Liste des médecins et chirurgiens de Grenoble qui ont présenté leurs titres à la Préfecture (1), en l'an XI (1803).

TROUSSET-BERARD, D. M.
CHABERT (Jacques), D. M.
FRIER (François), D M.
HERAUD (J.-B.), D. M.
FOURNIER (Bernard), ex-chirurgien-major.
VILLAR (Dominique) (2), D. M.
LAUGIER (Balthazard), D. M.
LALLEMAND (Ovide-Claude). chirurgien en chef de l'Hôpital.
MAUCLERC (Hyppolyte), D. M.
CHANOINE (Pierre-Polycarpe). D. M.
GIROUD (Laurent), chirurgien.
BILON (J.-B.), maître en chirurgie.
SILVY (J. B.), id.   —
CHARRIÈRE (Honoré), expert dentiste.
COMTE (J.-B.), médecin.
CHARVET (Pierre), chirurgien.
MEYLLIER, médecin.

La pharmacie, sans orientation ni garanties depuis la suppression des maîtrises, était aussi réglementée et organisée sur de nouvelles bases. En dehors des six Ecoles de pharmacie projetées, dont trois existaient alors, les pharmaciens devaient être reçus par les jurys établis dans chaque

---

chirurgie, ils feront celle des instruments portatifs qui sont d'usage ; ils simuleront de plus l'application des bandages et les manœuvres des accouchements.
ART. 39. — Au troisième examen, il sera posé une question sur un fait de pratique commune, que l'aspirant sera tenu de traiter par écrit. Il répondra ensuite aux interrogations qui lui seront faites par le jury.
. . . .
ART. 41. — Les examens auront lieu dans une des salles de la Préfecture ; les frais en seront réglés : à 60 francs le premier et à 70 francs pour chacun des deux autres
(1) *Archives municipales*, 5, J, 1.
(2) Il s'agit de Villar père. Dominique Villar fils avait, à cette époque, quitté Grenoble. Il fut, en effet, en 1803, nommé chirurgien en chef de l'Hôpital d'Alexandrie, ce qui explique son absence sur cette liste.

département pour la réception des officiers de santé (1), et modifiés par l'adjonction de quatre pharmaciens aux autres membres.

La liste des pharmaciens de Grenoble, faite en vue du choix des jurés, comprend :

GIRARD Mathieu ;

BLANC Joseph-Amédée ;

DELANGE Symphorien ;

CHABERT Noël-Emmanuel (2).

Ce dernier avait, en 1798, remplacé à la tête de la pharmacie de l'Hospice, la citoyenne *Martel*, démissionnaire.

---

(1) *Loi du 21 germinal an* XI (11 avril 1803) :

ART. 1er. — Il sera établi une Ecole de pharmacie à Paris, à Montpellier, à Strasbourg et dans les villes où seront placées les trois autres Ecoles de médecine.

....

ART. 6. — Les pharmaciens des villes où il y aura des Ecoles de pharmacie feront inscrire les élèves qui demeureront chez eux sur un registre tenu à cet effet dans chaque Ecole.

ART. 7. — Dans les villes où il n'y aura point d'Ecole de pharmacie, les élèves domiciliés chez les pharmaciens seront inscrits dans un registre tenu à cet effet par les commissaires généraux de police ou par les maires.

ART. 8. — Aucun élève ne pourra prétendre à se faire recevoir pharmacien sans avoir exercé, pendant huit années au moins, son art dans les pharmacies légalement établies. Les élèves qui auront suivi pendant trois ans les cours donnés dans une des Ecoles de pharmacie ne seront tenus, pour être reçus, que d'avoir résidé trois autres années dans les pharmacies.

....

ART. 11. — L'examen et la réception des pharmaciens seront faits soit dans les six Ecoles de pharmacie, soit par les jurys établis dans chaque département, pour la réception des officiers de santé, par la loi du 19 ventôse an XII.

ART. 12. — Aux examinateurs désignés par le gouvernement pour les examens dans les Ecoles de pharmacie, il sera adjoint, chaque année, deux docteurs en médecine ou en chirurgie.

ART. 13. — Pour la réception des pharmaciens par les jurys de médecine, il sera adjoint à ces jurys, par le préfet de chaque département, quatre pharmaciens légalement reçus, qui seront nommés pour cinq ans et qui pourront être continués. A la troisième formation des jurys, les pharmaciens qui en feront partie ne pourront être pris que parmi ceux qui auront été reçus dans l'une des six Ecoles de pharmacie créées par la présente loi.

ART. 14. — Ces jurys, pour la réception des pharmaciens, ne seront point formés dans les villes où seront placées les six Ecoles de médecine et les six Ecoles de pharmacie.

ART. 15. — Les examens seront les mêmes dans les Ecoles et devant les jurys. Ils seront au nombre de trois :

Deux de théorie, dont l'un sur les principes de l'art et l'autre sur la botanique et l'histoire naturelle des drogues simples.

Le troisième, de pratique, durera quatre jours et consistera dans au moins neuf opérations chimiques et pharmaceutiques désignées par les Ecoles ou les jurys. L'aspirant fera lui-même ses opérations ; il en décrira les matériaux, les procédés et les résultats.

....

ART. 17. — Les frais d'examens sont fixés à neuf cents francs dans les Ecoles de pharmacie et à deux cents francs pour les jurys.

(2) *Archives municipales,* 5, J. 1.

On voit que l'enseignement de la pharmacie ne comportait pas deux degrés inégaux, comme celui de la médecine. L'exposé des motifs (1) dit même expressément : « La réception des pharmaciens a du rapport avec celle qui a été fixée pour l'art de guérir. Il y aura deux genres de réception : l'un aura lieu dans les six Ecoles et par leurs professeurs réunis et deux docteurs de l'Ecole de médecine ; l'autre, dans les jurys de médecine de chaque département, auxquels seront adjoints quatre pharmaciens. Cependant les examens seront les mêmes dans les uns et dans les autres de ces établissements, parce que les pharmaciens doivent également savoir préparer partout les médicaments usuels. » Etrange inconséquence, qui admettait le demi-savoir chez le médecin et qui le redoutait chez le pharmacien.

Les jurys départementaux avaient aussi la mission de délivrer des diplômes aux sages-femmes (2).

Enfin, ils délivraient également, dans les villes où n'existait pas une des cinq Ecoles, des diplômes d'herboriste (3).

Ces mesures de réglementation de l'exercice de la médecine ne pouvaient que stimuler le zèle, encore bénévole, de l'Ecole de chirurgie de Grenoble ; c'est ce qui se produisit en effet ; d'ailleurs, à cette époque, un mouvement intellectuel marqué se manifestait dans notre ville.

On venait de fonder le *Lycée*. Un emprunt de 60.000 francs, par souscription de 200 actions de 300 francs chacune, remboursables sans intérêt sur le produit des octrois, avait été fait pour son établissement : nous voyons même le citoyen Berard-Trousset s'inscrire pour trois actions. Le goût des Grenoblois pour les lettres et les sciences n'avait pas d'ailleurs échappé au Préfet, qui disait l'année même (1803) à l'occasion du *Lycée* (4) : « L'empressement avec lequel la ville de Grenoble a sollicité cette disposition du Gouvernement en sa faveur, *le prix qu'elle a toujours attaché à l'instruction et le goût naturel de ses habitants pour les sciences et les beaux-arts*, me font espérer qu'elle va redoubler de zèle, pour accélérer la mise en activité

---

(1) *Exposé des motifs sur la loi et sur l'organisation de la Pharmacie*. Germinal an XI.

(2) *Loi du 20 prairial an* XI (9 juin 1803) :

ART. 42. — Les élèves sages-femmes seront soumises, dans les jurys, à un examen dans lequel elles répondront aux questions qui leur seront faites et exécuteront, sur le fantôme, les opérations les plus simples des accouchements. Il leur sera délivré gratuitement un diplôme, suivant le modèle joint au présent arrêté.

(3) *Arrêté du 25 thermidor an* XI (13 août 1803) :

ART. 44. — Dans les jurys, l'examen des herboristes sera fait par l'un des docteurs en médecine ou en chirurgie et deux pharmaciens adjoints au jury. Cet examen aura pour objet la connaissance des plantes médicinales, les précautions nécessaires pour leur dessiccation et leur conservation

(4) Pilot de Thorey : *Notes pour servir à l'histoire de Grenoble*.

d'un établissement qui la place au centre d'un arrondissement d'instruction publique composé de quatre départements (Isère, Drôme, Hautes-Alpes, Ardèche) ».

A peu près au même temps, Grenoble (1) avait sa part dans l'institution des Ecoles de droit (2). Elle la devait à l'ancienne renommée de son Parlement, à l'état d'esprit de ses habitants et à l'activité de sa municipalité, qui avait fait tous ses efforts pour aboutir à cette bonne fortune (3); elle était, enfin, une des trente-six « *Bonnes villes et lieux insignes* » de France (4) : comme telle elle était toujours, à cette époque, parmi les villes privilégiées.

(1 Décret du 21 septembre 1804.

(2) Les autres Ecoles de droit, créées par une loi du 22 ventôse an XII, étaient, avec Grenoble : Paris, Dijon, Turin, Aix, Toulouse, Poitiers, Rennes, Caen, Bruxelles, Coblentz et Strasbourg.

(3) L'Ecole de droit de Grenoble fut créée, en 1804 (21 septembre), par décret impérial, en exécution de la loi du 22 ventôse an XII. MM. *de La Valette*, adjoint au maire et *Didier*, membre du corps municipal (Pilot de Thorey : *Notes pour servir à l'histoire de Grenoble*) s'étaient rendus à Paris pour faire valoir les droits de Grenoble. Le maire Renauldon avait également publié un mémoire sur cette question (*Mémoire sur l'établissement d'une Ecole spéciale de Droit à Grenoble, présenté par le Conseil général de cette commune*). « Grenoble, est-il dit dans ce mémoire, gagnera beaucoup à une Ecole de Droit et cette Ecole y acquerra une grande considération.............. .. Ici se présentent les rapports vraiment décisifs pour le placement des Ecoles, le succès des études, l'utilité et la gloire de ces établissements. »...

....

« Si l'on objectait que Grenoble n'avait pas d'Université, nous répondrions qu'elle en eut une sous son Conseil delphinal, qu'elle fut transférée à Valence où elle eut même le plus grand éclat,..... mais il est vrai de dire, qu'avant la Révolution, elle avait péri, après avoir altéré toutes les dispositions d'une ville si heureusement placée pour le commerce.

• A ces époques, l'ancien gouvernement n'avait cessé de reconnaître la nécessité de la rétablir à Grenoble, mais les évêques de Valence en étaient chanceliers nés et cette prérogative fut toujours un obstacle à un changement sollicité par tous les motifs possibles d'intérêt public.

« De pareilles considérations n'arrêteront plus aujourd'hui. L'utilité publique sera seule consultée et la ville de Grenoble réunit des avantages que nulle autre ne saurait lui disputer.

« Sa Cour d'appel jouit, à juste titre, d'une grande réputation ; c'est, de toutes les Cours de France, celle qui a eu le moins de ses jugements annulés par la Cour de cassation ».

....

Le 2 novembre 1805 (10 brumaire au XIV), un décret du quartier impérial nomme directeur de l'Ecole *Didier*, qui, plus tard, fut condamné à mort et exécuté comme fauteur de la célèbre conspiration orléaniste qui porte son nom. Mais, en 1806, non encore arrivé à cette transformation, il fait un éloge dithyrambique de l'auguste souverain, qui « enchaîne les événements à sa gloire, à sa fortune, commande à la victoire, qui est maître du temps et qui tient dans la *même main l'épée de la victoire, la balance de la justice et le gouvernail de l'administration* ».

(4) Sénatus-consulte du 28 floréal an XII. Voir : Pilot de Thorey : *Notes pour servir à l'histoire de Grenoble.*

Notre ville ne pouvait donc être laissée de côté, au moment où, à défaut d'un but plus élevé, on pouvait au moins réclamer pour elle l'enseignement régulier et officiel de ces officiers de santé, qu'on venait de créer. Plusieurs villes qui, comme Grenoble, avaient institué dans leur hôpital de petites écoles, demandèrent également à entrer dans le cadre officiel : Marseille et Rennes demandèrent les premières.

Le 20 novembre 1806, un décret daté de Berlin, établit *dans l'Hospice civil de Grenoble des cours pratiques* pour l'instruction des candidats à la profession d'officier de santé (1).

Voici la teneur de ce décret :

ART. I. — Il sera établi, dans l'Hospice civil de Grenoble, des *cours pratiques de médecine, de chirurgie et de pharmacie*, pour l'instruction de ceux qui se destinent à la profession d'officier de santé.

ART. 2. — Six professeurs au plus seront chargés de faire des leçons sur les différentes parties de l'art de guérir, et le service médical de l'Hospice leur sera, en outre, confié exclusivement. Ils seront présentés par la commission administrative de cet établissement, approuvés par le Préfet de l'Isère et nommés par le ministre de l'intérieur.

ART. 3. — Il sera payé par chaque élève une inscription annuelle de 100 liv., dont le produit sera affecté à l'acquittement des frais des cours et aux indemnités des professeurs ; en cas d'excédent, il en sera fait emploi au profit de l'Hospice.

Le rôle qu'on nous assignait était des plus modeste, étant donné le portrait idéal tracé par Fourcroy de l'officier de santé qu'il rêvait, « ayant quelques lumières supérieures à celle du commun des hommes ». Pour une ville qui avait eu une Université, qui depuis plusieurs siècles en sollicitait le rétablissement, qui, du moins, avait toujours eu un collège de médecine important, qui avait eu une école de chirurgie active, qui avait compté des hommes comme Aréoud, de Villeneuve, Tardin, qui avait encore Villars, Trousset, et tant d'autres, qui avait une *Société de Santé* active, pour une ville qui avait tout fait pour entretenir le feu des études, c'était peu ! surtout au moment où on venait de créer chez elle, pour le droit, une Ecole destinée à faire des juristes complets et non des demi-juristes.

La nouvelle destination de l'ancienne Ecole de chirurgie avait en outre, cet inconvénient grave, de nous vouer pour longtemps, à titre de sous-école, à je ne sais quelle fabrication de sous-médecins et de limiter la carrière qui s'ouvrait devant nous : le mérite des professeurs, l'émulation et le nombre des élèves ne pourront plus de longtemps élever l'Ecole de Grenoble, vouée par son origine à un rôle inférieur. La suppression des officiers de santé a pu seule nous rendre, avec l'espérance, désormais légitime, de nous

_____

(1) Une mesure semblable avait été prise, le 7 août 1806, pour Besançon. Amiens et Poitiers vinrent ensuite, puis, en 1808, Nantes, Reims, Caen et Marseille.

élever, la liberté de la science complète et intégrale. Du reste lorsqu'on a l'honneur de former des médecins, il faut savoir faire abstraction des titres et de tout sentiment de vanité ; ceux qui ont cette mission doivent songer uniquement à préparer des hommes instruits et capables de rendre à la société le plus grand et à l'occasion le plus recherché des services, sans se soucier de l'ordre hiérarchique qui résultera pour eux de la plus utile et la plus noble des fonctions.

Ce rôle important n'était pas à cette époque, considéré comme digne de donner entrée « dans l'enseignement et dans l'éducation publics.» La loi du 10 mai 1806 annonçant la création d'une *Université Impériale*, n'avait pas en effet pensé à ceux qui allaient former ces médecins de campagne. Celle du 17 mars 1808, qui organisa définitivement l'Université, n'y pensa pas davantage et nous fûmes, pendant longtemps encore, relégués dans les services accessoires de l'administration des Hospices. Humbert II nous avait fait plus d'honneur !

Certains esprits se déclarèrent cependant satisfaits. Nous verrons même en 1831, Billerey s'écrier : « C'est un beau et intéressant spectacle pour le philosophe, que celui de Napoléon, décrétant à Berlin, de sa main encore palpitante de la victoire d'Iéna, un enseignement médical à l'Hôpital de Grenoble ». Il est vrai qu'à l'époque où parlait Billerey, ce n'était pas faire acte de courtisan, que parler ainsi. Il le vit bien !

Quoiqu'il en soit, voici l'arrêt pris par le Préfet de l'Isère, conformément à la loi :

Programme des cours pratiques de Médecine, de Chirurgie et de Pharmacie, établis à Grenoble par décret impérial daté de Berlin le 20 novembre 1806.

La loi du 19 ventôse an II, sur l'exercice de la médecine, réduisait l'enseignement médical, dans toute l'étendue de l'Empire, à six grandes écoles spéciales, chargées de la réception des docteurs, et les sources de l'instruction semblaient être taries pour ceux dont la fortune ne leur permettait pas d'aller passer plusieurs années dans ces écoles ; delà la nécessité de créer des établissements secondaires.

C'est dans cette vue qu'il a été établi, dans plusieurs villes, des cours de médecine, chirurgie et de pharmacie.

La ville de Grenoble, voisine de plusieurs départements qui sont éloignés des écoles spéciales, dont la population est augmentée par une nombreuse garnison, qui possède un hôpital où se présentent tous les cas pratiques de médecine et de chirurgie, et en outre un vaste jardin de botanique, et qui, enfin, réunit les hommes et les choses, a été désignée particulièrement par un décret impérial donné à Berlin le 20 novembre 1806.

Ce décret, qui charge Son Exc. le Ministre de l'intérieur de l'organisation des cours et du choix des professeurs, a été suivi d'un règlement qui ne laisse rien à désirer pour le succès de l'établissement.

Ainsi, on peut annoncer que les cours qui auront lieu à Grenoble, sous la triple surveillance des Administrateurs de l'Hospice, de M. le Préfet du département, et de Son Exc. le Ministre de l'intérieur, rempliront les vues du Gouvernement. On doit s'attendre qu'ils attireront un grand nombre d'élèves, soit du département de l'Isère, soit des départements voisins, jaloux de participer à ce nouveau bienfait de Sa Majesté impériale.

PLAN DES COURS

ARTICLE PREMIER.

Conformément au réglement de Son Exc. le Ministre de l'intérieur, l'enseignement médico-chirurgical est partagé entre six professeurs et divisé en six cours, savoir :
1er Cours, anatomie et phisiologie.
2e Cours, pathologie chirurgicale.
3e Cours, opérations et accouchemens.
4e Cours, matière médicale et thérapeutique.
5e Cours, clinique interne, ou médecine pratique au lit des malades.

II

Ces cours, professés par MM. Billerey, Bilon fils, Bilon père, Silvy et Fournier, seront distribués chaque année en deux semestres, un d'hiver et l'autre d'été, à l'exception des cliniques qui seront enseignées toute l'année.

III

Les cours d'hiver seront les suivants :
1º L'anatomie, les lundi, mercredi, vendredi et samedi, à deux heures.
2º Phisiologie, les lundi, mercredi et vendredi, à onze heures.
3º Les principes de médecine, les mardi, jeudi et samedi, à onze heures ; il en sera fait ensuite l'application pratique au lit du malade.
4º Les principes de chirurgie, les mardi et jeudi, à trois heures.
5º La clinique externe, tous les jours à huit heures, lorsque le nombre des malades et la nature des maladies le permettront.
Quant au semestre d'été, il sera présenté au nouveau programme avant l'ouverture des cours.

IV.

A la fin de chaque semestre les élèves subiront un examen, et à la fin de chaque année il y aura des exercices publics, à la suite desquels M. le Préfet distribuera des prix d'encouragement aux élèves qui se seront distingués par leurs talens, leur zèle et leur assiduité.

V.

Il y aura, en outre, à la fin de chaque année scholaire, un concours pour la classification des élèves, parmi lesquels on en choisira trois qui seront logés et nourris aux dépens de l'Hospice, six autres destinés à devenir internes, et six expectans qui passeront successivement, suivant leur mérite, aux places d'externes et d'internes. Les élèves internes seront spécialement attachés au service de l'Hospice ; les externes et les expectans participeront au même service ; le reste formera la classe des étudians.

VI.

Le nombre des étudians est indéterminé. Nul ne pourra être admis aux leçons s'il n'est âgé au moins de seize ans, et s'il ne possède pas les qualités préliminaires nécessaires. (Art. 6 du réglement de Son Exc. le Ministre de l'intérieur).
Les jeunes gens qui désireront suivre les cours, se feront inscrire au secrétariat de l'Administration de l'Hospice, où ils se présenteront avec leur acte de naissance, un certificat de bonne vie et mœurs ; ils seront

tenus, en outre, de prouver qu'ils parlent et écrivent correctement la langue française, qu'ils savent l'arithmétique et connaissent au moins les élémens de la langue latine de manière à entendre les auteurs de la basse latinité. (Art. 7 du même réglement).

Chaque élève payera une inscription annuelle de 100 fr., dont le produit sera affecté à l'acquittement des frais des cours et aux indemnités des professeurs. Cette somme, qui sera payable en quatre termes égaux au commencement de chaque trimestre, et d'avance, sera versée dans la caisse du receveur de l'Hospice. (Art 8 du même réglement).

VII.

Des registres authentiques et des programmes imprimés feront connaître, chaque année, ceux qui, par leurs travaux et leurs connaissances, auront le plus de droit à la confiance publique, lorsqu'ils seront appelés à l'exercice de leur art.

XIII

L'ouverture des cours se fera cette année solennellement à l'Hospice civil, en présence des autorités, le 2 novembre prochain : en conséquence, les étudians sont invités à se rendre à Grenoble sur la fin d'octobre, pour profiter des premières leçons du semestre d'hiver, et commencer les travaux anatomiques.

MM. les Professeurs donneront des consultations gratuites les lundi, mercredi et samedi de chaque semaine, à huit heures du matin, dans une des salles de l'Hospice civil.

LE PRÉFET DU DÉPARTEMENT DE L'ISÈRE,

Vu, 1º le réglement de Son Exc le Ministre de l'intérieur, en date du 20 décembre 1806, relatif aux cours de médecine, de chirurgie et de pharmacie, établis dans l'Hospice civil de Grenoble, en vertu du décret impérial du 20 novembre même année ;

2º Le programme rédigé d'après la proposition des professeurs desdits cours ;

3º L'avis de la Commission administrative donné sur ledit programme, conformément à l'article 2 du réglement ministériel précité,

Arrête ce qui suit :

Le programme ci-joint sera imprimé, affiché par-tout où besoin sera, et inséré dans les journaux qui s'impriment dans ce département.

Fait à Grenoble, en l'hôtel de la Préfecture, le 16 octobre 1807.

Pour le Préfet absent :

Le Conseiller de Préfecture,
MAUREL.

Par le Préfet :
Le Secrétaire général, BEAUFORT.

Ces cours étaient ainsi partagés :

BILLEREY, *clinique in crne, matière médicale, thérapeutique.*
BILON (François-Marie-Hyppolite), *anatomie, physiologie.*

13

BILON (Jean-Baptiste), *clinique chirurgicale.*
SILVY (Gabriel), *pathologie chirurgicale.*
FOURNIER (Durand), *opérations et accouchements.*
VILLARS (Dominique), *clinique médicale.*

L'ouverture solennelle eut lieu le 10 décembre 1806 et les cours commencèrent aussitôt. Mais nous ne sommes encore, à cette époque, qu'une annexe de l'Hôpital ; il nous faudra encore quelques années pour devenir une Ecole universitaire.

CHAPITRE VIII

(1807-1820)

I. Les nouveaux professeurs : Silvy, Bilon père, Bilon fils, Billerey. — Berard-Trousset.

II. L'administration de l'Hôpital transformée en corps enseignant. — Elle touche l'argent des inscriptions et fait les frais de l'enseignement. — Les guerres de l'Empire assurent le succès des cours de chirurgie. — Création de l'Université impériale. — Cours faits par la Société de Santé. — Bilon fils professeur à la Faculté des sciences.

III. L'empereur et le quinquina.

IV. Projet avorté de la création d'une Faculté de médecine à Grenoble : Billerey. — L'Ile d'Elbe. — Université de quarante jours à Grenoble. — Les Cent jours. — La Restauration : Suppression de la Faculté des lettres de Grenoble. — Disgrâce de Bilon fils — Décadence des études médicales. — Un médecin nécrologiste. — Héraut ; cours d'accouchement. — Saint-Robert. — Silvy. — Frier. — Renaud : cours libres de pathologie et de médecine judiciaire.

I

La plupart des nouveaux professeurs nous sont déjà connus :

Silvy, qui avait collaboré avec Villars fils, dans la campagne en faveur de la vaccine, avait, en outre, publié un certain nombre de faits intéressants ; entre autres, une note au sujet d'une hystérique, qui avait avalé 1.400 ou 1.500 épingles, lesquelles, pendant plusieurs années, sortaient par divers points de la peau, par la vessie où elles s'incrustaient, par le vagin qu'elles hérissaient de pointes......... (1).

Il avait avec *Fournier, Chanoine* et *Desconteau*, rédigé un rapport, qui

_____

(1) Silvy : *Observations sur une quantité prodigieuse d'épingles et d'aiguilles avalées*, T. 4004.

fit un certain bruit, au sujet de cette question posée par le tribunal, dans un procès sur la légitimité d'un enfant : « Un enfant né 316 jours après la dissolution du mariage, c'est-à-dire après la mort du mari de l'accouchée, peut-il donner lieu à une contestation de légitimité? » (1). Les auteurs de la consultation, s'appuyant sur des faits cités par Poupart, Petit, Paris et Louis, conclurent à la possibilité de la légitimité : devant la chambre assemblée il y eut partage égal entre les juges.

Bilon père (Jean-Baptiste) avait été président du Comité de vaccine (1802) ; président de la Société de médecine (1802-1804) ; il était membre de la Société des Sciences et Arts ; il était chirurgien de l'Hôpital

Bilon fils (François-Marie-Hippolyte), élève de Bichat et de Boyer, avait passé sa thèse à Paris (2) ; il était chirurgien de l'Hôpital ; c'était un esprit distingué, un homme du monde, de manières élégantes. Il deviendra, en 1811, professeur à la Faculté des sciences.

Billerey, était une personnalité alors très en vue. Très homme du monde, esprit brillant, il avait une grande clientèle (3). Fils d'un chirurgien des environs de Pontcharra, il avait eu le prix de physique et de chimie à l'Ecole centrale de notre ville et, en 1803, il avait obtenu, à Paris, le prix national de clinique interne, récompense encore rehaussée par cette circonstance, que, parmi les concurrents qui lui disputaient le prix, se trouvait son ami et son émule Laennec. Il était poussé par Berard-Trousset, qui avait été son maître comme professeur de chimie à l'Ecole centrale. C'est même Berard qui l'avait déjà fait nommer professeur à l'école précédemment créée par la Société de Santé : « J'ai à peine le temps de vous transmettre votre brevet de professeur, mon cher Billerey, lui écrivait-il, en l'an XI ; il vous apprendra au moins que, malgré votre absence, je ne vous mets pas au rang des oublis. Ecrivez-moi et marquez-moi si vous êtes satisfait de votre lot. Je vous embrasse » (4).

Le jeune professeur avait de suite passé sa thèse (5) et était revenu à Grenoble, où la fortune lui avait immédiatement souri. Il était tout indiqué pour figurer dans la nouvelle Ecole de 1807, comme il l'avait fait dans celle de 1802. Un des premiers il s'était fait connaître par plusieurs opé-

---

(1) *Consultation,* par Chanoine, Desconteau. Silvy et Fournier, O. 3736.
(2) Bilon: *Aperçu sur l'ensemble de la médecine.*
(3) A. Rey : *Eloge de Billerey,* prononcé devant la Société de Médecine et de Pharmacie, 1865.
(4) A Rey: *Loc cit.*
(5) *Série de propositions sur l'épidémie catarrhale qui a régné à Paris pendant l'hiver de l'an* XI, par François Billerey. Cette thèse est dédiée à la mémoire de Bichat et au père de l'auteur, Guillaume Billerey, ainsi qu'à Berard-Trousset.

rations d'*empyème ;* il avait le premier tenté des injections dans la plèvre
et avait même imaginé un instrument pour prévenir l'introduction de
l'air dans la cavité pleurale (1).

Son attention avait sans doute été portée sur les affections thoraciques,
par son maître, Trousset, médecin distingué, qu'on est étonné de ne pas
voir parmi les professeurs de l'Ecole de 1806, comme il avait été de celle
de 1802. Trousset est, en effet, l'auteur d'un bon mémoire sur l'hydrothorax (2). Il annonce, dans ce traité, la publication d'une histoire des
maladies qui ont régné à Grenoble pendant les années VIII, IX, X, XI, XII
et XIII ; mais cet ouvrage ne semble pas avoir vu le jour. Trousset était,
d'ailleurs, d'une faible santé et ne pouvait sans doute pas fournir de
longs et fréquents travaux. Il a signalé, pour l'an XI, l'alternance de la
rougeole et d'un catarrhe épidémique du poumon, des fosses nasales et
de la conjonctive, épidémie sans doute de rougeole frustre, qui était
connue sous le nom d'*égyptienne*, par une allusion erronée à l'ophtalmie
d'Egypte.

Nous n'avons plus à parler de *Villars* qui, avant de partir pour Strasbourg, a publié à Grenoble une série d'observations faites à l'aide du
microscope (3) et je ne puis mentionner ici les nombreuses autres publications qu'il a faites sur les sujets les plus divers (4).

II

Ce qui frappe dans l'organisation de la nouvelle Ecole, c'est son annexion
totale à l'Hôpital : il n'y a pas d'Ecole ; il n'y a qu'un Hôpital où l'on fait
des cours. L'Administration avait, avant tout, voulu assurer le service
médical, qui s'était compliqué par la réunion des malades civils et militaires. L'Hôpital devient un véritable corps enseignant, car il est spécifié
que les professeurs de l'Ecole sont en même temps attachés comme médecins et chirurgiens au service de ses malades.

(1) Armand Rey: *Loc cit.*
(2) *Mémoire sur l'Hydrothorax*, par M. Trousset, docteur en médecine et en
chirurgie, de la ci-devant Faculté de Montpellier ; ex-médecin des Hôpitaux civil
et militaire d'Aigues-Mortes, de l'Hôpital militaire de Grenoble; ancien professeur de physique et de chimie ; actuellement médecin de l'Hospice civil de la
commune de Grenoble et du Lycée ; inspecteur des eaux minérales du département de l'Isère; professeur de médecine clinique et de chimie médicale ; membre
de la Société des sciences et arts. de celles d'Agriculture et de Médecine ; correspondant de la Société de Médecine du Gard, de la Société de Médecine pratique
de Lyon, Montpellier. — Montpellier, à l'imprimerie J.-G Tournel, 1806. Bibliothèque, X, 19.
(3) *Observations microscopiques diverses*, par Villars. — Grenoble, Allier, an XII
(1804), in 8º.
(4) On trouvera la liste complète de ces publications dans une *Notice biblio-
graphique* des ouvrages de Villars, par H. Gariel. U. 3291.

En 1808, c'est une lettre écrite par Gagnon qui, au nom du conseil d'administration de l'Hospice, convoque à une réunion pour la distribution des prix. Voici cette lettre, adressée au maire Renauldon :

Humanité.   HOSPICE CIVIL DE GRENOBLE   *Bienfaisance.*

Monsieur,

Nous avons l'honneur de vous prévenir que M. le Préfet du département fera, demain jeudi, 24 courant, à 4 heures après midi, dans une salle de l'Hospice militaire, la distribution des prix (es *cours de médecine et de chirurgie,* établis à Grenoble par décret impérial du 10 novembre 1806. Nous vous invitons à vouloir bien honorer cette cérémonie de votre présence.   GAGNON.

L'année suivante (1809), le maire ayant écrit à *Bilon fils, secrétaire des Cours de Médecine institués à Grenoble,* pour lui demander la remise des frais d'inscription en faveur du fils de Liotard, ce professeur répond « que l'Administration de l'Hospice a seule le droit de décharger des inscriptions. »

Il est juste de reconnaître que c'est l'Hôpital qui fait tous les frais : le conseil d'administration avait, dès 1807, fixé le traitement des médecins à 300 fr. et leur indemnité comme professeur à 250 fr., soit 550 fr. (1); les chirurgiens ne recevaient que 450 fr. La somme nécessaire devait être prise, jusqu'à concurrence de 1.200 fr., sur les revenus de l'Hôpital et le surplus sur le produit des inscriptions.

Mais tout compte fait, les recettes du produit des inscriptions dépassaient les dépenses, ainsi qu'il résulte du tableau suivant (2) :

Années.	Honoraires des Professeurs et frais de cours.	Produit des inscriptions prises par les élèves.
1807	1.249,12	400
1808	1 507,16	1.750
1809	1 465,96	2.575
1810	2.203,74	3.375
1811	2.876,50	2.725
1812	1.609,30	4.150
1813	1.124,55	2.850
1814	1.051,50	1.225
1815	» »	250
Total..	13.087,83	19.300

Bénéfice : 6.212 fr. 17

L'Ecole était prospère, ou du moins les cours étaient suivis, car « les guerres de l'empire employaient beaucoup de chirurgiens qui ve-

---

(1) *Archives de l'Hôpital,* EE, 2.
(2) *Archives de l'Hôpital,* EE, 2.

naient prendre chez nous les connaissances nécessaires pour entrer dans cette carrière, alors très courue » (1). Après de rapides études à l'Ecole, les jeunes gens désireux d'être employés au service des armées passaient un examen à la mairie. Voici l'une des lettres de convocation (2) :

DÉPARTEMENT   *Paris, le*
DE LA GUERRE

Les inspecteurs généraux du service de santé militaire,

A Monsieur le Maire de Grenoble,

Son Excellence le Ministre-Directeur de l'administration de la guerre, Monsieur, nous a renvoyé la demande que lui a faite le sieur
d'être employé au service de santé des armées. Comme, avant que cette demande soit prise en considération, nous devons nous assurer de la capacité de ce chirurgien, nous vous prions de lui indiquer le jour auquel vous jugerez à propos qu'il se rende a la municipalité, pour y résoudre, sous votre surveillance, les questions de chirurgie ci-jointes.

Vous voudrez bien, Monsieur, n'ouvrir ces questions que ce jour là, en sa présence et au moment où il s'occupera d'en donner la solution. Il devra le faire sans désemparer, dans un lieu écarté de toute communication, sans le secours d'aucun livre et d'aucun manuscrit. Ces précautions prises, nous vous invitons à lui accorder un temps suffisant, trois heures par exemple, pour qu'il puisse méditer ses réponses et en faire, s'il était besoin, une copie lisible et correcte.

Il faut que le sieur   remplisse deux feuilles de renseignemens, suivant les indications marginales et qu'il les signe; il faut aussi qu'il produise son acte de naissance et la preuve qu'il a satisfait aux lois relatives à la conscription.

Ayez la complaisance, Monsieur, de nous adresser, sous le couvert de son Excellence le Ministre-Directeur de l'administration de la guerre, les réponses du sieur   et les pièces qui lui sont demandées.

Nous avons l'honneur de vous saluer.

· PARMENTIER.   DESGENETTES.

On trouve aux archives 70 de ces pièces, toutes nominatives de 1807 à 1813. On en trouve une dizaine pour les pharmaciens.

La présence à Grenoble de tous ces jeunes élèves chirurgiens, qui allaient jouer un rôle dans l'épopée napoléonienne, la lecture du bulletin des batailles, les récits de blessures, colportés de bouche en bouche, avaient rendu populaire tout ce qui touchait à la chirurgie et à la médecine ; aussi les cours étaient-ils suivis, non seulement par les élèves chirurgiens et par les aspirants officiers de santé civils, mais aussi par des personnes de la ville (3) : la salle des leçons ne pouvait contenir tous les auditeurs qui se présentaient. Parmi les élèves de cette époque, on distinguait un jeune homme dont l'avenir fut brusquement brisé, André Mazet, né à Grenoble en 1793, mort à Lisbonne en 1821, victime de la

---

(1) A. Rey : *Eloge de Billerey.*
(2) *Archives municipales,* 9, F.
(3) Armand Rey : *Eloge de Billerey*

fièvre jaune, que le gouvernement l'avait envoyer étudier et combattre avec Pariset, François, Rochoux et Bailly (de Beaurepaire).

Pendant ce temps s'organisait l'Université de France et se réalisait le plan proposé par Fourcroy en 1806. « En se proposant d'établir sous le nom d'Université impériale, avait dit le rapporteur, un grand corps qui, sous plusieurs rapports, pourra être comparé à l'ancienne Université de Paris, le gouvernement entend le constituer sur un plan plus vaste. Il veut faire marcher également, dans tout l'empire, les diverses parties de l'instruction . . . . Il la veut soumise à l'influence générale d'une même administration, maintenue par une surveillance continuelle, préservée par le règlement de la manie des innovations et des systèmes » (1).

L'Académie de Grenoble prenait naissance et comprenait l'Isère, les Hautes-Alpes et la Drôme. L'Ecole de Droit devenait Faculté ; une Faculté des Lettres, une Faculté des Sciences étaient créées et, alors qu'il était spécifié que chaque Académie comprendrait (2) : 1º les facultés pour les sciences approfondies et la collection des grades ; 2º les lycées ; 3º les collèges, les écoles secondaires communales ; 4º les institutions ou écoles tenues par des instituteurs particuliers ; 5º les pensions, pensionnats, appartenant à des maîtres particuliers ; 6º les petites écoles, les écoles primaires ; alors que le réseau universitaire faisait aux organismes les plus minuscules l'honneur de les saisir, la médecine, sans y gagner les avantages de l'indépendance, n'était même pas, à Grenoble, sur le même pied que les écoles primaires. Elle ne faisait même pas partie de l'enseignement public !

Ce ne fut pas sans dépit que les médecins, qui se sentaient aptes à l'enseignement et qui avaient fait leurs preuves, virent se construire au-dessus de leur tête cet immense mécanisme universitaire. Ce fut sans doute un des motifs qui déterminèrent les membres de la *Société de Santé*, encore

---

(1) Décret du *17 septembre 1808.* TITRE II, ART. 2. — A dater du 1er janvier 1809, l'enseignement public, dans tout l'Empire, sera confié exclusivement à l'Université.

18 octobre 1808. TITRE I. — Il sera procédé à l'organisation de trente-deux Académies.

TITRE IV. — ART. 73. — L'Académie du ressort de la Cour d'appel de Grenoble aura son siège à Grenoble.

ART. 74. — Il n'y aura point de Faculté de théologie.

ART. 75. — *L'Ecole de droit de Grenoble sera la Faculté de droit. Le directeur prendra le titre de doyen.*

ART. 76. — *Il n'y aura point de Faculté de médecine.*

ART. 77. — Les Facultés des sciences et des lettres seront formées près du Lycée de Grenoble.

(2) Décret du 17 mars 1808, portant organisation.

sous le coup de l'insuccès de leur ancienne Ecole de 1802, et naturellement jaloux de la petite chaire mise à la disposition des nouveaux professeurs des *Cours de médecine et de chirurgie*, à ouvrir, cette fois à profusion, des cours publics. « En 1809, dit Armand Rey, la Société de Santé fut transformée en une espèce d'enseignement libre, où chaque médecin eut une chaire à son gré ; mais les professeurs improvisés, n'ayant écouté que leur ambition, trouvèrent leurs aptitudes en défaut et cet essai malheureux dura quelques mois à peine (1) ».

Un seul professeur de l'Ecole de Médecine entra dans l'Université comme professeur de physique et de chimie à la Faculté des Sciences, ce fut *Bilon* fils (François-Marie-Hippolyte). Il remplissait, en outre, à la Faculté des Sciences, les fonctions de secrétaire.

III

Si Napoléon ne se montrait pas favorable à l'enseignement de la médecine et de la pharmacie à Grenoble, il se rattrapait au moins par une distribution inattendue de médicaments : tandis que nous demandions à faire des médecins et des pharmaciens, l'empereur envoie à Grenoble... du quinquina.

Le lyrisme du maire Renauldon ne pouvait manquer d'éclater en des circonstances aussi touchantes et les murs de Grenoble furent couverts de l'affiche suivante :

Nouveau bienfait de Sa Majesté l'Empereur et Roi (2).

Le Maire de la ville de Grenoble s'empresse d'annoncer aux habitans de cette commune un nouveau trait de la bienfaisance paternelle dont sa Majesté l'Empereur et Roi vient de les honorer.

Son attention et ses soins paternels, constamment occupés de la gloire et de la prospérité de l'Empire, embrassant tout ce qui tient au bonheur et à l'avantage de ses sujets, se sont portés sur les moyens de leur assurer des secours nécessaires à leur santé et de leur procurer abondamment le spécifique le plus précieux, dont les circonstances les avaient privés, contre des maladies graves qui renouvellent chaque année leurs ravages dans la plupart de nos provinces.

La lettre suivante, que M. le Maire vient de recevoir de S. Ex. le Ministre de l'intérieur, comte de l'Empire, nous dispense de toute réflexion. Un bienfait si utile et si important, sans ajouter à notre reconnaissance, à notre zèle et à notre dévouement, ne peut que les entretenir.

RENAULDON, maire.

Copie de la lettre de S. Ex. le Ministre de l'intérieur, comte de l'Empire,

A Monsieur le Maire de Grenoble,

Paris, le 3 janvier 1809.

Monsieur le Maire, je m'empresse de vous informer que Sa Majesté a

---

(1) A. Rey : *Eloge de Billerey.*
(2) *Archives municipales*, 5, J, 1.

ordonné la distribution de 150 quintaux kilogriques de quinquina à ses quarante deux bonnes villes et que la vôtre est comprise dans ce bienfait pour 150 kilog. (environ) ou 300 livres.

Il m'est agréable d'avoir à vous annoncer que la volonté de Sa Majesté est que les maires et adjoints, les membres des conseils municipaux et les citoyens des quarante deux bonnes villes qui ont part à cette distribution, voient dans ce souvenir un témoignage de la satisfaction et de l'amour que leur porte le Souverain.

Vous employerez les moyens nécessaires pour donner à cet acte, d'une bienfaisance si attentive et si touchante. la publicité convenable ; chacun, dans de pareils soins, reconnaîtra la sollicitude d'un père pour son heu reuse famille.

Je vous adresserai ultérieurement une instruction sur le mode qu'il conviendra de suivre pour la distribution et l'emploi du quinquina.

Recevez, monsieur le Maire, l'assurance de ma sincère amitié.

Signé : CRETET.

Malheureusement l'impartiale histoire a le regret de rapprocher de cette assez plate effusion, le rapport beaucoup moins enthousiaste des spécialistes chargés de recevoir le précieux cadeau.

Voici le procès-verbal de l'ouverture des caisses et de leur vérification, à la date du 16 août 1810 :

Du seize août mil huit cent dix, Monsieur le Maire de Grenoble ayant fait appeler auprès de lui Messieurs *Gagnon*, docteur en médecine, Etienne *Breton* et Joseph-Amédée *Plana*, tous deux pharmaciens jurés de la ville de Grenoble, afin de procéder à l'ouverture et à l'examen de quatre collis, soit deux caisses et deux surons kina ; les susdits experts ont procédé en faisant ouvrir devant eux d'abord le suron sous le no 47. Ils ont trouvé qu'il contenait du kina jaune, *loxa peruviana*, de très médiocre qualité. Successivement, on a ouvert le suron numéroté 108, contenant également du kina jaune, *jaune Calissaya ;* ce kina était d'une qualité inférieure au précédent De suite on a ouvert la caisse cotée 312, contenant du kina tirant sur le rouge à la partie extérieure, d'un jaune gris à la partie intérieure de chaque écorce, connu, dans l'envoi, sous le nom de *kina nova.* Ce kina, légèrement amer, est d'une qualité bien inférieure au kina rouge du commerce ; enfin, le quatrième collis, sous le numéro 313, contient un mélange de kina gris et de rouge pâle, étiqueté, dans la lettre d'envoi *rouge peruviana.* Dans cette caisse on a trouvé quelques écorces qui avaient encore le byssus, mais en petite quantité ; le reste était privé, non seulement de byssus, mais presque de l'écorce extérieure, présentant. dans la cassure, toutes les marques de la vétusté, soit par la poussière qu'il répandait en le cassant, soit par défaut du coup-d'œil résineux qu'il doit présenter lorsqu'il est frais. En général, les pharmaciens susdits pensent que ce kina peut être utile étant employé en décoction sur les parties externes du corps, soit pour prévenir ou arrêter les progrès de la gangrène ; mais ils n'oseraient, dans leurs pharmacies. l'administrer intérieurement pour gué ir les fièvres intermittentes et surtout la fièvre pernicieuse.

Fait à Grenoble, les jour, mois et an que dessus.

Signé : GAGNON, PLANA, BRETON, RENAULDON, *maire.*

Cette anecdote ne touche que d'assez loin à l'art de guérir ; elle méritait, du moins, de figurer à titre documentaire, dans une histoire de la médecine à Grenoble.

IV

Silvy et Billerey étaient les deux professeurs des *Cours de médecine* alors le plus en vue :

Silvy fait de nombreuses communications aux Sociétés savantes : à la *Société des Sciences et Arts*, dont Gagnon était président et Champollion Figeac secrétaire, il fait un rapport intéressant pour nous, au point de vue rétrospectif, sur le *galactophore* du docteur Martin (le jeune), de Lyon : Les Anglais avaient imaginé, pour faciliter l'allaitement lorsque les nourrices ont le mamelon excorié, de se servir d'une véritable tétine de vache, qu'ils conservaient, entre chaque tétée, dans un vase rempli d'alcool. C'était, au demeurant, le comble de ce qu'on pouvait trouver de plus mauvais et de plus dangereux ! mais l'antisepsie était encore loin ! Silvy n'a pas de peine à montrer les inconvénients d'un procédé prétendu naturel et les avantages d'une tétine en gomme élastique.

Billerey s'occupait de questions plus universitaires, et, sur ses instances, le Recteur de l'Académie de Grenoble avait, paraît-il, rédigé, en 1812, un rapport, où il demandait la création d'une *Faculté de Médecine* à Grenoble. Il avait lui-même été chargé d'aller porter ce rapport à l'Empereur, avec *Repiton* avocat, *Dumollard* député et le Dr *Eymeri,* chirurgien-major de la garde (1). « Rien ne prouve mieux, dit A. Rey, qui rapporte le fait, l'influence considérable qu'exerçait Billerey à Grenoble (2). Billerey, dans un rapport officiel (3) raconte lui-même, en 1831, qu'il avait été sérieusement question, en 1812, de créer une Faculté de Médecine dans notre ville. A défaut de Faculté, on se fut contenté de la réalisation d'un autre projet qui avorta, lui aussi : il affirme également « tenir d'un chef de division au ministère de l'instruction publique, qu'à cette époque (1812), l'Empereur avait pris la détermination de convertir en *Ecoles secondaires de Médecine* qui devaient faire partie de l'Université, 18 des *Cours pratiques* créés dans les Hôpitaux, et que sur la liste dressée, Grenoble occupait le troisième rang » (4). Mais les événements de 1813 et de 1814 avaient empêché de donner suite à ce projet.

Les deux dernières années de l'Empire ne sont guères favorables aux

---

(1) A. Rey : *Eloge de Billerey.*
(2) J'ai vainement cherché les traces de ce rapport, soit dans les archives de l'Académie, soit dans celles de la Préfecture ; néanmoins, les affirmations de Billerey et de A. Rey ne laissent pas de doute sur l'authenticité du fait.
(3) Billerey : *Rapport à M. le Préfet,* 1831.
(4) Billerey : *Rapport à M. le Préfet,* 1831.

études sérieuses. Les cinq professeurs de l'Ecole de Médecine ne font plus de cours : ils se bornent, pendant la seule année 1814, à soigner, avec leurs élèves, environ 1.400 malades ou blessés (1). Le nombre des élèves employés à l'Hôpital est encore de 30 (2), mais, comme on ne fait plus de cours, « le conseil d'administration décide qu'on rendra les inscriptions payées, ou qu'elles serviront pour l'année suivante » (3), mesure fort honnête, sans doute, mais peu brillante, et qui montre dans quel désarroi était l'Ecole de Grenoble, comme la France entière d'ailleurs.

Enfin, le 17 février 1815, au moment même où l'Empereur débarque à l'île d'Elbe, où nous pourrions voir près de lui un jeune chirurgien qui jouera plus tard un rôle à Grenoble, *Camille Leroy*, Louis XVIII nous fait entrevoir un horizon nouveau : « Nous avons mûrement examiné les institutions que nous nous proposons de réformer, dit le roi à peine revenu de l'étranger, et il nous a paru que le régime d'une autorité unique et absolue était incompatible avec nos intentions paternelles et avec l'esprit libéral de notre gouvernement ». En conséquence, l'Université impériale est supprimée (4). L Académie de Grenoble devient l'*Université de Grenoble* et elle comprendra les départements de l'Isère, du Mont-Blanc des Hautes-Alpes, de la Drôme et du Rhône.

. La nouvelle Université de notre ville ne fut pas de longue durée ; elle vécut *quarante et un jours*. Grenoble avait ouvert ses portes à l'Empereur qui, le 30 mars 1815, rétablissait son Université dans l'état où il l'avait laissée (5). Cette fois ce fut définitif : l'Université ne devait plus suivre la fortune de son fondateur, car, après les cent jours, Louis XVIII a renoncé à toucher à son organisation (6). Bien plus, Grenoble, qui, ne méritait certes pas les bonnes grâces de la Restauration, vit sa Faculté des Lettres supprimée (7).

---

(1) A. Rey : *Eloge de Billerey.*
(2) *Archives de l'Hôpital*, EE, 2.
(3) *Archives de l'Hôpital*, EE, 2.
(4) Ordonnance du 17 février 1815 :
ART. 1er. Les arrondissements formés sous le nom d'*Académies* par le décret du 17 mars 1808 sont réduits à dix-sept. Ils prendront le titre d'Universités. Les Universités porteront le nom du chef-lieu assigné à chacune d'elles.
(5) Décret du 30 mars 1815 :
ART. 1er. — L'ordonnance du 17 février 1815, portant règlement sur l'instruction publique, est annulée.
ART. 3. — L'Université impériale est rétablie telle qu'elle était organisée par notre décret du 17 mars 1808.
(6) *Ordonnance du 15 août 1815 :*
ART. 1er. — L'ordonnance des Académies est provisoirement maintenue.
(7) Le décret du 18 janvier 1806, qui supprimait la Faculté des lettres de Grenoble portait le même coup à celles d'Amiens, de Bordeaux, de Bourges, de

Les personnages qui s'étaient compromis pendant les Cent-jours ne furent pas, bien entendu, ménagés : Bilon fils qui, pendant cette période, était menbre du bureau de la Fédération dauphinoise, fut suspendu de ses fonctions de professeur à la Faculté des Sciences comme à l'Ecole de Médecine, et consigné aux portes de la ville (1).

La vie médicale se ralentit d'ailleurs à Grenoble depuis qu'on ne s'y prépare plus à la chirurgie des champs de bataille ; la ville est en outre endettée : un sieur *Berger* (Sébastien), ancien chirurgien-major, écrit au maire pour lui demander une place de médecin *nécrologiste* (2). Il fait valoir le danger des inhumations précipitées, la fréquence des crimes méconnus et se recommande de son beau-frère Clappier de l'Isle, fourrier de la garde à cheval et juge de paix du canton de Vif ; mais le maire répond que la ville a trop de payements arriérés pour s'occuper d'un nouvel établissement et engage le postulant à s'adresser au préfet.

Héraut continue néanmoins à faire son cours d'accouchement jusqu'en 1818, époque à laquelle la Maternité est transportée à l'asile Saint-Robert, que le département aménageait depuis 1812, pour y entasser aliénés, mendiants et vénériens, dans l'ancien monastère de Guigues-le-Vieux, acheté pour la somme de 45.000 fr.

Silvy fait encore paraître quelques publications : il signe avec *Chanoine, Comte, Bouteille* et *Plana*, pharmacien, un mémoire assez intéressant adressé au comte de Montlivault, préfet du département (3), sur une épidémie d'ergotisme qui sévit dans les environs de Beaurepaire. A part l'erreur qui fait attribuer, par les auteurs, l'altération du seigle à un *insecte*, c'est là un document intéressant, qui nous renseigne sur l'état précaire de la culture à cette triste époque, dans une contrée aujourd'hui si riche.

Un praticien de Grenoble, du nom de *Frier*, médecin des épidémies, publie un petit mémoire, sans grande valeur, sur l'efficacité des eaux minérales de La Motte ; enfin les *Cours de médecine et de chirurgie* sont encore faits, avec peu de régularité, par les quatre médecins seulement composant le personnel de l'Ecole ; les élèves sont d'ailleurs peu nombreux.

Seul un médecin attire à ce moment sur lui l'attention générale : c'est le Dr *Renaud* (de Voiron), établi à Grenoble depuis 1810, époque à laquelle

---

Cahors, de Clermont, de Douai, de Limoges, de Lyon, de Montpellier, de Nancy, de Nimes, d'Orléans, de Pau, de Poitiers, de Rennes, de Rouen ; il supprimait en même temps la Faculté des sciences de Besançon, de Lyon et de Metz.

(1) Albin Gras : *Grenoble en 1814 et en 1815.*
(2) *Archives municipales,* 5, J. 1.
(3) *Journal politique et départemental de l'Isère,* oct. et nov. 1816.

il avait quitté l'armée. Le 20 avril 1817, il ouvre un cours particulier de médecine à l'usage des gens du monde et obtint, dit A. Rey (1), « un véritable triomphe ». Il fit plus tard un cours de *médecine judiciaire* très suivi par les avocats, les étudiants en droit et les magistrats. Praticien très occupé, « distingué, élégant, soigné, de belle prestance » (2), il fait, à certain moment, grand bruit : l'histoire d'un *homme à la fourchette* lui valut un immense succès de curiosité. Un bateleur de Romans avait avalé une fourchette, qui s'était logée dans le cœcum. Renaud alla l'opérer, ouvrit le cœcum, retira la fourchette, ne fit ni suture, ni ligature et dix jours après le bateleur venait à pieds, de Romans à Grenoble, remercier son sauveur et répandre sa renommée dans toute la ville. L'existence d'adhérences qui avaient permis d'ouvrir l'intestin sans danger, avait sauvé l'opéré des dangers d'une opération hardie à cette époque, où l'antisepsie n'était point soupçonnée. Mais la célébrité de l'opérateur ne fut pas de longue durée et ce praticien remarquable mourut jeune et pauvre.

Les *Cours de médecine et de chirurgie*, à qui la guerre avait fourni pendant l'Empire une clientèle suffisante, n'avaient plus leur raison d'être à Grenoble. Il était temps que l'Université nous ouvrit enfin les bras.

CHAPITRE IX

(1820-1841)

I. Ordonnance générale qui autorise la transformation des *Cours de médecine et de chirurgie* en *Ecoles secondaires* et leur rattachement à l'Université. — Les Cours de Grenoble sont transformés en *Ecole secondaire de médecine.* — Règlement général. — Silvy Directeur de l'Ecole. — Organisation des cours. — Adresse de remerciements au Recteur. — Fournier secrétaire de l'Ecole. — Séance d'ouverture.

II. Etat précaire de l'enseignement. — Suppression de la Faculté de droit. — Les cours de l'Ecole de médecine interrompus. — Exposé des doléances des professeurs relativement à l'organisation de l'Ecole. — Appel aux administrateurs de l'Hôpital. — L'Ecole est plus que jamais annexée en réalité à l'Hôpital. — Création d'un chef des travaux anatomiques. — Rapport du Directeur au Maire touchant les desiderata de l'organisation des Ecoles de médecine en général et de celle de Grenoble en particulier. — Lettre des professeurs au Préfet. — Rétablissement de la Faculté de droit. — Bruit d'un remaniement des Ecoles de médecine. — Vœu des administrateurs de l'Hospice en faveur de l'Ecole. Les droits des professeurs au service médical à l'Hôpital. — Berlioz. — Pro-

---

(1) A Rey : *La chirurgie à Grenoble. Loc. cit.*
(2) A. Rey : *Loc. cit.*

position ayant pour but de confier gratuitement le service médical aux méde-
cins de la ville, à tour de rôle. — Protestation de Billerey et de Fournier. — La
Commission administrative et son intervention dans les affaires de l'Ecole. —
Démission de Silvy — Billerey nommé Directeur.

III. Enquête d'Orfila. — Ses projets. — Améliorations à l'Ecole de médecine : Camille Leroy; Aribert-Dufresne; A. Charvet; Silvy; Chanriont; Robin ; Albin
Gras. — Mort de Billerey. — Robin nommé Directeur.

IV. Le nombre d'élèves est insuffisant. — Découragement général. — Rapport de
V. Cousin sur la réorganisation des Ecoles de médecine. — Ordonnances de
Louis-Philippe relatives à la réorganisation des écoles secondaires en écoles
préparatoires de médecine et de pharmacie. — Règlement de ces écoles. — Examens de fin d'année. — Equivalence des inscriptions.

V. Initiative du Recteur de l'Académie de Grenoble, pour amener la réorganisation. — Mauvaises dispositions du maire Berriat. — Abnégation des professeurs de l'Ecole. — Sacrifices faits par le Conseil d'administration de l'Hospice. — Vœu gratuit de la municipalité. — Ordonnance portant création d'une
Ecole *préparatoire de médecine et de pharmacie* à Grenoble.

VI. Quelques figures médicales de cette période : Billerey; Camille Leroy; Albin
Gras; A. Charvet.

1

Déjà, le 15 août 1815, une ordonnance avait donné le nom d'*Ecoles
secondaires* à quelques-uns des *Cours* de médecine et de chirurgie institués
dans les hôpitaux ; mais cela n'avait rien changé à leur situation : ils avaient
continué à dépendre du ministère de l'intérieur, ou, pour mieux dire, de
la Commission administrative de l'Hospice dans les villes où ils
existaient.

Ce n'est que le 18 mai 1820 que paraissait dans l'*Officiel* l'ordonnance suivante :

Louis, etc............
Nous avons ordonné et ordonnons ce qui suit :
ART. 1er. — Les professeurs des *Ecoles secondaires de médecine et des
cours d'instruction médicale*, institués dans les hôpitaux des différentes
villes de notre Royaume, et les étudiants qui suivent ces écoles et ces
Cours, sont soumis à la discipline du corps enseignant, et placés, à cet
égard, sous l'autorité de notre commission de l'instruction publique.

Pour la première fois, les écoles de médecine allaient entrer dans
l'Université. Enfin, le 5 juillet 1820, les *Cours de médecine* établis
à Grenoble en 1806, sont convertis en *Ecole secondaire*.

A son tour, le 7 novembre 1820, la commission d'instruction publique
place les écoles secondaires sous la surveillance des recteurs et des

inspecteurs d'académie, chez *lesquels les élèves sont obligés de prendre leurs inscriptions* (1) :

Art. 12. — Les certificats d'inscription dans les écoles secondaires ne seront valables, pour dispense d'inscription dans les Facultés, que s'ils ont été visés par le Recteur.

Art. 20. — Les écoles secondaires de médecine, qui n'ont point de chef reconnu et établi par les règlements, présenteront au Recteur de leur académie, deux de leurs Professeurs; le Recteur adressera cette présentation, avec son avis, au conseil royal, qui désignera celui qui doit remplir les fonctions de chef.

Art. 21. — Les chefs des Ecoles secondaires prendront le titre de Directeur. Ils exerceront, chacun près de son école, les fonctions que les doyens exercent près des facultés.

Art. 22. — Les Professeurs des écoles secondaires de médecine légalement établies sont officiers de l'Université et peuvent en porter la décoration comme les Professeurs des facultés et les Professeurs de première classe des colléges royaux; néanmoins, dans les cérémonies publiques, ils ne porteront que la robe de docteur, c'est-à-dire la robe de laine noire à revers de soie nacarat.

Art. 23. — Le présent arrêté sera adressé aux Recteurs et notifié immédiatement par chacun d'eux aux écoles de son ressort. Il devra être en pleine exécution dans chaque école, un mois après sa notification.

Art. 24. — Dans les quinze jours qui suivront le terme exprimé à l'article précédent, le Recteur rendra compte au conseil royal de l'état où en sont les choses et si, quelque école secondaire, à moins de motifs jugés valables par le conseil, ne s'était point conformée aux dispositions contenues dans le présent arrêté, les certificats d'études faits dans cette école ne seraient plus admis pour dispenser d'inscriptions dans les facultés.

Art. 25. — Il en sera de même des écoles secondaires actuellement existantes, où les six cours prescrits par les arrêtés rendus en 1808 par le ministre de l'intérieur n'auraient pas été établis ou, ayant cessé d'avoir lieu, ne seraient pas rétablis dans l'espace de six mois à compter de la publication du présent arrêté.

Art. 26. — Le présent arrêté sera adressé à S. Exc. le ministre de l'intérieur, avec prière d'étendre les deux articles précédents et l'article 12 ci-dessus aux admissions devant les jurys médicaux.

Art. 27. — Les dispositions du présent arrêté, qui sont relatives aux élèves, seront applicables à ceux de ces jeunes gens qui étudient dans les facultés de médecine avec le désir d'obtenir un jour le diplôme d'officier de santé.

Signé au registre :

PETITOT,   BARON CUVIER,
secrétaire général,   *faisant fonctions de Président.*

Ce règlement fut transmis le 23 novembre 1820 par le Recteur Sordes aux professeurs de l'*Ecole secondaire* de Grenoble, avec la lettre suivante (2) :

Messieurs,

J'ai l'honneur de vous adresser un exemplaire d'un arrêté, etc...... ....
....
Je vous prie, Messieurs, de vouloir bien prendre de suite toutes les mesu-

(1) Arrêté du 7 novembre 1820 concernant l'enseignement et la discipline dans les Ecoles secondaires de médecine.
(2) Registre des délibérations de l'Ecole secondaire de médecine de Grenoble.

res nécessaires pour son exécution. Vous sentez trop bien l'importance d'une école, qui peut procurer de si grands avantages, pour que j'aie besoin d'exciter votre zèle. Je vous dirai seulement qu'il importe d'autant plus de mettre de l'intérêt à sa réorganisation, qu'on s'occupe en ce moment d'un projet de loi et d'un projet d'ordonnance sur les écoles de ce genre. Il sera naturel de conserver et de développer de préférence celles qui se trouveront sur un bon pied.

Agréez, je vous prie, Messieurs, l'assurance de ma parfaite considération.

AUG. SORDE.

Dès le 26 du même mois, les professeurs, réunis sur l'invitation de M. Bilon, l'un d'eux, (1) procédèrent à l'élection des deux candidats qui devront être présentés au Recteur pour remplir les fonctions de Directeur. « La majorité des suffrages se porta d'abord sur M. *Silvy* et ensuite sur M. *Bilon.* »

Les professeurs arrêtent, en outre : « 1° Que l'ouverture solennelle de la reprise des cours, qui se professent depuis plus de vingt ans à l'Hôpital de Grenoble, aura lieu le 11 décembre.

« 2° Que l'ordre suivant lequel les différents cours seront faits, sera réglé ainsi qu'il suit :

Anatomie : M. FOURNIER ;

Physiologie : M. BILON ;

Pathologie chirurgicale : M. SILVY ;

Cours de (mot en blanc) : M. BILLEREY ;

Cours de clinique interne et externe, par les professeurs en exercice, à l'issue de leur visite » ;

3° Il est décidé, dans la même séance : « Qu'une lettre sera écrite à M. le Recteur pour le remercier de la communication qui a été faite aux professeurs par sa missive du 23 novembre dernier, lui témoigner combien les professeurs attachent de prix aux liens qui vont les unir à l'Université de France, et particulièrement à son estimable Chef et lui assurer qu'ils ne négligeront rien pour justifier les espérances du gouvernement et mériter son approbation ».

Peu de jours après, le Recteur envoyait à Silvy sa nomination de chef de l'Ecole avec la lettre suivante :

Le Recteur de l'Académie de Grenoble
à Monsieur le Doyen de l'Ecole secondaire de médecine de Grenoble (2).

Monsieur,

J'ai l'honneur de vous adresser une copie du procès-verbal de la séance

---

(1) Registre des délibérations de l'Ecole secondaire de médecine de Grenoble.
(2) Registre des délibérations de l'Ecole.
On remarquera que le Recteur emploie dans la même lettre les mots *doyen* et *chef.*

du conseil royal de l instruction publique du 26 décembre dernier, portant votre nomination à la place de chef de l'Ecole secondaire de médecine de Grenoble.

Agréez, je vous prie, Monsieur, la nouvelle assurance de ma parfaite considération.

AUG. SORDE.

Enfin, le 11 décembre 1820, « MM. les professeurs de l'Ecole secondaire de médecine de Grenoble, réunis dans une des salles de l'Hôpital militaire de cette ville, ont fait l'ouverture de la reprise de leurs cours, en présence de MM. les administrateurs de l'Hospice et d'un grand concours d'étudiants de l'Ecole, de docteurs en médecine et de savants distingués de toutes les classes » (1).

Après un discours de *Fournier*, professeur d'anatomie, sur l'origine, les progrès et l'utilité de cette science, M. *Bilon* donne lecture de la lettre du Recteur et du règlement du conseil de l'instruction publique ; enfin le Directeur *Silvy* termine la séance par une instruction aux élèves, et les engage « à mériter l'estime du conseil royal, à répondre à la confiance de MM. les administrateurs de l'Hospice et justifier les espérances du bien aimé Monarque qui gouverne la France » (2).

Il ne restait plus qu'à compléter l'Ecole par la nomination d'un secrétaire, « M. le Recteur ayant informé M. le *Doyen*, qu'il lui paraît convenable de désigner l'un de MM. les professeurs, pour remplir les fonctions de secrétaire de l'Ecole ». *Fournier*, dans la séance du 6 février 1821, fut nommé secrétaire.

II

Tout s'annonçait bien ; mais l'enseignement n'était pas en bonne voie à Grenoble ; notre ville avait été trop liée au retour de l'empereur, le souvenir de la conspiration de Didier était encore trop vivace, pour que nous fussions bien vus par Louis XVIII : le 2 avril 1821, la Faculté de Droit était supprimée. Or, dans une ville comme la nôtre, tous les corps enseignants sont plus ou moins solidaires (3). Plusieurs circonstances

---

(1) Parmi les étudiants de l'Ecole, à cette époque, on doit citer Achille *Comte*, qui en 1823, était reçu interne à Paris et devait plus tard conquérir une grande réputation comme naturaliste didactique.

(2) Registre des délibérations.

(3) Le considérant du décret qui supprime l'Ecole de Droit est ainsi libellé :
« Plusieurs étudiants de la Faculté de Droit de Grenoble ont constamment figuré dans les troubles dont cette ville a été agitée à diverses époques ; en dernier lieu, un grand nombre ont fait partie des attroupements qui ont arboré des signes de rébellion ».

diverses concoururent sans doute à arrêter l'essor de l'Ecole. La plus importante et la plus *humaine* était l'absence de traitement fixe pour les professeurs. Toujours est-il qu'en 1822 le Recteur dut inviter les professeurs de l'Ecole à *reprendre leurs cours*. Le 14 avril 1822 (1), « les professeurs de l'Ecole secondaire de médecine, réunis chez l'un d'eux, à l'effet de délibérer sur la proposition qui leur a été faite par M. le Recteur de reprendre les cours de l'Ecole, qui n'avaient été interrompus que par suite de quelques circonstances particulières qui n'existent plus, ont unanimement délibéré de présenter à M. le Recteur le mémoire suivant »:

. . . .

. . . .

« Depuis quelque temps, diverses causes ont découragé les professeurs, éloigné les élèves et fait languir les cours ; et même il ne se fait plus, en ce moment, qu'un enseignement clinique. Toute fois les principales de ces causes ont cessé d'exister ; les professeurs, les élèves, les administrations civiles et celle de l'Hôpital désirent vivement que l'établissement reprenne toute son activité, et, pour arriver à ce but, il ne faut qu'un concours de moyens peu difficiles à réunir et dont le succès serait assuré.

« Jusqu'ici le salaire des professeurs n'a été qu'*éventuel*, puisqu'il n'est fondé que sur les inscriptions des élèves. Or, il serait d'abord nécessaire qu'ils eussent un traitement fixe, qui, quelque modique qu'il fut, suffirait pour soutenir leur zèle, encourager leur travail et répondre de leur exactitude.

« Il est juste, en second lieu, que la ville de Grenoble et le département de l'Isère, qui doivent en retirer les premiers avantages, votent, à ce titre et pour cet objet, une somme annuelle, qui ne serait qu'un article bien faible de leur budget.

« D'une autre part, l'admisistration de l'Hospice fournirait, comme elle l'a fait jusqu'ici, aux dépenses de localités, aux frais de dissection, aux achats d'instruments, ce dont elle est d'ailleurs bien dédommagée par la certitude d'avoir toujours un nombre d'élèves suffisant pour faire les pansements, suivre les visites et monter les gardes, tant dans l'Hôpital militaire qu'à l'Hôpital civil ».

L'administration de l'Hôpital s'exécuta de bonne grâce ; elle comprenait évidemment qu'il était de son intérêt d'avoir des élèves ; elle tenait aussi à garder la haute main sur l'Ecole qui, même depuis son entrée dans l'Université, n'en demeurait pas moins sa vassale. Une délibération du

---

(1) Registre des délibérations.

conseil d'administration prend la résolution suivante (1) : « Relativement au rétablissement de l'enseignement médico-chirurgical, qui avait été créé pour l'Hospice de Grenoble par décret de 1806, et dont la suspension avait eu lieu par suite de divers événements, l'administration décide que, pour contribuer autant qu'il est en elle au rétablissement de cet enseignement, il sera payé, pour 1823, aux professeurs, une somme de 2.400 fr. Le produit des inscriptions auxquelles seront soumis les élèves, en conformité des règlements existants (2), appartiendra, en outre, à l'Hospice, qui en fera la perception. »

« Néanmoins, dans le cas où le produit des inscriptions excéderait la somme de 2.400 fr. à payer par l'Hospice, l'excédent tournera au profit des professeurs et sera divisé entre eux par portions égales, et cela de la même manière que les 2.400 fr. accordés. »

« Les frais d'amphithéâtre et autres, relatifs aux cours, seront acquittés par l'Hopice, sans nulle distraction sur les 2.400 fr. accordés aux professeurs ».

En somme, à peu de frais, l'Hôpital s'annexait complètement l'Ecole. La situation mal définie et par conséquent fausse de deux institutions qui doivent rester séparées et amies, mais non fusionnées, l'Ecole et l'Hôpital, apparaît clairement dans la façon dont l'Hôpital et l'Ecole font, chacun de leur côté, le procès-verbal de la séance de rentrée du 13 janvier 1823. Voici le procès-verbal de l'Hôpital (3) :

Ce jourd'hui 13 janvier 1823, la *commission administrative* et le *conseil de charité* de l'Hospice civil de Grenoble se sont réunis au *lieu ordinaire des séances de l'administration*, sous la Présidence de M. le Maire de la ville, en l'absence de M. le Préfet, qui devait présider l'assemblée, mais qui ne put s'y rendre par suite d'une indisposition. Le *secrétaire général de la Préfecture*, le *Recteur de l'Académie* et Messieurs les *médecins et professeurs de l'Ecole secondaire de médecine*. . . . .

Il était temps de citer les professeurs, car on eût pu croire qu'on avait négligé de les inviter. Nos prédécesseurs ne se formalisaient pas d'ailleurs; il leur suffit de rédiger leur procès-verbal à leur façon. Le voici (4) :

Le 13 janvier 1823, à deux heures de relevée, Messieurs les *Professeurs de l'Ecole secondaire de médecine*, réunis dans la salle du bureau de l'administration de l'Hospice, ont fait l'ouverture de la reprise de leurs cours, en présence de Mgr l'évêque, du lieutenant général de la 7e division, de M. le Premier Président, du Procureur général, de M. le Maire de la ville et des

---

(1) *Archives de l'Hôpital*, E E, 2.
(2) *Archives de l'Hôpital*, E E, 2.
(3) *Archives de l'Hôpital*, E E, 2.
(4) Registre des délibérations de l'Ecole.

membres composant le conseil municipal, de M. le Maréchal de camp commandant du département de l'Isère, de MM. les intendants et sous-intendants militaires, des *administrateurs de l'Hospice civil* et du bureau de charité, du *conseil académique*, etc........ ».

Dans l'un de ces comptes rendus, il s'agit d'une simple séance du conseil d'administration ; dans l'autre, d'une séance solennelle d'ordre académique.

Peu importe, après tout : les discours du Directeur et de l'Inspecteur d'académie faisant fonction de recteur, donnèrent à la séance sa véritable couleur, et, au surplus, je n'insisterais pas sur ces détails relatifs à la situation administrative et hiérarchique des professeurs de l'Ecole secondaire, si les deux manières de comprendre le procès-verbal d'une même séance n'avaient pas pour conséquences, selon qu'on adoptera l'une ou l'autre, de faire de l'Ecole une *Ecole d'enseignement supérieur* dans le premier cas, et dans le second, une simple *Ecole professionnelle*.

Quel que soit, pour le moment, le caractère assez ambigu de l'Ecole, son Directeur Silvy fait tous ses efforts pour développer l'enseignement.

Dans la réunion des professeurs du 3 février 1823 (1), « le Directeur appelle l'attention de ses collègues, sur la nécessité d'adjoindre au professeur d'anatomie un docteur en médecine de cette ville, avec le titre de *chef des travaux anatomiques*, dans le but de diriger les dissections, de faire des répétitions d'anatomie aux élèves ». « MM. les professeurs ont unanimement désigné pour occuper la place de *chef des travaux anatomiques*, M. Joseph *Gérard*, docteur en médecine, voulant, par cette nomination, lui donner un témoignage de l'estime qu'ils ont pour ses connaissances et pour la manière honorable dont il exerce la médecine ». « M. le Recteur approuve cette nomination, qui est dans l'intérêt de l'Ecole secondaire et conforme aux règlements de l'Université de France ».

Il était, depuis quelque temps, question de *réorganiser* certaines Ecoles secondaires ; mais ces projets ne se réalisaient pas et la situation financière de l'Ecole de Grenoble était toujours peu brillante.

Silvy écrit en 1823 au maire de Grenoble, M. le marquis de la Vallette, député, pour lui demander de faire voter quelques subsides à l'Ecole sur le budget de 1824. De son côté, la commission administrative de l'Hospice émet le vœu de voir remettre en activité les cours d'*enseignement médico-chirurgical* de Grenoble et demande à la municipalité de voter une somme de 2.000 fr. pour les professeurs. La ville accorde 1.500 fr. Enfin, Silvy

---

(1) Registre des délibérations.

adresse au marquis de la Vallette un long rapport sur l'organisation qu'il
rêve pour l'Ecole secondaire :

*Le Directeur de l'Ecole secondaire de médecine de Grenoble
à Monsieur le Marquis de la Valette, député de l'Isère* (1).

Monsieur le Marquis,

....
.... Le projet de loi qui a été présenté aux
chambres ne me paraît pas devo r remplir le but que l'on devait se proposer: j'avais toujours pensé que le gouvernement devait avoir l'intention
de *disséminer dans les écoles secondaires* les nombreux étudian's qui se
rendent en foule à Paris......... ... .
.... Il est impossible de ne pas voir que l'on
va donner le coup de mort aux écoles secondaires, si le projet n'est pas
modifié ; en effet, il est dit que les inscriptions prises dans les écoles secondaires ne compteront que pour moitié dans celles du premier ordre ; on
double le prix des inscriptions pour les écoles secondaires et on n'augmente pas celui des écoles spéciales. n'est-il pas évident que tous les étudiants se rendront de préférence dans l'une des trois écoles spéciales puisque le temps de leurs études leur sera compté intégralement et que leurs
inscriptions ne leur coûteront que cent francs par an, tandisqu'on exigerait
deux cents francs dans les secondaires. Cela est si vrai que, depuis la présentation de la loi, nos élèves se refusent à prendre leurs inscriptions, tous
se disposent à partir pour Paris ou Montpellier et que, sous peu, l'admi-,
nistration des hospices sera dans l'impuissance d'assurer le service médical
des malades....................................... ....
....
....
L'école secondaire de médecine de Grenoble croit avoir des droits à la
bienveillance du gouvernemen,t soit par son ancienneté, qui date de plus
de 40 ans, soit par sa position géographique, par le goût bien prononcé de
ses habitants pour l'étude des sciences physiques et naturelles, soit enfin
par les services qu'elle croit avoir rendus.

....
....
Premettez-moi, Monsieur le marquis, de vous faire part de mes idées sur
le mode qu'il conviendrait d'adopter pour l'organisation des nouvelles
écoles :

1° Affecter pour chaque école secondaire une circonscription territoriale,
comme cela était établi pour les jurys médicaux ;

2° Exiger impérativement de tous les individus qui voudraient se livrer à
l'étude de l'art de guérir, *l'obligation expresse de passer les deux premières
années dans l'école secondaire du ressort de sa circonscription ;*

3° Les inscriptions qu'ils seraient tenus de prendre leur seraient comptées
intégralement dans les écoles spéciales ;

4° Assujettir chaque étudiant à une rétribution de cent francs par année,
laquelle sera versée intégralement dans la caisse de l'Université ;

5° Le produit des réceptions d'officiers de santé et pharmaciens serait
également versé dans la même caisse ;

6° Assigner à chaque Professeur un traitement dont le minimum serait de
quinze cents francs, affecter un préciput de 500 fr. au Directeur, comme
cela se pratique dans les facultés ;

7° Nomination de six Professeurs dans chaque école ;

8° Placer les écoles secondaires sous la surveillance et discipline des
conseils académiques ;

(1) *Archives municipales*, 9 F.

9o Assujetir les Professeurs à paraître dans les cérémonies publiques revêtus du costume qu'il plaira de fixer.

....

J'ai l'honneur d'être avec respect,
Monsieur le marquis,
Votre très humble et très obéissant serviteur,
SILVY.

Bien des desiderata exprimés dans cette lettre sont encore les nôtres ; entre autres celui-ci : « *On devrait disséminer dans les Ecoles secondaires les nombreux étudiants, qui se rendent en foule à Paris* ». C'est ce que demandent aujourd'hui, non seulement les Ecoles secondaires, mais encore certains professeurs de Facultés. On ne voit pas pourquoi l'inscription des élèves en médecine dans l'Ecole préparatoire de leur ressort ne ne serait pas *obligatoire* pendant les trois premières années ; munis à leur 13e inscription d'une instruction solide, après avoir facilement et abondamment disséqué, suivi les cliniques, les travaux pratiques de laboratoire, ils iraient se perfectionner dans les Facultés désormais désencombrées.

Plus tard, en 1824 (15 août), les professeurs de l'Ecole rédigent, sous l'inspiration de Silvy, un rapport au Préfet, M. de Clavières, pour lui exposer les inconvénients graves du régime administratif et financier de l'Ecole :

A Monsieur le Baron de Clavières, Préfet de l'Isère (1),

Les Professeurs de l'école secondaire de médecine établie à Grenoble ont l'honneur de vous exposer :

....

....

Par oronnance royale du 18 mai 1820, les écoles secondaires de médecine ont été réunies à l'Université et les certificats que les étudiants y reçoivent sont valables pour dispenses d'inscriptions dans les facultés, mais ces écoles sont les seules en France, où la rétribution des Professeurs n'aye pas été fixée. Sans doute, il faut attribuer cet état de choses au défaut d'une organisation définitive depuis si longtemps désirée.

Pour prévenir le découragement qu'inspire naturellement l'absence de cette disposition et soutenir ces précieux établissements, de toutes parts, les départements où il en existe, les conseils généraux se sont empressés de voter dans leur budget annuel des sommes plus ou moins fortes, propres à indemniser les Professeurs de leurs peines et à soutenir leur zèle. Parmi une foule d'exemples, on ne citera que celui du Doubs, où les Professeurs de l'école secondaire reçoivent annuellement chacun un traitement fixe de 2.000 fr. par le moyen du vote départemental.

Ceux de l'Isère, professant à Grenoble, sont loin de jouir d'un pareil avantage ; ils n'ont, pour quatre Professeurs et deux adjoints, qu'une somme totale de 1.500 fr. due à la générosité du conseil municipal de cette ville et le produit éventuel et très faible des inscriptions qui, en 1823, ne se sont élevées qu'à 925 fr. ; total 2.425 fr. à diviser entre six, dividende peu capable de les indemniser de leurs pénibles travaux.

Les soussignés osent se promettre, par votre intervention, Monsieur le

_____

(1) Registre des délibérations de l'Ecole.

Préfet, qu'à l'instar des autres conseils généraux des départements où il existe des écoles secondaires de médecine, celui de l'Isère, qui va s'ouvrir sous vos auspices, sentira de quelle importance est pour nos contrées l'établissement et la conservation de celle qui existe à Grenoble et que, sur votre proposition, il s'empressera de voter provisoirement et jusqu'à l'organisation générale et définitive de l'Ecole, une somme que les soussignés, guidés par un esprit de modération facile à juger, croient ne pouvoir demander au-dessous de 3.000 fr. annuellement.

....

Signés : SILVY, FOURNIER, BILON, BILLEREY.

On voit que la situation n'était pas brillante ; cependant Grenoble semblait plus en faveur auprès de Charles X qu'auprès de Louis XVIII ; le 22 septembre 1824, la Faculté de droit supprimée en 1821 est rétablie ; d'un autre côté, on parle d'un remaniement nécessaire des Ecoles secondaires : on les supprimerait toutes et on en créerait de nouvelles. Silvy informe l'administration de l'Hospice de la nouvelle qu'il vient de recevoir (1), et termine sa lettre en disant : « Le ministre m'engage, dans l'intérêt de l'Hospice et dans celui de notre Ecole, à vous inviter, ainsi que le conseil municipal, à prendre une délibération pour demander le rétablissement de notre Ecole ; déjà M. de la Valette a conféré avec le ministre de l'intérieur, qui lui a promis de s'intéresser à celle de Grenoble ».

Le conseil d'administration s'émut, en effet, du projet de suppression de toutes les Ecoles secondaires, et, en présence de l'éventualité de la création de 20 Ecoles nouvelles, déclare « qu'il importe de mettre sous les yeux de Son Excellence les *droits qu'a cet Hospice* à réclamer une des 20 Ecoles nouvelles ». On voit que l'Hôpital était toujours le défenseur de l'Ecole, mais, en somme, *pro domo* (2).

Mais le projet de refonte des Ecoles secondaires n'eut pas de suite ; le plan présenté aux Chambres par le Gouvernement (3) fut bien accueilli par la Chambre élective, mais dénaturé par la Chambre des pairs, qui voulait une 4e Faculté à Lyon. Dans ces conditions, le Gouvernement retira sa proposition.

On continue donc à vivre petitement ; l'Ecole est menacée dans son existence même. Le *conseil de l'Hospice* vote une somme de 2.400 fr. pour les professeurs de l'Ecole et l'on vit comme l'on peut ; le 8 septembre 1825, un arrêté préfectoral nomme *Silvy* (Célestin), neveu du directeur, professeur-adjoint à l'Hôpital, et chargé du cours d'anatomie et de matière

---

(1) *Archives de l'Hôpital,* E E, 2.
(2) *Archives de l'Hôpital,* E E, 2.
(3) Discours de Billerey, 1831.

médicale. *Fournier* (Bernard-Adolphe), docteur en chirurgie, est nommé à la chaire des maladies de femmes et des enfants.

En 1830, *Bilon* fils étant mort, l'Hôpital nomme aux fonctions de médecin de l'Hôpital le gendre de Duchadoz, *Berlioz*. Mais Berlioz n'était pas professeur à l'Ecole ; or, nul ne pouvait être professeur à l'Ecole s'il n'était médecin de l'Hôpital, ni médecin de l'Hôpital s'il n'était professeur (1). Billerey, comme doyen des médecins de l'Hôpital, s'élève contre l'entrée de celui qu'il appelle « *un intrus* » (2), son collègue Fournier se joint à lui.

La réclamation était absolument légale ; elle était d'autant plus opportune, que l'empiètement de l'Hôpital sur l'Ecole menaçait de l'annihiler complètement : le maire avait, en effet, l'intention, dit Billerey (3), de confier le service de santé de l'Hôpital, non plus aux médecins-professeurs rétribués, mais à la généralité des médecins, qui au nombre de 28, offraient de faire ce service, gratuitement, à tour de rôle. C'était retomber dans les errements du siècle dernier, à l'époque où le Pères de la Charité n'étaient pas encore à Grenoble. En réalité, cela faisait une économie misérable de 1.200 fr., cela créait surtout une illégalité et risquait de compromettre l'Ecole.

Dans un discours de rentrée prononcé en 1831, Billerey ne manque pas l'occasion de rappeler, avec les droits de l'Ecole, les services qu'elle avait rendus malgré sa mauvaise organisation (4). « Elle a, dit-il, peuplé de médecins recommandables la ville, le département et les départements voisins. Parmi eux, le plus grand nombre y ont trouvé le complément de leurs connaissances médicales, de manière à n'avoir plus à prendre que leurs degrés dans les Facultés spéciales ; d'autres y ont reçu la moitié ou les trois quarts de leur éducation médicale, sans compter un bien plus grand nombre d'officiers de santé, qui ont pris du service dans les armées ou qui pratiquent avec succès dans les campagnes ». « Ces services, ajoute-t-il, sont d'autant plus méritoires, que l'Ecole n'a jamais eu, pour se soutenir, que le zèle des professeurs, qui, loin d'être traités à l'égal de

---

(1) Décret de 1807 : « Le service médical de l'Hospice sera confié exclusivement aux professeurs de l'Ecole ».

(2) Lettre du docteur Bᴉʟʟᴇʀᴇʏ, premier médecin et professeur de médecine-clinique à l'Hôpital civil de Grenoble, à M. le Préfet du département de l'Isère. Grenoble, 1831. O, 3717.

(3) Lettre au Préfet.

(4) Discours prononcé à l'ouverture des cours de l'Ecole secondaire de médecine de Grenoble le 7 novembre 1831, par Bᴉʟʟᴇʀᴇʏ, professeur de clinique interne, de matière médicale et de thérapeutique. O, 3714.

ceux des autres Ecoles, confiées comme elle à la sollicitude des administrations locales, n'ont jamais joui que d'une rétribution, qui ne pouvait
être qu'exigüe, attendu qu'elle était prise sur le budget de l'Hospice, four-
millant d'autres besoins encore plus impérieux. Les renseignements qui
nous sont parvenus d'autres Ecoles de France nous ont appris, en effet,
que nulle part les professeurs n'étaient traités avec autant d'indifférence que
ceux de Grenoble, car on voit que partout, on leur fixe à chacun un traitement d'au moins 1.000 fr. annuellement, payé par les votes des conseils
généraux ou des conseils municipaux, tandis qu'il ne nous a jamais été
alloué que quatre votes de 1.500 fr., savoir : deux par le conseil général
et deux par le conseil municipal ». L'orateur revient sur la nomination
illégale d'un médecin de l'Hospice, non professeur à l'Ecole : « On a intro-
duit dans l'Hospice des médecins étrangers à l'Ecole, alors qu'il y a un
droit attribué aux professeurs par le décret d'institution, qui consiste
dans l'exercice exclusif du service des malades ». Mais comme il prononçait
cette dernière phrase, il fut brusquement interrompu par M. Pierquin,
inspecteur d'académie, qui présidait en l'absence du Recteur, et qui leva
la séance ! Il est vraisemblable que l'éloge dithyrambique de l'Empereur
qu'il avait fait quelques minutes avant fut au moins pour quelque chose
dans la susceptibilité excessive du Président.

Billerey n'en voulait pas autrement à la commission administrative,
qu'il remercie, dans ce même discours, « d'avoir donné une nouvelle vie
à cette Ecole si négligée et si délaissée, en lui donnant six professeurs au
lieu de cinq ». *Robin* vient en effet d'être nommé professeur de matière
médicale (1831) ; *A. Charvet* enseignait l'anatomie ; *Chanrion* avait été
nommé à la clinique externe : enfin *Silvy* neveu, déjà chirurgien à l'Hôpital,
adjoint depuis deux ans, était nommé titulaire de pathologie externe.

L'Hôpital, d'ailleurs, tout en cédant sur la question de principe, qui
réservait la place de médecin aux professeurs de l'Ecole, n'en continuait pas
moins à tenir l'Ecole sous sa coupe : le 8 avril 1832 (1) l'administration de
l'Hospice convoque, en effet, les professeurs, et leur reproche d'avoir
suspendu leurs cours depuis plusieurs mois. Elle arrête : « qu'il sera
tenu un registre pour constater l'absence des élèves aux cours ». Enfin,
Sylvy ayant donné sa démission de Directeur, le 17 octobre 1832, c'est
elle qui invita les professeurs à lui choisir un successeur. « Les professeurs (2)
dit le procès-verbal de la séance du 7 décembre 1832, réunis dans une

---

(1) *Archives de l'Hôpital*, E E, 2.
(1) Registre des délibérations de l'Ecole de médecine.

des salles de l'Ecole, il a été donné lecture d'une lettre de la commission administrative de l'Hospice, par laquelle elle invite les professeurs de l'Ecole à se réunir à l'effet de nommer, parmi eux, les deux candidats qui devront être présentés au choix du ministre de l'instruction publique, conformément à l'article 20 de l'arrêté du 7 novembre 1820, pour le remplacement de M. Silvy, Directeur de l'Ecole, dont la démission a été acceptée par décision ministérielle du 16 novembre dernier. »

. . . . « Au premier tour, M. *Billerey* a a obtenu l'unanimité ; au second tour, M. *Chanrion* a obtenu deux suffrages ».

Signé : SILVY neveu, A. CHARVET, ROBIN, FOURNIER, BILLEREY.

Billerey fut installé par le Recteur dans ses fonctions de Directeur.

Sous la direction de Billerey, la prépondérance de l'Hospice ne se fait pas moins sentir que du temps de son prédécesseur : le conseil d'administration fixe d'ailleurs, en 1833, les honoraires collectifs des professeurs à 2.400 francs qui s'ajouteront aux 2.400 francs qui leur sont partagés comme médecins de l'Hôpital (1). C'est à lui que s'adresse le Directeur pour les achats de livres : « Je viens proposer à votre sollicitude pour notre Ecole, écrit Billerey en 1834 (2), et à l'intérêt qui vous anime pour la prospérité de cet établissement placé jusqu'à présent sous votre protection paternelle, de souscrire en faveur de cette Ecole au Traité complet de l'anatomie de l'Homme accompagné des plus belles planches qu'on ait vues jusqu'ici, du Dr Bourgery » (3). Plus tard, en 1837, le maire écrit aux administrateurs de l'Hospice, pour leur communiquer une lettre du Dr A. *Charvet*, professeur d'anatomie, qui prie la commission d'acheter pour l'Ecole un mannequin du Dr Auzou. « Les Ecoles de médecine, écrit A. Charvet, qui sont pourvues de ce moyen d'instruction, sont recherchées par les élèves, de préférence à celles qui en manquent » (4).

---

(1) *Archives de l'Hôpital*, E E, 2 (18 septembre).
(2) *Archives de l'Hôpital*, E E. 2.
(3) Cette prépondérance de l'Hospice n'était pas spéciale à Grenoble. Le 11 juillet 1834, le Conseil d'instruction publique approuve le nouveau règlement de l'Ecole secondaire de médecine de Rouen, *rédigé par la commission administrative de l'Hospice civil de cette ville.*
ART. 1er. — Les élèves de l'Hospice suivront exactement les cours de l'Ecole secondaire de médecine.
ART. 2. — Sera rayé de la liste des élèves celui qui quittera le service de l'Hôpital.
(4) *Archives de l'Hôpital*, E E, 2.

III

L'année 1837 est une date mémorable dans l'histoire des Ecoles de
médecine : Orfila fait une grande enquête sur l'enseignement médical en
France (1). Il demande, en particulier, aux administrateurs de l'Hospice de
Grenoble, la liste nominative des élèves qui suivent les cours, avec une
note sur leurs progrès et le nombre de leurs inscriptions (2). Ces inscriptions ont été prises par 16 élèves en 1837, par 22 en 1836 et par 35 en
1835. Il vient lui-même à Grenoble, et fait dans son rapport la constata-
tion suivante :

Les cours sont semestriels ; j'ai assisté aux leçons de tous les Professeurs
du semestre d'été.
    Tous les professeurs sont attachés à l'hôpital, soit comme médecins,
soit comme chirurgiens, d'où il résulte qu'ils peuvent facilement joindre
l'exemple au précepte dans le cours de leurs leçons.
    La chimie et la pharmacie, ainsi que l'Histoire naturelle médicale ne sont
pas enseignées à l'Ecole de Grenoble. J'aurai l'honneur de proposer au
conseil la création de ces deux enseignements.
    L'Hôpital de Grenoble est fort riche et peut suffire à l'instruction de plus
de cent élèves; on y compte de huit à neuf cents lits et les malades civils
et militaires sont à la disposition des élèves, en effet, ces deux services, à
l'exception des militaires fiévreux, sont confiés aux Professeurs de l'Ecole.
On vient de créer une salle d'accouchements, qui m'a paru trop petite.
J'ai demandé à M. le Maire s'il ne pourrait pas obtenir qu'elle fut agrandie.
    . Les cadavres sont nombreux et livrés sans difficulté aux élèves, soit pour
le service des dissections, soit pour celui des opérations. Si l'Ecole prospérait et qu'il fut nécessaire d'agrandir ce local, on pourrait y réunir trois
fois plus d'élèves à peu de frais, et l'administration s'y prêterait volontiers.
    Il existe deux beaux amphithéâtres pour les cours.
    Le jardin botanique est vaste et très bien disposé.
    La bibliothèque de la ville est superbe.

Les considérations générales auxquelles il se livre sont encore pleines
d'actualité et sont dignes, aujourd'hui plus que jamais, d'être méditées.

« Utilité des Ecoles secondaires.

« Les jeunes gens qui se destinent à la médecine, n'étant plus dans
l'obligation d'aller, fort jeunes encore, commencer leurs études dans l'une
des trois Facultés, et pouvant trouver le même moyen d'instruction dans
dix-huit départements du royaume, resteront sous la tutelle presque
immédiate de leurs parents jusqu'à un âge où l'on peut espérer que le
goût du travail se sera déjà fait sentir, et, ces élèves étant peu nombreux,
ne tardent pas à être connus et peuvent être facilement surveillés par les

---

(1) Rapport d'Orfila sur l'état de l'enseignement médical en France (10 septembre 1837).
(2) *Archives de l'Hôpital,* E E, 2.

maîtres. Les leçons, et surtout les démonstrations qui ne sont faites que
pour un petit nombre, portent plus de fruits que celles qui s'adressent à
des réunions nombreuses : aussi l'anatomie, la médecine opératoire et les
accouchements, dont l'étude suppose nécessairement des dissections et des
manœuvres, peuvent-elles être bien mieux étudiées dans les Ecoles que
dans les Facultés, parce que les élèves étant très nombreux dans ces
derniers établissements, il y a rarement assez de cadavres pour eux (1). »

« On peut et l'on doit espérer que les jeunes gens, en sortant des écoles
secondaires, arriveront dans les Facultés connaissant bien l'anatomie, les
opérations et les accouchements et que l'instruction qui se donne sur ce
matières, dans les Facultés, ne sera plus désormais pour eux qu'une étude
de perfectionnement. Plusieurs de nos chirurgiens les plus distingués
avaient déjà une connaissance parfaite de ces matières à leur arrivée à
Paris ; ils l'avaient puisée dans les écoles secondaires. »

« Des notions bien précises sur la clinique seront données aux étudiants,
parce qu'étant peu nombreux, ils peuvent entourer, sans encombrement,
le lit des malades, leur prodiguer des soins assidus et rédiger des observations. Par la même raison, l'étude de l'histoire naturelle médicale, de
la chimie, de la pharmacie, et de toutes les sciences de démonstration,
leur est plus facile, attendu qu'ils peuvent, sans obstacle, voir et toucher. »

. . . .

J'ai dit que les villes étaient intéressées aussi dans la question ; en
effet, le service des hôpitaux est assuré par la présence des élèves ; l'obligation où se trouvent les professeurs et les autres médecins de se tenir
constamment au courant de la science, les uns pour donner plus d'éclat à
leur enseignement, les autres pour être jugés dignes de faire un jour
partie de l'Ecole, est une garantie de plus en faveur de leur capacité ».

Orfila ne se dissimule pas que beaucoup d'Ecoles ne répondent pas au
but qu'elles doivent poursuivre : « Dans beaucoup de localités, les sœurs
s'opposent à la distribution des cadavres ; presque partout l'administration des Hospices interdit aux étudiants l'entrée des salles de la maternité ;
les professeurs de clinique se bornent à dire quelques mots au lit des
malades et se croient dispensés de faire une leçon régulière ; enfin, dans
la plupart des écoles, on n'enseigne ni la chimie, ni la pharmacie, ni l'histoire naturelle. Enfin le traitement des professeurs est très faible. Il se
compose soit du produit des inscriptions, auxquels les conseils municipaux ajoutent quelquefois une légère subvention ; soit d'une allocation

---

(1) Tous ces vices n'ont fait qu'augmenter depuis 1837.

votée par les conseils municipaux ou par les administrations des Hospices.
A un petit nombre d'exceptions près, ces traitements ne s'élèvent pas au-
dessus de 700 à 800 fr. Ils sont quelquefois au-dessous de cette somme ».

Il proposait, en conséquuence, les améliorations suivantes :

« L'enseignement, dans ces Ecoles, doit être médical et pharmaceutique et il doit tendre à bien préparer les élèves, à suivre les cours des
Facultés et des Ecoles spéciales de pharmacie ; dès lors, les écoles secondaires doivent porter le titre d'*Ecoles préparatoires de médecine et de pharmacie*.

. . . .

Chaque école devra avoir *neuf* cours, savoir :

1° *Chimie et pharmacie ;*
2° *Histoire naturelle ;*
3° *Anatomie et physiologie ;*
4° *Pathologie interne;*
5° *Pathologie externe ;*
6° *Clinique interne ;*
7° *Clinique externe et médecine opératoire ;*
8° *Accouchements ; maladies des femmes et des enfants ;*
9° *Metière médicale et thérapeutique ;*

Il est juste que les traitements des profesaeurs soient tous portés au
même taux : le chiffre de 2.000 fr. paraît convenable. Il faudrait que
l'Etat prit à son compte les recettes et les dépenses de ces établissements. »

. . . .

« Une des mesures que me paraissent encore exiger les intérêts des études,
c'est que les élèves ne soient admis à faire compter leur inscription dans
une Faculté qu'après avoir subi, dans l'Ecole secondaire, des examens
annuels, correspondant au nombre des inscriptions qu'ils y avaint prises
et après avoir satisfait à ces examens. On devra aussi refuser de nouvelles
inscriptions à ceux des étudiants qui n'auraient pas fait la preuve de connaissances suffisantes ».

C'était la première fois qu'on tentait d'élever les Ecoles de médecine et
de leur donner un rôle directement actif dans l'harmonie des études.
Toutes les parties du projet d'Orfila ne devaient pas entrer dans la période
d'exécution, néanmoins, un grand pas était fait.

Dès l'année 1837, en vertu des nouveaux projets d'organisation, l'Ecole
s'adjoint, pour la chimie et la pharmacie, *Leroy*, professeur de chimie à la
Faculté des Sciences, et *Aribert-Dufresne*, pour l'histoire naturelle médicale : elle se trouve donc ainsi constituée :

Chimie et pharmacie : C. LEROY.

Anatomie et physiologie : A. CHARVET.

Pathologie interne : SILVY.

Clinique interne : BILLEREY, Directeur.

Histoire naturelle médicale : ARIBERT-DUFRESNE.

Clinique externe : CHANRIONT.

Opérations et accouchements : FOURNIER.

Matière médicale et thérapeutique : ROBIN.

Mais le procès-verbal (1) du 11 novembre 1837 constate que « l'impossibilité de faire, pour cette année, le cours de chimie et de pharmacie à l'Ecole a été reconnue, vu le manque de matériel. Il a été, en conséquence, regardé comme utile, selon ce qui avait déjà été arrêté, en présence de M. le Recteur, qu'il y fut provisoirement suppléé par le cours de chimie de la Faculté, auquel le professeur ajouterait, pour les Elèves de l'Ecole, deux leçons particulières par semaine, destinées aux interrogations, explications et développements pharmaceutiques, lesquelles leçons seraient faites à la pharmacie de l'Hôpital ». Premier exemple de la marche parallèle de la Faculté des sciences et de l'Ecole de médecine, dans le sens de l'instruction des futurs médecins.

L'année suivante (1838), l'Ecole s'adjoint *Gras*, docteur en médecine, comme professeur *provisoire* de pathologie interne, et *Massot*, docteur en médecine, comme chef des travaux anatomiques ; tous deux nommés par le ministre l'instruction publique.

L'échange de services entre la Faculté des sciences et l'Ecole, déjà commencé par la nomination de *Leroy* comme professeur de chimie à l'Ecole, se continuait en 1839 par la nomination de A. *Charvet*, déjà professeur d'anatomie à l'Ecole, à la chaire de zoologie et d'histoire naturelle à la Faculté des sciences,

Une animation nouvelle semble régner dans l'Ecole, lorsqu'en 1839, survint la mort de Billerey (27 octobre). Le 3 décembre, le Recteur informe les membres du conseil d'administration de l'Hospice (2) que le ministre de l'instruction publique l'a remplacé, comme Directeur de l'Ecole, par *Robin*, déjà professeur de clinique interne.

IV

Les projets d'Orfila vont prendre une forme définitive : il est grand temps

---

(1) Registre des délibérations.
(2) *Archives de l'Hôpital.* E E, 2.

du reste, de sauver les Ecoles secondaires et en particulier celle de Grenoble, car le nombre moyen d'élèves ne dépasse pas 20 chaque année et
tout le monde se plaint de ce petit nombre ainsi que du peu d'assiduité de
ceux qui sont inscrits. En 1839, Billerey lui-même excusait, dans une
lettre très humble, à la commission des Hospices, les « élèves de notre
Ecole secondaire, sur laquelle vous avez incontestablement un droit
d'inspection et de discipline (1). Nous voulons, Messieurs, marcher
d'accord avec vous et même sous votre patronage ».

Le Préfet lui-même, frappé du petit nombre des élèves, écrit au
même conseil d'administration, en 1840, pour lui faire remarquer
qu'en 1839 et 1840, l'Ecole n'a eu que 21 élèves, dont 15 du département
de l'Isère ; que les 1.200 francs donnés par le conseil général, joints aux
2.400 francs de l'Hospice, font 3.600 francs, soit 240 francs par élève de
l'Isère qui sont au nombre de 3 élèves et demi par professeur. Dans ces conditions, il ne demande plus la subvention de 1.200 francs au conseil.

L'Hospice enfin parle de supprimer les 2.400 francs (2), et pourtant
le traitement de professeurs est toujours insuffisant : en 1840, Albin *Gras*
et *Leroy*, professeurs provisoires, écrivent même au conseil d'administra-
ation de l'Hospice, pour se plaindre de ce que depuis plus de deux ans,« ils
font des cours à l'Hôpital et prennent part aux examens sans aucune
rétribution. M. Billerey, ajoutent-ils, n'ayant pas été remplacé comme
professeur, le traitement qui lui était alloué est supprimé, et, au lieu de
six professeurs payés aux termes du décret qui a constitué l'Ecole, il
n'y en a que cinq. » Ils demandent qu'on partage entre les trois *provisoires* le traitement précédemment alloué à Billerey.

Heureusement, le 13 octobre 1840 (3), V. Cousin, grand maître de l'Université, adresse à Louis Philippe un rapport où il est dit :

Il existe en France dix huit écoles secondaires médicales, mais ces écoles
ayant été fondées isolément, et sans aucune règle commune, ne présentent
aucun ensemble dans leur organisation ; quelques-unes possèdent des
fondations, qui pourvoient aux frais du matériel et au traitement des Professeurs ; dans la plupart, c'est le conseil municipal ou le conseil général
du département, ou l'administration des hospices, qui subvient aux dépenses, ce qui livre ces établissements au vice d'une perpétuelle mobilité ;
enfin, quelquefois, elles n'ont d'autre ressource que le faible produit des
inscriptions payées par les élèves. Le prix de ces inscriptions varie suivant

(1) *Archives municipales,* 9 F.
Exactement 15 élèves en 1831, 25 en 1832, 20 en 1833, 20 en 1834, 26 en 1835,
17 en 1836, 21 en 1837, 21 en 1838, 20 en 1839, 21 en 1840.
(2) *Archives de l'Hôpital,* E E, 2.
(3) Rapport et ordonnance concernant l'organisation des Ecoles préparatoires
de médecine et de pharmacie.

les localités, depuis 6 fr. jusqu'à 30 fr. ; dans deux écoles on ne paye même aucune rétribution. Les traitements des Professeurs présentent la même inégalité fâcheuse : quelques uns ne touchent que 130 fr. par an, d'autres reçoivent 1.000 fr., quelques-uns 1.500 fr.; un assez grand nombre n'ont aucune espèce de traitement.

V. Cousin propose pour les Ecoles qui seront *réorganisées* conformément aux nouvelles dispositions, de remplacer le titre d'Ecole secondaire par celui d'*Ecole préparatoire de médecine et de pharmacie.*

il ajoute :

« *Un des avantages les plus précieux des Ecoles préparatoires, est d'offrir pour les études anatomiques, cette base essentielle de la médecine, des ressources qu'on ne rencontre pas toujours dans les Facultés où les élèves sont quelquefois trop nombreux pour suivre utilement toutes les démonstrations* ».

Les écoles préparatoires de médecine et de pharmacie sont des établissements communaux ; et, sous ce rapport, elles seront dans la même situation, à la garde des facultés, que les collèges communaux à l'égard des collèges royaux. Les villes pourvoiront, en conséquence, à toutes les dépenses du personnel et du matériel, s'élevant ensemble à un minimum de 13.000.

Suivait l'ordonnance de Louis-Philippe, ainsi conçue dans ses principaux articles :

ART. 1er. — Les écoles actuellement établies sous le titre d'Ecoles secondaires de médecine, et qui seront *réorganisées* conformément aux dispositions prescrites par la présente ordonnance, prendront le titre d'*Ecoles préparatoires de médecine et de pharmacie.*

ART. 2. — Les objets d'enseignement dans les Ecoles préparatoires de médecine et de pharmacie sont :

1. Chimie et pharmacie.
2. Histoire naturelle médicale et matière médicale.
3. Anatomie et physiologie.
4. Clinique interne et pathologie interne.
5. Clinique externe et pathologie externe.
6. Accouchements, maladies des femmes et des enfants.

ART. 3.   Il y aura, dans chaque école, six Professeurs titulaires et deux Professeurs-adjoints.

ART. 4. — Les professeurs titulaires et adjoints seront nommés par notre ministre de l'instruction publique, sur une double liste de candidats présentée, l'une par l'Ecole où la place est vacante, l'autre par la Faculté de médecine dans la circonscription de laquelle ladite Ecole se trouve placée.

ART. 6. — Les professeurs recevront un traitement annuel. dont le minimum est fixé à 1.500 fr. pour les titulaires et à 1 000 fr. pour les adjoints.

ART. 7. — Les professeurs titulaires et adjoints subiront sur leur traitement la retenue du vingtième au profit de la caisse des retraites, auxquels ils auront droit désormais, comme tous les autres fonctionnaires de l'Université, et aux mêmes conditions.

ART. 9. — L'administration des hospices de chaque ville, où une Ecole préparatoire sera établie, fournira, pour le service de la clinique médicale et chirurgicale de ladite École, une salle de cinquante lits au moins.

ART. 10. — Les Écoles préparatoires de médecine et de pharmacie sont des établissements communaux.

ART. 11. — Une commission vérifiera, chaque année, les comptes présentés par le Directeur.

Cette commission sera composée :

Du Maire de la ville, président.

D'un membre désigné par le conseil municipal.

D'un membre désigné par le conseil général.

De deux membres désignés par la commission des hospices.

....

ART. 14. — Les élèves des Écoles préparatoires pourront faire compter les *huit* inscriptions prises pendant les deux premières années, pour toute leur valeur dans une Faculté de médecine.

ART. 15. — Les élèves en pharmacie seront admis à faire compter deux ans d'études dans une École préparatoire pour deux années de stage dans une officine et pour quatre années de stage lorsqu'ils justifient, en même temps, de deux années de stage.

Le 12 mars 1841, un règlement (1) précisait les détails du nouveau fonctionnement des écoles.

Je signalerai entre autres articles :

ART. 14. — Chaque leçon est d'une heure et demie, y compris l'interrogation sur la leçon précédente, qui doit avoir lieu au commencement de chaque séance, sans excéder une demi-heure.

....

ART. 21. — Tous les ans, à la fin d'août, les élèves ayant pris quatre, huit, ou douze inscriptions dans les Écoles préparatoires de médecine et de pharmacie, soutiendront un examen de trois quarts d'heure sur les matières des cours qu'ils auront dû suivre.

ART. 22. — Les étudiants qui auront satisfait à l'examen recevront un certificat qui ne leur conférera aucun grade, mais sans lequel : 1° ceux qui se destinent à la médecine ne pourront être admis à prendre de nouvelles inscriptions, ni à échanger dans une Faculté celles qu'ils auraient prises ; 2° ceux qui se destinent à la pharmacie ne pourront jouir du bénéfice accordé par l'article 15 de l'ordonnance du 13 octobre 1840.

Mesure excellente, sans laquelle l'assiduité aux cours n'avait aucune sanction.

Il y avait dans ces ordonnances et règlements une amélioration incontestable des conditions d'existence qui nous étaient faites, bien que notre indépendance vis-à-vis tout autre corps que l'Université ne fut pas encore complète, ainsi que le prouve l'art. 11 de l'ordonnance.

_____

(1) Règlement relatif aux Écoles préparatoires de médecine et de pharmacie signé *Villemain*, grand maître de l'Université, contresigné par *Saint-Marc Girardin*.

V

Il s'agissait pour l'Ecole secondaire de Grenoble de profiter de ces bonnes intentions du gouvernement et d'arriver à être *réorganisée*. Ce fut le Recteur, Avignon, qui prit les devants (1). Dans une lettre au maire, il rappelle les termes de l'ordonnance de 1840, insistant sur le caractère communal des dépenses, dont le minimum obligatoire est de 13.000 fr. ; il ajoute : « Ces avantages (l'équivalence des huit premières inscriptions) auront pour effet d'attirer un plus grand nombre d'élèves dans les Ecoles ; je me plais à croire que la ville de Grenoble voudra assurer, immédiatement, à son Ecole médicale, les avantages de la nouvelle organisation, en votant l'allocation nécessaire ». De son côté le maire Berriat, cherchant à éviter à la ville une dépense nouvelle, écrit au ministre (2), que « Grenoble, siège d'une Académie, voit professer, outre les sciences qu'on y enseigne, et en dehors de l'Académie même, une multitude de cours intéressants pour les études médicales, comme un cours de botanique, dont les frais sont faits par la caisse municipale, comme des cours d'hygiène et d'anatomie, mais que la ville ne peut faire les frais des 13.000 fr. demandés pour la réorganisation ; je viens donc, monsieur le ministre, dit-il en terminant, vous demander une subvention de 2.000 fr. pour la première année de la formation de l'Ecole ».

La réponse n'était pas douteuse : le 31 octobre 1840, le ministre refuse purement et simplement, « le principe de l'ordonnance du 13 octobre étant que les villes soutiennent elles-mêmes leurs Ecoles secondaires médicales ».

Berriat se retourne d'un autre côté : « Je ne vois chance d'arriver, écrit-il au Recteur (3), que par l'adoption d'un moyen, savoir : l'abandon volontaire, par MM. les professeurs titulaires et par MM. les professeurs adjoints, d'une portion de leur traitement. Les premiers ne reçoivent aujourd'hui que 400 fr. ; si donc ils consentaient à une réduction du tiers de leur nouveau traitement, ils ne seraient pas très mal rétribués ». Cela avait l'air d'une mauvaise plaisanterie ! « Je crains, ajoute le maire, qui nous donne à croire que le conseil municipal d'alors était fort inférieur à ses successeurs, que le conseil se dise : l'Ecole secondaire est de peu d'intérêt pour la ville ; elle ne répandra aucun éclat

---

(1) *Archives municipales*, lettre du Recteur, 1840, F 9.
(2) *Archives municipales*, 9 F.
(3) *Archives municipales*, 9 F.

sur la cité et c'est sous MM. les professeurs actuels qu'elle est constamment
venue en déclinant ». Le maire n'était pas tendre pour l'Ecole ! Comme
il tient surtout à se dégager, il termine en disant : « C'est pour l'Hospice
en particulier, que cet établissement est utile ; jusqu'à ce jour le conseil
général, dans un intérêt départemental et l'Hospice dans celui de l'exécution de ses services, avaient seuls pourvu aux frais de l'entretien de l'Ecole
secondaire et l'on n'avait jamais eu la pensée d'appeler la ville à y
contribuer ».

Des démarches tendant à abuser des professeurs furent immédiatement
tentées mais elles rencontrèrent dans Orfila un obstacle inattendu. Avec le
tact qui le caractérisait, l'illustre médecin voyait là une atteinte considérable à la dignité du professorat et faisait pressentir les dangers d'un
précédent qui amènerait plus tard des conflits ; ses prévisions se réalisè-
rent ! On passa outre, et malgré son influence, malgré ses exhortations,
les professeurs eurent la magnanimité, un peu naïve, de se dépouiller·
« Les professeurs de l'Ecole de médecine, prenant en considération (1) les
dépenses énormes qui sont en ce moment à la charge de l'Hospice, s'engagent collectivement à faire, pour l'année 1842, à cet établissement,
l'abandon de la somme de 3.200 fr. à prendre sur leurs émoluments de
la même année. Cette somme sera versée par eux, dans la caisse du receveur de l'Hospice, dans la proportion suivante : les professeurs titulaires
et le chef des travaux anatomiques donneront chacun 400 fr. ; les deux
professeurs adjoints (Leroy et Gras), chacun 200 fr. ». Cette mesure, qui
comprenait même les trois professeurs, adjoints ou titulaires, qui n'étaient
pas en même temps médecins de l'Hôpital (Leroy, Gras et Aribert
Dufresne), était prise avec le consentement de ces derniers, qui aban-
donnaient, à eux trois, une somme de 1.000 fr.

Le conseil de l'Hospice décide alors :

1º De verser au budget de l'Ecole les 2.400 fr. attribués jusqu'ici aux
professeurs de l'Ecole...................................... 2.400

2º D'y joindre les 2.000 fr. attribués jusqu'ici au service médical. 2.000

3º D'y ajouter les 400 fr. attribués au prosecteur............   400

Enfin, ne voulant pas rester avec les médecins en retard de générosité,
il décide « de remettre, à l'avenir, le montant des inscriptions qui jusqu'ici
revenaient à l'Hospice, dans la caisse de la ville ».

Devant cet assaut d'abnégation de la part de tout le monde, le conseil

---

(1) *Archives de l'Hôpital*, E E, 2.

municipal se déclara prêt à tout faire pour la réorganisation, et prit, le 17 mai 1841, la résolution suivante (1):

La réorganisation exige que la ville s'engage à donner à l'Ecole un budget de 13.000 fr.

Or, l'Hospice offre d'abandonner le produit des inscriptions qu'il a touché jusqu'ici et de contribuer aux frais, pour une somme de......... 4.800 fr.

Le Préfet promet du conseil général........................ 2.000 »

Le produit des inscriptions dont la ville profitera seule est de. 2.800 »

                                    9.600 fr.

Cette somme est insuffisante; mais, si les médecins renoncent à leurs appointements, l'Hospice, au lieu de 4.800 fr., donnera.......... 5.700 fr.

On arrivera alors à une somme de 10.500 fr.

La ville n'aura plus à donner que......................... 2.500 fr.

En conséquence :

Le conseil émet le vœu que l'Ecole soit réorganisée conformément à l'ordonnance du 13 octobre 1840, à partir de l'année scolaire 1841-42.

Il décide de porter au budget une somme supplémentaire de 2.500 fr., à condition que le département donne 2.000 et l'Hospice 5.700 fr.

C'était s'en tirer à bon marché! Sans flatterie pour nos édiles contemporains, leurs devanciers étaient loin d'avoir, comme eux, le sentiment de la grandeur et de l'utilité de l'enseignement supérieur.

Il ne restait plus au ministère qu'à prononcer la *réorganisation* et à nous donner le titre d'*Ecole préparatoire* au lieu de celui d'Ecole secondaire.

Le 3 octobre 1841, paraissait l'ordonnance portant création d'une Ecole préparatoire de médecine et de pharmacie dans la ville de Grenoble (2):

ART. 1er — Une Ecole préparatoire de médecine et de pharmacie est établie dans la ville de Grenoble.

ART. 2. — Le cours de pathologie externe qui, aux termes de notre ordonnance du 13 octobre 1840, doit être annexé au cours de clinique externe, demeure provisoirement confié, dans ladite Ecole, au Professeur titulaire.

ART. 3. — Pour la première organisation de l'Ecole, la nomination des professeurs titulaires et adjoints sera faite directement par notre ministre-secrétaire d'Etat de l'instruction publique.

                                    Contre-signé : VILLEMAIN.

---

(1) *Archives de l'Hôpital*, E E, 2.

(2) Le 14 février de la même année, des ordonnances semblables avaient été rendues pour les Ecoles d'*Amiens, Caen, Poitiers, Rennes;* le 31 mars pour *Angers, Besançon, Clermont, Marseille, Nantes, Toulouse, Limoges;* le 13 juin pour *Arras* et *Lyon ;* le 22 juin pour *Tours.*

Le 22 novembre, une ordonnance semblable était rendue pour *Dijon.*

VI

L'Ecole préparatoire de Grenoble comptait un certain nombre d'hommes de valeur, dont j'ai cité les noms à mesure que les événements les appelaient, mais que je n'ai pas encore suffisamment fait connaître. Nous les retrouverons presque tous dans le chapitre suivant, sauf un seul, dont nous n'aurons plus occasion de reparler, c'est le second Directeur de l'Ecole de Grenoble, Billerey, que nous avons déjà vu à ses débuts brillants à Grenoble.

C'était certainement une figure originale, un esprit enthousiaste, primesautier, qui, malheureusement, n'avait pas assez de philosophie pour supporter les échecs et dont la vie fut assombrie par une foule de questions secondaires, alors que son intelligence élevée eut dû le mettre au-dessus de ces incidents. « Billerey, dit A. Rey (1), était de taille un peu au-dessus de la moyenne; d'un embonpoint assez fort, sans cependant en être incommodé; il avait le teint coloré, l'œil d'un beau bleu, les cheveux blanchis avant le temps, mais assez fournis; le nez petit et court, mais gracieux et correct de forme ; la bouche bien faite, un peu dédaigneuse, se relevait finement sur l'une de ses commissures, quand il souriait et laissait voir, en s'entrouvrant par un sourire empreint de bonhomie, des dents belles et bien conservées; sa physionomie jouissait d'une grande mobilité et semblait accoutumée à exprimer des sentiments gais; il avait la parole facile, parlant toujours le verbe haut et avec vivacité, sa répartie était prompte; il affectionnait particulièrement la plaisanterie. On cite de lui une infinité de mots heureux qui contribuaient à donner à sa conversation une tournure à la fois attrayante et originale. Comme médecin, il possédait un tact médical presque infaillible, une sûreté de pronostic surprenante. »

Né en 1776, aux environs de Pontcharra, il s'était fixé à Grenoble en 1805 et devint successivement professeur à l'Ecole de médecine, médecin en chef de l'Hôpital, membre du jury médical, inspecteur des eaux minérales du département de l'Isère, inspecteur des eaux d'Uriage et Directeur de l'Ecole de médecine (1832-1839).

Les eaux minérales sont son principal titre à la reconnaissance de ses concitoyens; mais là fut également la source des mille soucis qui l'assiègent et du mécontentement, quelque peu misanthropique, qui termina sa carrière. Il est le véritable créateur des thermes d'Uriage, qu'il fonda de ses deniers, et pour lesquels il dépensa son argent, son temps et son intelligence, en in-

(1) A Rey: *Eloge de Billerey.*

ventions d'appareils divers (1). Mais des difficutés survenues avec la marquise de Langon, propriétaire du château, puis avec son héritier, M. de Saint-Ferréol, amenèrent sa destitution d'inspecteur, sa lutte avec Gerdy, nommé inspecteur adjoint, et finalement son découragement. Dans plusieurs factums, il exhale son ressentiment en termes qui donnent la mesure de son caractère impressionnable : « Victime innocente d'un système de persécution peut-être inouï dans les annales de l'administration, abreuvé d'ingratitude, affligé dans mes sentiments moraux, froissé dans mes intérêts matériels » (2).

Néanmoins, appuyé pendant longtemps par le baron d'Haussez, préfet de l'Isère, il avait publié une série d'utiles travaux sur les eaux qu'il avait, en réalité, fondées (3). « Ces eaux, dit-il, de nature saline et sulfureuse, étaient naguères mélangées avec environ moitié ou un tiers d'eau commune, et dans cet état, elles jouissaient d'une propriété purgative remarquable, qui attirait à leur source une foule d'individus, dans le seul but de se purger (4), ce qui durait deux ou trois jours, après lesquels ils se retiraient ». Il les conseille en boisson, en bains, en lotions en lavements et en douches. « On trouve, ajoute-t-il, chez le sieur Brun à la ferme de M. Perrier, dans le voisinage d'Uriage, le logement, la nourriture, et toutes les commodités que les circonstances locales permettent dans un établissement

---

(1) Mémoire sur un nouvel hydrorate facteur à la vapeur d'eau, par l'intermédiaire du récipient condensateur placé au milieu d'un réservoir rempli de ce liquide, par BILLEREY, docteur en médecine de la Faculté de Paris, premier médecin de l'Hôpital civil de Grenoble, professeur de clinique interne, de matière médicale et de thérapeutique à l'Ecole secondaire de médecine de Grenoble, membre du jury médical et inspecteur des eaux minérales du département de l'Isère. Sans date, avec cette épigraphe : *Hos ego versiculos feci; tulit alter honores* (Virgile). Bibliothèque, V. 748.

(2) Mémoire du Dr BILLEREY, de la Faculté de médecine de Paris, professeur et directeur de l'Ecole de médecine de Grenoble, inspecteur titulaire de l'établissement thermal d'Uriage, médecin et chef de l'Hôpital civil et militaire de Grenoble, contre M. le comte de *Saint-Ferréol*, propriétaire de cet établissement, à M. le Ministre de l'agriculture et des travaux publics. Le mémoire porte cette devise : *sic vos non vobis mellificatis apes* (Virgile). Grenoble, 1839. Bibliothèque de la ville. T, 176

(3) Instructions relatives à l'usage des eaux minérales d'Uriage, publiées par ordre de M. le baron d'Haussey, maître des requêtes au Conseil d'Etat, préfet du département de l'Isère, par M. BILLEREY, docteur en médecine de la Faculté de Paris, premier médecin et professeur de médecine clinique, de matière médicale et de thérapeutique à l'Hôpital civil de Grenoble, membre du jury médical et inspecteur des eaux minérales du département de l'Isère, inspecteur particulier des eaux d'Uriage. Grenoble, Allier, 1821. T, 797.

Billerey a publié en outre : « *Notices sur l'établissement thermal d'Uriage, près Grenoble, dans le département de l'Isère, pour la saison de 1834* », par BILLEREY. Bibliothèque, T, 3720.

(4) L'usage voulait qu'on but 15, 20, 30 et même 40 verres !

naissant ». Il donne près de 6.000 bains la première année et dépense plus de 9.000 fr., sans compter 6.000 fr. du Conseil général.

Billerey ne s'occupait pas seulement d'Uriage ; il s'occupait aussi des eaux de Lamothe, qu'il rêvait de faire venir à Vif.

Chemin faisant, il bataillait avec les homœopathes, (1), notamment avec un nommé *Crepu* qui prétendait avoir fait neuf ans d'études à l'Ecole de Grenoble. « Comme il n'est pas possible, lui dit-il, que vous ayez pu justifier de neuf ans d'études dans une Ecole dont je suis professeur et Directeur, sans avoir eu recours à des certificats émanés de moi ou de mes collègues, qui constatent le fait, et que j'ai la certitude de n'avoir pas eu la faiblesse de commettre un faux pour vous complaire, ni à qui que ce soit, il résulte, bien évidemment, de l'arrêt du ministre, que vous y avez suppléé par d'autres moyens, contre lesquels je proteste, en ma double qualité de professeur et de Directeur ».

Tout en s'occupant de l'Ecole, il fonde à l'Hôpital des consultations cliniques, entre les médecins de cet établissement, pour remplacer les séances de la *Société de Santé*, qui n'avaient plus lieu (1823), montrant par là quelle importance il attachait à la libre discussion des choses de la science.

Enfin il publie, en 1832, un ouvrage considérable à tous égards sur le *choléra* (2). A. Rey, parlant de ce livre, fait remarquer avec raison « qu'il fallait être d'un grand courage pour présenter sur une maladie aussi terrible que le choléra, et juste au moment où elle faisait le plus de victimes, une théorie aussi alarmante que celle de la contagion ». Ce courage ne fut pas d'ailleurs apprécié, comme le méritait la valeur de l'auteur et la justesse de ses appréciations : il était dit que Billerey n'aurait jamais de chance dans ses rapports avec l'administration. « Les mesures administratives que vous proposez, lui répond le ministre aussi dédaigneusement que mal à propos, sont liées à vos théories sur le choléra ; or, l'administration n'est point juge des questions de doctrine, elle ne peut s'en rapporter, à

---

(1) Lettre de François *Billerey*, docteur en médecine de la Faculté de Paris, médecin en chef des Hôpitaux civil et militaire, professeur de clinique interne et directeur de l'Ecole secondaire de médecine de Grenoble, inspecteur des eaux minérales du département de l'Isère, au sieur Alb. *Crepu*, praticien homeopathe à Grenoble, 1834. Bibliothèque, O. 3715.

(2) *La contagion du choléra-morbus de l'Inde*, dénoncée et démontrée par les faits et le raisonnement, ou opinion d'un médecin de province sur la nature de cette maladie et sur les mesures à prendre pour en réprimer promptement le cours, avec l'indication des moyens curatifs les plus rationnels et les plus expérimentés, par BILLEREY, etc....................... Chez Prudhomme, 1832. Bibliothèque, X, 4631.

cet égard, qu'à l'opinion des corps savants ; l'Académie royale est son conseil naturel en fait de médecine et, puisque cette compagnie a exprimé sur la contagion du choléra des idées entièrement différentes des vôtres, je ne saurais, sur la seule autorité de vos lumières, prescrire des dispositions que l'Académie a proclamées dangereuses et inutiles ».

En dépit de l'Académie et du ministre d'alors, les idées de Billerey sont heureusement acceptées maintenant dans le monde entier.

Mais ce qui m'a le plus frappé dans ce livre, où l'affirmation de la contagion est déjà, par elle-même, un fait assez remarquable, c'est l'originalité et le caractère encore aujourd'hui absolument nouveau des vues émises sur la nature des maladies infectieuses. Il cite d'abord, en lui donnant tout son assentiment, une méthode qui a été reprise depuis, qui consiste « à recourir à l'injection de médicaments dans les veines pour les faire parvenir dans le torrent de la circulation, ainsi que cela a été pratiqué en Angleterre, où l'on n'a pas craint d'injecter de l'eau chaude ». Il précise et parle des expériences de Moreau de Jonnés, qui injectait déjà à cette époque 2 gros de carbonate de soude dans 60 onces d'eau ; avec l'enthousiasme qui lui est propre et qui, cette fois, a quelque chose de divinatoire, il ajoute : « si cette méthode prend faveur, comme je l'espère, on pourra l'appeler *transfusion* ou *infusion*, et elle changera assurément la face de la médecine, dont elle augmentera, sans doute, colossalement la puissance. L'un de nos grands moyens thérapeutiques est incontestablement la saignée, parce que, le plus souvent, dans les maladies aiguës *toxicogénées* ou *excrétogénées*, c'est dans le torrent de la *circulation qu'existe l'agent morbide, les points fluxionnaires n'étant qu'un accident secondaire;* or, tirer du sang et ne rien mettre à la place, ou introduire l'agent médicamenteux par la voie détournée des organes de la digestion, c'est évidemment ne faire que la moitié de l'opération. Tirer du sang et introduire, aussitôt, à sa place, un médicament convenable, comme, par exemple, l'eau dans laquelle serait étendu l'agent thérapeutique, comme des acides végétaux, dans les maladies inflammatoires, *un antidote contre une maladie vénéneuse*, serait certainement le comble de la perfection médicale.......................... Un pareil succès élèverait plus haut le génie de l'homme que toutes les découvertes transcendentes ! » N'y a-t-il pas là la vision prématurée des injections hypodermiques, des injections intra-veineuses et de la sérothérapie !

Si le Directeur de l'Ecole de médecine était un homme d'une incontestable valeur, plusieurs de ses collègues étaient également des hommes distingués qui font, comme lui, le plus grand honneur à la jeunesse de notre Ecole de médecine.

Camille Leroy avait débuté à l'âge de 18 ans, en 1814, comme chirurgien sous-aide à l'Hôpital de Ferrajo (1), et lorsque Napoléon aborda l'île d'Elbe, il était accompagné d'*Emery*, de Grenoble, qui fit sans y réussir ses efforts pour le retenir. Leroy vint en effet s'installer à Grenoble. Esprit éminemment philosophique et ouvert, il publie d'abord un *Traité de l'éducation physique* (2), dans lequel, au milieu d'un assez grand nombre de lieux communs inévitables en semblable matière, on trouve pas mal d'idées que nous croyons modernes: « On a beaucoup proclamé, dit-il, l'inalliance de la force physique et du talent, et, sans doute, c'est d'après une opinion pareille que l'on néglige tant le développement de la première. Mais s'il est vrai que l'une existe très souvent sans l'autre et que presque jamais on ne voit les qualités de l'âme se trouver avec la vigueur accablante et féroce des athlètes, est-ce à dire que la possession des dons de l'intelligence soit incompatible avec une constitution ferme et robuste? » Devançant notre époque de *sport* et *d'entraînement*, il ajoute: « Ne serait-ce point parce que nous élevons nos enfants dans la mollesse, que nous les environnons de trop de soins et de précautions, que nous ne les dressons qu'à des travaux pénibles, s'ils doivent embrasser des professions mécaniques, ou à la seule culture de l'intelligence, souvent surchargée d'une manière plutôt nuisible qu'utile. si nous les destinons à la carrière des sciences et des lettres? Telle est la cause qui fait obtenir si peu d'hommes qui, à la fois, soient instruits et robustes : pour en avoir de tels, les Grecs n'agissaient point de même! »

En 1832, le choléra l'occupe aussi lui et il quitte la pédagogie pour l'hygiène prophylactique (3); comme ses prédécesseurs au temps de la peste, il recommande de prendre 12, 15 gouttes de la liqueur suivante :

Esprit de vin......................	12 onces.
Ammoniaque liquide à 18°.........	3 onces.
Huile essentielle d'anis............	1/2 once.
Camphre........................	1 gros 1/2.

(1) *Souvenirs de l'île d'Elbe*, par LEROY, docteur en médecine, professeur à la Faculté des sciences, 1842. Bibliothèque, O, 3449.

(2) *Traité de l'éducation physique des enfants*, ouvrage couronné par la Société royale de Bordeaux, par LEROY, membre correspondant de cette Société, docteur en médecine de la Faculté de Paris, résidant à Grenoble, 1824. T, 1388.

(3) *Instructions relatives au choléra-morbus et à l'emploi des moyens désinfectants*, par Camille LEROY, membre de l'intendance sanitaire du département de l'Isère, professeur-adjoint à la Faculté des sciences de Grenoble, médecin en chef de la direction des douanes de la même ville. Imprimé par ordre de la Mairie, 1832. O, 3448.

Il affectionne avec raisons le laudanum, l'éther, et recommande de mâcher le matin de la cannelle, du quinquina.

D'après la commission centrale de Paris, il conseille, pour l'usage externe, comme liniment :

Eau de-vie......................	1 chopine.
Vinaigre fort......................	1 chopine.
Moutarde en poudre	1/2 once.
Camphre..	2 gros.
Poivre............................	2 gros.
1 gousse d'ail pilée.	

Il cherche surtout à rassurer l'opinion publique, insistant pour démontrer, que beaucoup de maladies épidémiques font plus de ravages que le choléra. La grippe nous l'a bien prouvé, à nous. Il fait preuve, dans ce court mémoire, de beaucoup de bon sens et de simplicité, disant avec raison « qu'il ne peut y avoir qu'affectation et danger à faire étalage de science et à soulever des questions théoriques devant ceux qui, ne pouvant être juges, ne sauraient en faire qu'une fausse application ».

C'est un talent de savoir régler son esprit suivant les circonstances : simple et terre à terre, dans ses instructions au public, sur le choléra, il s'élève à de hautes conceptions médicales dans un ouvrage important qu'il publie en 1832 sur les *affections fébriles* et les *maladies aigues* (1). Ce mémoire ne fut imprimé qu'en 1846. « Il ne se présente pas, dit l'auteur dans l'avant-propos, sans recommandation spéciale : rédigé en 1832 et envoyé au concours pour le grand prix de médecine, il est un des quatre dont la commission de l'Académie des sciences déclarait, dans son rapport en 1834, avoir été tellement satisfaite, qu'elle avait pensé un moment à partager le prix entre deux de ces mémoires et à mentionner honorablement les deux autres........... ...... Je publie cet ouvrage, malgré sa composition déjà ancienne, parce que, en suivant les progrès de la science, je crois voir, chaque jour, prendre plus d'importance, soit les idées qu'il exprime, soit les doctrines qu'il défend ».

Leroy ne s'illusionnait pas et bon nombre d'idées exprimées dans ces

---

(1) Considérations sur les affections fébriles ou maladies aiguës, réponse à cette question proposée en 1832 par l'Académie des sciences : « Déterminer quelles sont les altérations des organes dans les maladies désignées sous le nom de fièvres continues ; quels sont les rapports qui existent entre les symptômes de ces maladies et les altérations observées? Insister sur les vues thérapeutiques qui se déduisent de ces rapports », par Camille LEROY, docteur en médecine, ancien chirurgien aide-major et ancien élève des hôpitaux de Paris, lauréat de la Société de médecine de Bordeaux, professeur à la Faculté des sciences de Grenoble et à l'Ecole préparatoire de médecine de la même ville, ex-président de la Société de statistique du département de l'Isère, 1846.

pages étaient de beaucoup en avance sur leur époque. Carrément en lutte avec la doctrine de Broussais, qui ne voyait la cause des maladies que dans les affections locales, il ne voyait, au contraire, dans ces dernières, que la conséquence d'un état général, qui précède et prime tout. « Ces maladies, dit-il, d'une autre nature que les phlegmasies, loin d'en dépendre leur sont primitives. C'est parmi ces affections dues à des influences qui, au lieu de blesser immédiatement les organes de manière à altérer les tissus, portent leur action sur les systèmes centraux de l'économie et viennent, en les lésant, sortir celle-ci de ses conditions d'équilibre, que se trouvent les maladies qu'on appelle ou qu'on peut appeler générales. Tel est surtout le cas des fièvres intermittentes, des fièvres éruptives et d'un certain nombre de celles qu'on nomme inflammatoires et typhoïdes, espèce pathologique, qu'il faut bien distinguer des fièvres symptômatiques et qu'on voudrait vainement, selon l'esprit de l'Ecole physiologique et de la doctrine de la localisation, assimiler à ces dernières et regarder comme des gastro-entérites, des encéphalites, des bronchites ou des angio-cardites, quoique celles-ci s'y observent souvent et les compliquent ».......
« Ce n'est qu'au sein et à la suite d'un mouvement général, pendant la durée duquel tous les organes semblent menacés, que l'affection locale apparaît ou se dessine, et souvent même à mesure que ce mouvement se calme............ ... Elles ne sont que secondaires: tel est le cas des encéphalites, des angines, des croups, des bronchites, des péripneumonies, des érysipèles ». « Les altérations phlegmasiques ne surviennent qu'en second lieu, la maladie déjà engagée et par l'effet d'un mouvement général signalant déjà la préexistence d'autres lésions. Ces altérations phlegmasiques sont, par rapport à ces lésions, ce que sont les chancres et les bubons vénériens, les taches, les ulcères scorbutiques au vice qui les donnent ». Toutes ces idées ne sont pas encore aujourd'hui bien vieilles! Il n'y a pas bien longtemps qu'elles réunissent l'assentiment de tous les médecins!

Sa théorie de la contagion est également fort en avance sur son époque et peut encore être aujourd'hui formulée presque dans les mêmes termes : « Toutes les maladies en lesquelles on reconnait la contagion ou la soupçonne, ont pour source un virus ou une infection quelconque. C'est ainsi que les fièvres éruptives, la vaccine, la syphilis, la rage, la pustule maligne, comme la peste, le typhus ou la fièvre jaune, arrivent à l'homme provoqués de cette manière, au lieu de se développer spontanément. Que suppose une pareille origine? L'existence d'une matière particulière, spéciale, qui, s'introduisant en nous, y produit, ou par voie d'impression, ou par voie d'altération ou de combinaison et, après un temps d'incubation plus ou moins prolongé, l'état morbide. Ainsi suscité, est-il étrange de penser que cet état puisse reproduire la matière ou le principe qui l'a occasionné? Le liquide sécrété ou exhalé doit se trouver capable de provoquer, chez les individus mis en rapport avec lui, le même ordre de mouvements, les mêmes effets. *C'est l'histoire de la fermentation qui, excitée dans les corps par un levain particulier, le reforme avec le pouvoir de la déterminer ailleurs.* Cela fait des maladies autant de foyers, desquels se dégagent des effluves pouvant contenir les germes de leur affection ».

Au milieu de ces travaux d'ordre différent, Leroy donnait son temps à une foule de fonctions: il était membre de l'intendance sanitaire, secrétaire du conseil de salubrité, secrétaire de l'Académie delphinale.

Sur son initiative et sur celle de quelques-uns de ses collègues, s'était fondée, en 1838, à Grenoble, une société qui répondait à un véritable besoin: la *Société de statistique des sciences naturelles et des arts industriels du département de l'Isère;* c'est dans ses bulletins qu'on trouve, pendant un demi-siècle, ce qu'on pourrait nommer le *graphique* du mouvement scientifique dans notre pays; Leroy en fut un des premiers présidents. En 1837, il avait été nommé professeur de chimie à l'Ecole de médecine et en 1838 professeur de chimie à la Faculté des sciences.

A titre de médecin et de chimiste, il devait naturellement porter son activité sur les eaux minérales, que les travaux de Billerey, de Gueymard, de Breton avaient mises, plus que jamais, à l'ordre du jour dans notre pays (1). Il étudie les eaux de *La Motte*, de *Mens*, d'*Uriage*, d'*Allevard*, de l'*Echaillon*.

Au sujet des eaux de *La Motte*, il s'associe au projet de les amener le long du lit du Drac jusque dans la plaine de Champ, ou à Vif et même de les conduire jusqu'à Grenoble, « projet utile certainement, mais bien gigantesque ». Tout en rendant justice aux travaux de Nicolas, « médecin de mérite, dit-il, qui fut le premier, en 1797, à annoncer qu'elles étaient spécialement salines », de Bilon, de Breton, de Gueymard, il émet une hypothèse que les travaux de Plauchud ont confirmée: « Mises en bouteille, dit-il, et conservées, elles prennent facilement l'odeur sulfureuse...; ces effets tiennent sans doute à la présence de matières organiques. Ce seraient des cryptogames, dont le temps et les circonstances opéreraient

---

(1) *Essai statistique et médical sur les eaux minérales des environs de Grenoble,* par LEROY, docteur en médecine, professeur à la Faculté des sciences. Bibliothèque de Grenoble, T, 110.

le développement ultérieur. On pourrait penser que les matières organiques agissent en désoxygénant une certaine partie des sulfates et les convertissent en sulfures ».

Il semble ignorer les travaux du xviie siècle sur l'eau d'*Aurioles* et ne parle, à son sujet, que des recherches de Nicolas. Il en fait lui-même l'analyse, qui lui donne 0,05 de carbonate de fer par litre.

Dans une étude comparative sur les eaux d'*Uriage* et d'*Allevard*, étude que je ne suis pas, je l'avoue, en mesure de juger, il pense « que la différence entre ces deux eaux porte sur deux points : leur mode de sulfuration et la quantité de sels qu'elles contiennent ; l'eau d'Allevard a bien plus d'acide sulfhydrique que celle d'Uriage, mais elle a en outre des sulfhydrates, et il se présente, à cet égard, une chose assez singulière : si on tient compte du soufre qui entre dans ces sulfhydrates, les deux sources contiennent, l'une et l'autre, la même quantité de soufre, mais sous des formes différentes et engagé dans des combinaisons distinctes ».

Il fait également l'analyse de l'eau de l'*Echaillon :* il trouve 6 à 7 centim. cubes d'acide sulfhydrique par litre, mais pense, comme l'avait déjà écrit Billerey, qu'en été elle peut être plus concentrée. Néanmoins « je ne pense pas, ajoute-t-il, qu'il faille fonder sur cette source de grandes espérances : par sa composition, l'eau semble être, jusqu'à présent, moins riche que celles d'Uriage et d'Allevard ; sa position au pied du Rachais, dans le lit de l'Isère, rendra toujours son abord difficile. Il faudrait l'élever par des machines ».

Une vue nouvelle de Leroy sur les eaux minérales, c'est l'importance qu'il attache à leur altitude. Même de nos jours, on ne tient pas assez compte de l'altitude, qu'on ne croit active sur l'organisme que lorsqu'on approche des niveaux où le mal des montagnes commence à se faire sentir. Mais il en est de ce moyen thérapeutique comme des autres : les petites doses longtemps continuées peuvent avoir une action très suffisante. Je crois qu'il a raison de regarder, comme non négligeable, la perte de poids atmosphérique que nous subissons à Grenoble, encore mieux à Uriage, à Allevard et à Mens. C'est moins la perte du poids en elle-même qui est utile, que la facilité de l'exhalation pulmonaire et cutanée qui est accrue. Leroy donne un tableau où il a calculé, pour chacune de nos stations, la perte du poids subi.

Si le chimiste trouvait, dans l'étude des eaux, un emploi tout indiqué de ses aptitudes, le médecin, et aussi le philosophe, apparaissent pleinement dans la façon dont il comprend l'action des eaux minérales sur l'organisme ; à ce point de vue, Leroy diffère singulièrement de ceux de nos confrères qui écrivent sur les eaux, dans lesquelles ils se complaisent généralement à trouver des agents pharmacodynamiques formidables. « Les eaux minérales, dit-il, produisent-elles seules les bons effets qui résultent ordinairement de leur usage ? non ; ces effets dépendent bien souvent des circonstances nouvelles dans lesquelles sont placés ceux qui en usent, circonstances qui modifient les individus plus ou moins puissamment. C'est à tel point que je pense que si les eaux étaient prises loin de ces circonstances, chez soi, par exemple, ou au milieu des causes qui ont vu naître le mal, elles cesseraient souvent de produire les mêmes résultats ; de même que j'ai la conviction que si, dans leur usage, ne devait pas entrer l'influence d'autres modificateurs de l'organisme, on obtiendrait fréquemment le même bien avec l'eau ordinaire administrée sous la même forme et de la même manière ». Nos confrères des eaux durent bondir d'indignation !

« Loin de moi, ajoute-t-il, en avançant ce principe, l'intention de vouloir déprécier le mérite des eaux minérales, de décrier leur pouvoir thérapeutique. Elles ont d'abord leurs vertus propres et spéciales ; c'est incontestable. Ensuite, viendraient-elles à tirer une partie de leur pouvoir des circonstances accessoires qui concourent avec elles, qu'il faudrait bien toujours le leur rapporter, puisqu'elles seraient l'occasion de la manifestation de ces circonstances. Ce que j'en dis ici n'est donc que pour arriver à analyser toutes les causes de leur action, à distinguer ce qui en dépend naturellement de ce qui en résulte indirectement, distinction qui n'est pas sans importance. Tel est le but de ma proposition, et elle est si évidente que personne ne doute que la plus ou moins grande salubrité des lieux, que le changement d'air et d'habitudes, que les modifications introduites dans le régime que la vie nouvelle que l'on prend pour celle que l'on quitte, que les plaisirs, le mouvement, les distractions, ne soient autant d'accessoires qui influent puissamment sur l'économie et qui, joignant leur pouvoir à celui des eaux, ne contribuent à des guérisons naturellement attribuées ensuite à celles-ci seules, et peut-être, cependant, dans quelques cas, obtenues contre elles, c'est-à-dire malgré leur usage intempestif.

. . . .

Croit-on que, chez cet homme constamment occupé de ses affaires ou livré à une vie sédentaire, la privation de travail, le repos de l'esprit, les courses, l'exercice, dont l'usage des eaux lui fera un besoin, ne concourront pas au bien-être qu'il en éprouvera ? Croit-on qu'il n'en sera pas de même pour celui qui, habitant des localités basses, étroites, malsaines, exposées à mille émanations pernicieuses, y trouvera un air pur, vif, dégagé de tout principe étranger et largement, constamment respiré? Pense-t-on que la femme délicate, vaporeuse, oisive et ennuyée, en proie aux mille fatigues, aux mille caprices, qui tourmentent sans relâche les personnes trop inquiètes, sensibles ou irritables, ne devra pas aux distractions, au mouvement, aux préoccupations de la vie toute nouvelle qu'elle y mènera, les heureux résultats qu'elle obtiendra du séjour aux eaux et qu'elle croira leur devoir ? »

Albin Gras, nommé d'abord, comme Leroy, professeur provisoire de l Ecole (1838), était encore un esprit à aptitudes variées : avec Billerey, il y avait là, à l'Ecole, trois hommes remarquables et faisant honneur à l'enseignement médical de Grenoble.

Né à Grenoble en 1808, il avait débuté par l'Ecole des mineurs de Saint-Etienne (1826-1827), s'était fait recevoir docteur ès sciences (1831) et étant élève en médecine de Paris, avait publié une étude sur la gale, sujet alors tout nouveau (1).

Dès son retour à Grenoble, il ne cessa de montrer une grande activité, s'occupant successivement des sujets les plus variés : il débute par un essai sur la *Topographie médicale* (2) de notre ville. Bien que ce sujet eut déjà tenté Villars, Gras sut lui donner un caractère personnel et original ; il est intéressant de remarquer qu'il signale la fréquence, à cette époque, des fièvres intermittentes souvent larvées. Aujourd'hui ces accidents sont rares et, dans la discussion qui eut lieu à la Société de statistique, lors de la lecture du mémoire, son collègue A. *Charvet* fit la remarque qu'ils étaient rares autrefois. Peu de temps après il publie plusieurs notes de chimie, entre autres, une sur un nouveau composé cyanogéné (3) et une étude qu'il ne pouvait manquer de faire à son tour, sur les *Eaux minérales* (4). Il se propose d'étendre et de faire connaître, dans un but fort louable de patriotisme local, les richesses du département.

Il passe en effet tour à tour en revue les eaux de *La Motte,* d'*Uriage,* où il trouve 37 centimètres cubes d'hydrogène sulfuré par litre ; d'*Allevard,*

---

(1) *Recherche sur l'acarus ou sarcopte de la gale de l'homme,* par Albin Gras, docteur ès sciences, élève de l'Hôpital Saint-Louis, à Paris, 1834. O. 8725.
(2) Essai de la topographie médicale de Grenoble. *(Bulletin de la Société de statistique,* 9 mars 1838).
(3) Note sur un nouveau composé cyanogéné, se rapprochant de la substance désignée par Wœhler sous le nom de cyanogène hydrosulfuré. *(Société de statistique,* 13 décembre 1839).
(4) Note sur les eaux minérales du département de l'Isère. *(Société de statistique,* 29 novembre 1838).

sulfureuses et salines ; de l'*Echaillon*, pourvues d'hydrogène sulfuré ; de *Corenc*, « dans la propriété Flauvan, route de Chambéry à Grenoble (1) ». Il ajoute : « D'après les recherches de Gueymard, elles auraient la même composition que celles d'Uriage ». Il étudie ensuite les eaux de *Choranche*, eaux sulfureuses, dans le canton de Pont-en-Royans ; de *Bourg-d'Oisans*, sulfureuses, en deux sources : l'une au hameau des *Soulieux*, au bord de la Romanche ; l'autre au hameau de *La Paute ;* les eaux sulfureuses de *Tréminis ;* les carbonatées ferrugineuses d'*Auriol* et de *Monestier-de-Clermont ;* de *Crémieu*, et enfin la source, non analysée de son temps, de la *Terrasse*.

Obéissant à un sentiment de patriotisme local, il va jusqu'à dire « que pour les eaux sulfureuses nous n'avons rien à envier aux Pyrénées, et que les eaux de Bussang, de Forges et de Spa pourraient être remplacées par celles d'Auriol, de Crémieu et de Monestier ».

Plus tard, il porte son attention sur l'histoire naturelle, et en particulier sur les *mollusques*(2) ; puis aborde les questions d'hygiène sociale, notamment celles relatives aux enfants trouvés (3).

Il passe ensuite à *l'archéologie* et étudie les souvenirs laissés par les Romains à Grenoble (4) à l'Histoire de la médecine (5). Ne me proposant pour le moment que de montrer le bilan intellectuel de l'Ecole préparatoire de Grenoble au moment de sa réorganisation, je ne poursuis pas plus loin la revue des travaux de Gras. Nous le retrouverons bientôt.

Il importe, d'ailleurs, de placer à côté de lui et de noms précédents, complétant la liste d'hommes d'une incontestable valeur, qui se trouvaient, à ce moment, réunis à Grenoble, dans l'ordre des sciences médico-naturelles, leur collègue A. *Charvet*, médecin des Hôpitaux civil et militaire, professeur d'anatomie et de physiologie à l'Ecole de médecine, professeur de zoologie à la Faculté des sciences.

Travailleur infatigable, A. Charvet a laissé de nombreuses publications, qui, toutes sont marquées au coin d'un esprit judicieux et élevé : comme

---

(1) Cette source, qui existe encore, était, jusqu'à une époque très récente, utilisée par les gens du pays. Des travaux de nettoyage et de captage meilleur seraient aujourd'hui nécessaires.
(2) Description des mollusques fluviatiles et terrestres du département de l'Isère. *(Société de statistique.* 1840).
(3) Notice historique sur les enfants trouvés et abandonnés du département de l'Isère.
(4) Note sur les anciens remparts de Grenoble.
(5) Notice historique sur Villars et histoire des institutions médicales à Grenoble.

a atomiste, il a laissé dans l'esprit de ses élèves une réputation considérable.

Son premier travail sur l'*Action de l'opium chez l'Homme et les animaux* (1) laisse déjà prévoir le naturaliste et l'esprit hautement généralisateur ; cette dernière qualité s'accentue dans son second travail sur la *Détermination des espèces en zoologie* (2).

Ce n'est pas sans un certain étonnement et sans satisfaction, qu'on voit à cette époque, où Lamarck était si oublié, si méconnu, où Darwin n'existait pas, triompher dans l'esprit de A. Charvet les principes défendus par Etienne Geoffroy Saint-Hilaire contre Cuvier. « Ces groupes (les espèces), dit-il, sont arbitraires..... Dans les animaux, comme dans les végétaux, il est souvent difficile de distinguer l'*espèce* de la *variété*.... et il faudrait parvenir à déterminer d'une manière précise les limites des variations possibles dans les végétaux soumis à des circonstances différentes, et, pour les animaux, savoir les variations qu'entraînent l'âge, le sexe, la localité, la race ».

Plus tard, d'ailleurs, il se montrera l'élève d'Isidore Geoffroy-Saint-Hilaire, par la publication de plusieurs travaux sur les *monstruosités* (3).

Dans le domaine de la zoologie descriptive, il publie deux notes sur le *dragonneau* (4) :

« Ce nouveau dragonneau se trouve dans deux ruisseaux de Fontanil, qui ont une source commune, dont le fond est pierreux et le courant rapide. Il se trouve aussi à Saint Robert et à Saint-Egrève, dans le torrent de la Vence ; à Saint-Martin-le-Vinoux, dans le petit torrent qui coupe le chemin de Quaix... Un ver de cette espèce fut trouvé dans la fontaine du Lion, à Grenoble, ainsi que, près de Meylan, dans l'intestin du *gryllus stridulus* et dans celui du *phaneropteres falcata* ». « Dans les gros torrents, ces vers sont cachés sous la pierre, à l'abri du courant et de la lumière, et ne nagent jamais à la surface comme ceux de Claix et de Risset » : Il décrit, en somme, trois dragonneaux : 1° de Risset, 2° de Claix ; 3° des torrents.

---

(1) *Action de l'opium chez l'homme et les animaux*, par Pierre-Alexandre CHARVET. Bibliothèque, V, 941.

(2) *Sur la détermination des espèces en zoologie*, par Pierre-Alexandre CHARVET, 1827. Thèse pour le doctorat ès sciences. Bibliothèque, O, 8808.

(3) *Recherches pour servir à l'histoire générale de la monstruosité dans les animaux*, par A. CHARVET (1837).
Recherches sur les monstruosités par inclusion chez les animaux (1838), par le Dr A. CHARVET, professeur d'anatomie à l'Ecole de médecine de Grenoble.

(4) Note sur le dragonneau de Claix et le dragonneau de Risset (nouvelles annales du Museum, tome III).
Note sur une espèce non décrite du genre dragonneau. Grenoble, T, 4237.

Ce dernier se rapprocherait des filaires et sa présence dans l'intestin de quelques insectes, aussi bien que sous les pierres des torrents, à l'abri de la lumière, du mouvement et des changements de température, était, aux yeux de A. Charvet, une condition commune du *milieu*, qui expliquait sa vie souvent parasitaire et son passage au type filaire, dont il diffère cependant par une bouche non cornée et par un tube digestif simple et sans renflement.

En 1839, Charvet est nommé professeur à la Faculté des sciences, et, malgré ce surcroît de besogne, continue la série de ses publications : il publie une note sur un Hydrachme parasite qu'il a trouvé chez l'anodonte des canards, des marais de Voreppe, sous forme de petits grains noirs, subovoïdes, répandus entre les feuillets des branchies et la lame palléale (1). Nous aurons encore, au chapitre suivant, l'occasion de constater les effets de son infatigable activité. Ce que je viens de dire des principaux professeurs de la nouvelle *Ecole préparatoire*, montre assez que son personnel enseignant était évidemment supérieur et digne de la *réorganisation*.

CHAPITRE X
(1841-1866)

I. L'Ecole préparatoire de médecine et de pharmacie. — Création d'un laboratoire de chimie. — L'Asile de Saint-Robert et le Dr Evrat. — Albin Gras. — A. Charvet. — C. Leroy.

II. De Salvandy et la grande commission médicale. — Plaidoyer de Gintrac en faveur des Ecoles préparatoires menacées de suppression. — Vœu formé par la commission en faveur de l'institution d'un concours subi à l'Ecole, pour le recrutement des professeurs des Ecoles. — Congrès médical. — Examens de fin d'année.

Projet de loi déposé par de Salvandy comportant la suppression des officiers de santé, l'institution d'un baccalauréat médical passé dans les Ecoles. — Projet de rattachement des Ecoles au budget de l'Etat. — Propositions du maire de Grenoble. — La révolution de 1848.

Commission de la réforme des études en pharmacie.

De Fourtoul. — Suppression des jurys médicaux. — Suppression du certificat d'études pour les officiers de santé, qui sont astreints à prendre des inscriptions et à passer des examens dans les Ecoles. — Pharmaciens de 2e classe,

---

(1) Note sur un hydrachme parasite des mollusques d'eau douce, par A. Charvet. *(Société de statistique,* 1840).

herboristes, sages-femmes. — Réorganisation successive des Ecoles secondaires.

III. L'Ecole de Grenoble. — Cours départemental d'accouchement [à l'Hôpital de Grenoble. — Aribert-Dufresne. — Albin Gras. — A. Charvet. — B. Charvet. — Nicolas. — Michaud. — Edouard Leroy. — Bertrand. — Breton. — Arthaud. — Berriat.

   L'Ecole et l'Hôpital.

   Mort de Célestin Silvy. — Aribert Dufresne, Directeur.

IV. Association de prévoyance et de secours des médecins et des pharmaciens de l'Isère. — Le Dʳ Buissard. — Armand Rey et l'établissement hydrothérapique de Bouquéron. — Les eaux de La Motte.

   Albin Gras. — A. Charvet. — Armand Rey. — Minder. — Legs Ferrat. — Legs Clot-Bey. — Don de la Faculté de Montpellier.

V. Vendré, maire. — Réorganisation de l'Ecole de Grenoble. — Modifications dans le personnel.

I

L'Ecole *préparatoire* de Grenoble entrait dans une nouvelle phase : sans doute elle n'avait pas encore fini avec les difficutés, mais une étape dan gereuse était franchie.

Les professeurs étaient :

       MM. Robin, *directeur*.
            Silvy.
            Chanrion
            Fournier.
            A. Charvet.
            Aribert-Dufresne.
            C. Leroy, ⎞
                     ⎟ *suppléants*.
            A. Gras, ⎠

Les générosités de l'Hospice ont été acceptées par la ville, qui porte de suite en recette la somme de 940 fr. à recouvrer de l'Hospice, pour premier à compte de la réorganisation de l'Ecole secondaire (1) ; enfin, comme par un heureux présage, le bruit circule que le gouvernement va proposer aux Chambres un projet *propre à retenir les étudiants en médecine dans leurs Académies respectives* (2), mesure excellente et nécessaire... que nous attendons encore, mais à laquelle la force des choses conduira certai-nement. En attendant, chacun s'efforce de travailler dans la sphère de son

---

(1) *Archives de l'Hopital*. E E, 2.
(2) Lettre du Préfet au Maire, *Archives municipales,* 9, F.

activité : *Silvy, Aribert-Dufresne, A. Charvet, C. Leroy* et *Albin Gras* formaient déjà un groupe d'hommes intelligents et actifs ; le Recteur écrit, dès le lendemain de la réorganisation, à la commission des Hospices, pour obtenir d'elle un laboratoire de chimie pour *Leroy*, professeur de chimie et de pharmacie (1). *Robin*, le directeur, appuie de son côté cette création et insiste sur l'urgence.

La situation des élèves en pharmacie n'était cependant pas encore bien nette : l'ordonnance du 13 octobre 1840 fixait à *trente-cinq francs* le prix de chaque inscription trimestrielle dans les Ecoles préparatoires de médecine et de pharmacie, alors que dans les trois Ecoles spéciales de pharmacie, les élèves n'avaient à payer qu'une somme *annuelle de trente-six francs ;* d'ailleurs les Ecoles préparatoires et les conseils municipaux de plusieurs villes proposaient un chiffre différent pour la rétribution scolaire des pharmaciens. Le ministre de l'instruction publique prit le parti de fixer le maximum au taux précèdent et de laisser aux conseils municipaux la faculté de l'abaisser autant qu'ils voudraient (2). Le conseil municipal de Grenoble fixa le taux de chaque inscription pour les élèves en pharmacie à *cinq francs.*

En même temps, une ordonnance royale étend aux élèves en médecine des Ecoles l'obligation, jusqu'ici imposée aux élèves des Facultés, de suivre pendant une année le service de l'Hôpital.

A l'Hopital, *Robin* et *A. Charvet* étaient médecins en chefs ; *Aribert-Dufresne* était médecin adjoint. Les institutions médicales de Grenoble s'améliorent du reste : à Saint-Robert, le Dr *Evrat*, avec une rare énergie et un incontestable talent, lutte, en dépit de mille obstacles, pour fonder un asile modèle, qui cessa dès lors de recevoir les mendiants, les syphilitiques et les filles-mères, désormais établies à l'Hôpital : double amélioration aussi utile pour l'asile que pour l'Hospice de Grenoble, où se trouvait ainsi réuni tout le service de la maternité.

Une nouvelle activité semble régner même parmi les élèves et *Robin*, comme directeur de l'Ecole, prie les administrateurs de l'Hospice de décider un concours d'internat et un concours d'externat (3). Les juges du concours, et cela montre bien la fusion de l'Hôpital et de l'Ecole, sont les professeurs de l'Ecole et les membres de la commission administrative de l'Hospice.

---

(1) *Archives de l'Hopital,* E E, 2.
(2) Ordonnance de Louis-Philippe, du 13 mars 1842.
(3) *Archives de l'Hopital,* E E, 2.

Il est juste de constater que se sont deux professeurs adjoints qui, avec A. Charvet, continuent par leurs travaux scientifiques à jeter le plus de lustre sur l'Ecole.

Albin *Gras*, dont certains travaux nous sont déjà connus, publie chaque année quelque nouveau mémoire et toujours sur les sujets les plus variés :

En 1842, dans une note sur le *Magnétisme animal* (1), il relate certains faits alors nouveaux et presque merveilleux, que l'Ecole de la Salpêtrière a fait entrer depuis dans le domaine de la physiologie plus au moins normale.

L'année suivante, 1843, il se fait démographe (2) : il constate [que depuis quatre ans, les mariages et les naissances ont diminué à Grenoble, tandis que les décès ont augmenté : de 1830 à 1838, la moyenne annuelle des décès était de 858 ; de 1838 à 1842, elle est devenue 923. Dans la première période, la moyenne annuelle des mariages était 264 ; dans la seconde, elle devient 251. Il attribue ces résultats à l'insalubrité de la ville, due elle-même aux travaux exécutés par le génie militaire, à l'augmentation de la misère et au grand nombre de désastres financiers survenus, paraît-il, à cette époque.

La même année, il publie le plan de deux anciennes portes de Cularo (3), construites par Dioclétien et par Maximien, qui existaient encore à la fin du xviᵉ siècle. Le plan qu'il donne a été copié sur un ancien manuscrit d'Aymar de Rivail, appartenant à Champollion.

En 1844, il publie le mémoire, que j'ai eu l'occasion de citer plusieurs fois, sur les Institutions médicales de la ville de Grenoble (4) et une étude sur les bois du département de l'Isère (5). Il insiste, avec raison, sur la disparition des vastes futaies de chênes, de hêtres et d'arbres résineux dont l'existence est prouvée par les chartes et les titres anciens : la plaine de Bièvre aujourd'hui nue, était jadis occupée par une immense forêt Les défrichements commencèrent à l'époque de Humbert II, qui fit de nombreuses concessions de coupe aux communautés religieuses, ainsi qu'à différents particuliers ; malgré les édits du gouvernement, la dévastation

---

(1) Albin Gras : Note sur le magnétisme animal *(Société de statistique,* 1842).

(2) Note le mouvement annuel des naissances, des décès et des mariages à Grenoble, de 1830 à 1842.

(3) Albin Gras : Note sur deux anciennes portes de Cularo *(Bulletin de la Société de statistique)*; l'une de ces portes, dite *Romaine* ou *Jovia*, était située à l'extrémité de la Grand'Rue, du côté de Grenoble et avait pris le nom de porte *Traisne ;* l'autre, dite *Viennoise* ou *Herculea*, au nord de la place Notre-Dame, était connue sous le nom de porte de l'Evêché.

(4) *Bulletin de la Société de statistique,* 1844.

(5) Albin Gras : Etude sur les bois du département de l Isère, Grenoble 1844.

des forêts fut continuée au xviii° siècle et fut portée à son comble pendant la Révolution.

Beaucoup plus importante est la publication de la statistique botanique du département de l'Isère (1), travail considérable pour l'époque.

A. Charvet continuait, de son côté, ses importants travaux : en 1842, il fait paraître une étude sur un cas de mélanisme partiel (2); en 1844, un travail sur la reproduction de la sangsue (3). L'intérêt de ce mémoire est aujourd'hui bien diminué, la sangsue étant peu employée, mais, à cette époque, c'était une question d'actualité ; les sangsues disparaissaient de notre région : les marais de Bourgoin, qui jadis suffisaient à approvisionner Lyon, n'en avaient plus ; les marais du Bourg-d'Oisans, de Sassenage. atterris et pourvus de larges canaux d'écoulement, devenaient impropres à la culture de cette hirudinée. L'auteur signale également ment comme contribuant à détruire les sangsues, la musaraigne d'eau *(Sorex fodiens).*

C. Leroy poursuivait ses recherches sur les eaux minérales du Monestier (4) et d'Oriol (5), dont la captation venait d'être améliorée par Accarias, leur propriétaire.

II

Pendant que l'Ecole préparatoire de Grenoble s'acclimatait à son nouveau régime, les intérêts supérieurs de la médecine étaient discutés à Paris où de graves questions s'agitaient, qui devaient avoir plus tard, mais bien tard, leur retentissement à Grenoble.

Le 18 novembre 1845, M. de *Salvandy*, grand-maître de l'Université, sentant la nécessité de faire une bonne fois des réformes profondes dans l'enseignement de la médecine, sans cesse remanié à la surface au gré des événements politiques, propose au roi la nomination d'une grande commission chargée d'étudier les moyens « de donner satisfaction aux intérêts les plus essentiels de la science et de la société (6) ».

---

(1) Statistique botanique du département de l'Isère, ou guide de botaniste dans le département, par Albin Gras, docteur ès sciences, docteur en médecine de la Faculté de Paris, professeur à l'Ecole préparatoire de médecine et de pharmacie de l'Isère, membre correspondant de la Société Linnéenne de Lyon et de la Société médicale d'émulation de la même ville, vice-secrétaire de la Société de statistique 1844. O, 2900.

Albin Gras devint en 1852 secrétaire perpétuel de la Société de statistique, à la mort de son frère *Scipion Gras.*

(2) *Bulletin de la Société de statistique,* 1842.

(3) *Bulletin de la Société de statistique,* 26 juillet 1844.

(4) Notice sur les eaux minérales du Monestier, *Société de statistique,* 1842.

(5) Nouvelle analyse de l'eau gazeuse et ferrugineuse d'Oriol, près Mens.

(6) Voir Beauchamp : Enquêtes et documents relatifs à l'enseignement supérieur, tome XLIX.

Cette commission était présidée par *Orfila* (1). Les questions relatives à l'enseignement dans les Ecoles préparatoires, les seules qui doivent m'occuper, furent vivement débattues. Contre ces Ecoles parlait *Terme*, membre de la Chambre des députés et maire de Lyon, qui ne visait que leur suppression avec création d'une Faculté lyonnaise. Leur avocat, dont le nom mérite d'être ici mentionné, fut *Gintrac*, professeur de clinique médicale à l'Ecole préparatoire de médecine et de pharmacie de Bordeaux.

Dès la première séance, les positions sont prises : *Donné* ayant proposé de voter « que les Ecoles existantes continueront à vivre, qu'elles feront partie de l'Université et que leurs recettes ainsi que leurs dépenses seront portées au budget de l'Etat », Terme propose carrément leur suppression et leur remplacement par une faculté nouvelle à Lyon.

Comme on voulait en même temps supprimer les officiers de santé et qu'on s'appuyait sur cette suppression, à supposer qu'elle fût votée, pour fermer les Ecoles préparatoires, sous prétexte qu'il ne devait pas y avoir deux ordres d'enseignement, alors qu'il n'y aurait plus deux ordres de médecins, *Gintrac* fit valoir en faveur des Ecoles des motifs qui valent encore la peine d'être cités, même aujourd'hui que cette suppression est faite :

« C'est une erreur de croire, dit-il, que les Ecoles préparatoires soient destinées exclusivement à faire des officiers de santé. Loin de là ; elles préparent un grand nombre de candidats au doctorat, qui viennent plus tard dans les Facultés... De ce qu'on ne conserverait pas deux degrés de médecins, on ne voit pas pourquoi les Ecoles préparatoires devraient être détruites..... En général, il est avantageux de multiplier les foyers d'instruction et c'est une erreur de croire qu'on releverait les Facultés de province en détruisant les Ecoles préparatoires. »

Les Ecoles préparatoires furent maintenues.

Une autre victoire de Gintrac devant la commission fut l'acceptation, en principe, du concours pour le recrutement des professeurs des Ecoles préparatoires. L'illustre professeur de Bordeaux s'étonne que, alors que le concours a été décidé pour les professeurs des Facultés, on ne l'applique pas à ceux des Ecoles préparatoires. « Son refus pour ceux-ci constitue, dit-il, une véritable irrégularité. Ainsi il y aurait concours pour les prosecteurs, les chefs de

---

(1) Elle était ainsi composée : Orfila, président; Donné ; Fouquier; Chomel; Bouillaud ; P. Dubois; Royer-Collard ; Andral ; Velpeau ; Roux ; Dumas ; Behier ; Marchal de Calvi ; Caizergue ; Lordat ; Coze ; Forget; Bussy; Gintrac; Sénac; Combes; Serres ; Caventou; Pariset; Villeneuve ; Boullay ; Cap; Alquié; Richaud des Brus ; Terme ; Labarraque et Cattois.

travaux anatomiques, les agrégés, puis interruption pour les professeurs des Ecoles préparatoires, et de nouveau concours pour les professeurs des Facultés. Pourquoi cette différence? Pourquoi ce défaut d'harmonie? » « C'est à tort qu'on a supposé que des menées, des intrigues vicieraient en province les résultats du concours. Mais le concours délivrera les juges des trois quarts au moins des intrigants qui s'y seraient pressés sans lui. » Plusieurs membres acceptaient le concours, mais à condition que, pour le débarrasser des influences locales, on le transporterait dans une Faculté: c'est le système qui nous régit actuellement. « Je verrais dans cette mesure, répond Gintrac, de très graves inconvénients. D'abord les jeunes médecins des villes où sont placées les Ecoles préparatoires et qui voudraient concourir, seraient obligés de laisser leur clientèle;. ... d'un autre côté, et ceci est sérieux, en ôtant aux professeurs des Ecoles le droit de contribuer au choix de leurs nouveaux collègues, vous jetteriez sur eux une déconsidération imméritée ; vous les mettriez en état perpétuel de suspicion..... Ne voyez-vous pas partout le niveau des études s'élever? Et ce serait avec ce mouvement expansif, avec ce rayonnement vivifiant, que vous penseriez à une mesure qui frapperait d'inertie nos écoles, refroidirait le zèle, réprimerait les élans généreux qu'il importe tant de faire naître et d'exciter loin du centre?.. ... Le sol scientifique est généralement assez paisible; il serait au moins parfois remué et toujours au profit de l'instruction de tous. Vous ne priverez pas, je l'espère, nos cités de ce moyen certain d'émulation, de ce levier précieux, qui tend d'une manière si efficace les ressorts intellectuels ;..... c'est donc devant l'Ecole où la chaire est vacante que le concours devrait avoir lieu. »

Gintrac ajoutait : « Je souhaiterais d'ailleurs que le professeur d'une des Facultés du royaume, chargé de la chaire correspondante à celle dont la vacance motive le concours, reçut de M. le Ministre la mission de venir présider cet important concours ».

Appuyé par *Velpeau*, par *Royer-Collard*, le principe du concours pour la nomination des professeurs des Ecoles préparatoires fut adopté par la commission. Elle décida également que le jury serait présidé par un délégué de l'Université, pris soit dans l'une des Facultés, soit dans l'une des Ecoles de pharmacie.

La même commission émet le vœu : « qu'à l'avenir, il ne sera plus créé qu'un seul ordre de praticiens, celui des docteurs en médecine ».

Un congrès médical réuni à la même époque avait émis, de son côté, des vœux pressants, en faveur des Ecoles préparatoires très fortement menacées. A la séance de clôture de ce congrès, qui avait réuni les sommités médicales de la province, M. de Salvandy, leur dit : « Les Ecoles préparatoires vous ont occupé. Dans cette sagesse qui a plané sur vos travaux, vous avez pensé qu'elles devaient être maintenues ; vous vous êtes prononcés pour le fait existant. Un vœu a été exprimé : que les Ecoles préparatoires de médecine et de pharmacie fussent plus directement attachées à l'Université ; qu'elles passassent tout entières sous son autorité ; qu'elles ne relevassent que d'elle. Vous avez eu raison. La dignité de l'enseignement médical y est intéressée ».... « Il faut de leur côté que les villes s'appliquent au matériel de vos Ecoles, dont le développement est indispensable au but que nous voulons atteindre ».... Le ministre, en terminant, engage les médecins à lutter *« contre cette centralisation contre laquelle le devoir de mon ministère est de lutter »*. Belles paroles qui ont mis du temps à devenir une réalité, ou du moins à commencer à se traduire dans les actes !

Entre temps, le 7 septembre 1846, un arrêté instituait les *examens de fin d'année* pendant le cours des études médicales, et spécifiait que les deux premiers, passés dans les Ecoles préparatoires, étaient valables pour l'inscription ultérieure dans les Facultés. Ces examens de fin d'année avaient l'avantage de donner aux cours professés dans les Ecoles préparatoires, une sanction qu'ils n'avaient pas. Leur suppression est évidemment très préjudiciable à l'exactitude et au zèle des élèves en médecine.

Enfin, le 15 février 1847, M. de Salvandy présentait à la Chambre des pairs un projet de loi, sur l'exercice et l'enseignement de la médecine.

Il y proposait la suppression des officiers de santé : il maintenait la divisoin des élèves entre les 3 Facultés et les 20 Ecoles secondaires ; il conférait aux Ecoles préparatoires, en la restreignant aux deux premières années d'études médicales, l'égalité absolue pour ces deux années et il constatait cette égalité, en investissant les Ecoles préparatoires du droit nouveau de conférer, comme les Facultés, un premier grade médical, qui eut été, comme dans l'ordre de droit, le baccalauréat ; mais il maintenait aux Facultés la prérogative de conférer seules, la licence et le doctorat et fixait à cinq années le cours d'études nécessaires pour le grade de docteur, « la reconstitution définitive, ajoutait l'exposé des motifs, qui est proposée pour les Ecoles préparatoires, a paru l'unique part qui fut à faire à la diffusion de l'enseignement et aux progrès du temps. Ces écoles désormais seront des annexes des Facultés ; elles participeront au droit de conférer des grades : cet acte solennel marquera leur rang dans l'Université, et par le lustre qu'elles en recevront, les pères de famille seront de plus en plus

encouragés à leur confier leurs enfants (1) ». « Ces centres d'études multi-
pliées, dit-il encore, ont pour l'enseignement des avantages considérables :
l'accès plus libre et plus facile dans les jardins botaniques, dans les collections, dans les amphithéâtres, dans les hôpitaux, au lit des malades ; la
parole du maître écoutée de plus près, plus personnelle, sinon plus fréquente,
et pour les familles la proximité, l'économie, la sécurité ». Enfin le projet
ajoutait : « Les Ecoles préparatoires seront mises successivement à la
charge de l'Etat ; le matériel et les collections resteront à la charge des
communes ».

On disait à Grenoble que trois Ecoles allaient passer au budget de
l'Etat : celles de Lyon, de Bordeaux et de Toulouse. Le maire de Grenoble
s'empressa d'adresser une pétition aux Chambres (2) pour qu'aux villes
de Lyon, Bordeaux et Toulouse, qui étaient visées par le projet, on ajoutât
les villes qui ont une Faculté des sciences, comme *Grenoble*, Caen,
Rennes, Besançon, Dijon. C'était un acheminement détourné au titre de
Faculté. Mais tous ces projets restèrent à l'étude. La Révolution de 1848
vint arrêter la réalisation d'un plan qui contenait beaucoup de bonnes
choses.

Quant à la pharmacie, ce n'est qu'en 1850 que la réforme des études fut
mise en discussion et soumise à une commission (3). Dans leur rapport, les
commissaires touchent incidemment une question qui nous intéresse :
« Nous n'avons pas mission, disent-ils, d'examiner si les jurys locaux,
tels qu'ils sont constitués aujourd'hui, fonctionnent d'une manière satisfaisante ; si le professeur de la Faculté de médecine chargé de présider ces
jurys, composés de deux médecins et de quatre pharmaciens du département, n'est pas d'ordinaire réduit à protester seulement par sa boule
noire contre la faiblesse des candidats admis par la majorité et si, dans
l'intérêt des études pharmaceutiques, il ne serait pas urgent de modifier
cet état de choses, en supprimant la collation des grades par les jurys
locaux ». Mais rien ne fut résolu.

Enfin, en 1854, un vaste projet fut présenté pour la médecine et la
pharmacie.

Mais il ne s'agit plus du projet de Salvandy, qui semble abandonné.

---

(1) Les Facultés de Paris, Montpellier et Strasbourg comptaient à cette époque, à
elle trois, 1.052 étudiants. Les 20 Ecoles secondaires en comptaient ensemble
823 ; l'Ecole de Grenoble en comptait 32.
(2) *Archives municipales*, 9, F.
(3) Elle était composée de : Thénard, Orfila, Bérard, Bussy, Persoz, Chevreul,
de Jussieu, Milne-Edwards.

Au lieu des réformes radicales qu'il comportait, on se bornera à certaines améliorations de l'état de chose existant.

En tête des réformes utiles et logiquement devenues nécessaires, proposées en 1854 par A. de Fourtoul, il faut noter la suppression des *jurys médicaux* « dont on pouvait comprendre la nécessité lorsque l'enseignement médical était à peine organisé en France, mais qui n'ont plus de raison d'être, depuis qu'on a créé vingt Ecoles préparatoires de médecine et de pharmacie. A quoi bon des commissions spéciales pour délivrer des grades, quand les Facultés de médecine et les Ecoles peuvent suffire à cette tâche et sont beaucoup plus compétentes ».

Une réforme d'une grande valeur était, en outre, proposée : jusqu'à présent les jurys médicaux délivraient aux officiers de santé un simple certificat d'aptitude. « Après une discussion approfondie, le conseil impérial de l'instruction publique et le Conseil d'Etat ont été d'avis de proposer la suppression absolue du prétendu certificat d'études médicales et de le remplacer par *douze* inscriptions prises dans une Faculté de médecine, ou par *quatorze* inscriptions dans une Ecole préparatoire de médecine et de pharmacie », importante modification qui ne pouvait être matériellement au moins qu'avantageuse aux Ecoles. Ces mesures s'étendaient d'ailleurs aux pharmaciens de 2° classe, aux herboristes et aux sages-femmes (1).

---

(1) Un décret d'août 1854 stipulait :

ART. 12. — Douze inscriptions dans une Faculté de médecine peuvent être compensées par quatorze inscriptions prises dans une Ecole préparatoire de médecine et de pharmacie, moyennant un supplément de cinq francs par inscription.

ART. 17. — Les jurys médicaux cesseront leurs fonctions au 1er janvier prochain, en ce qui concerne la délivrance des certificats d'aptitude pour les professions d'officiers de santé, sage-femmes, pharmaciens et herboristes de 2e classe.

A partir de cette époque, les certificats d'aptitude pour la profession d'officier de santé et celle de sage-femme seront délivrés, soit par les Facultés de médecine de Paris, Montpellier et Strasbourg, soit par les Ecoles préparatoires de médecine et de pharmacie, sous la présidence d'un professeur de l'une des Facultés de médecine.

A partir de cette époque, les certificats d'aptitude pour les professions de pharmacien et d'herboriste de 2e classe seront délivrés, soit par les Ecoles supérieures de pharmacie, soit par les Ecoles préparatoires de médecine et de pharmacie, sous la présidence d'un professeur de l'une des Ecoles supérieures de pharmacie.

ART. 20. — Les aspirants au titre d'officier de santé doivent justifier de douze inscriptions dans une Faculté de médecine ou de quatorze inscriptions dans une Ecole préparatoire de médecine et de pharmacie.

Les aspirants au titre de pharmacien de 2e classe doivent justifier : 1º de six années de stage; 2º de quatre inscriptions dans une Ecole supérieure de pharmacie ou de six dans une Ecole préparatoire de médecine et de pharmacie.

Deux années de stage pourront être compensées par quatre inscriptions dans

Il est aisé de mesurer combien la situation des Ecoles secondaires s'était améliorée : elles ne sont plus regardées comme un annexe de l'Hôpital ; elles sont un des rouages universitaires et confèrent, au même titre que les Facultés, certains grades en médecine et en pharmacie. Une seule lacune déparait encore cette nouvelle organisation de nos Ecoles, c'était l'absence d'équivalence complète entre leurs inscriptions et celles des Facultés : cette équivalence n'était absolue que pour les 8 premières, mais au-delà de 8 elle cessait : 9 inscriptions ne valaient plus que 8 et 14 ne valaient que 12. Il y avait néanmoins un mouvement très marqué. L'idée de l'administration perçait bien, à la même époque, dans les considérants de l'organisation des conseils académiques (14 juin et 22 août 1854) : « L'administration, est-il dit, s'est principalement proposé, dans les réformes dont l'enseignement supérieur a été l'objet, de constituer de véritables centres d'enseignement, et de *rallumer ces foyers de la science dont nos grandes provinces universitaires étaient privées depuis longtemps.* L'isolement est mortel aux établissements d'enseignement supérieur, aussi tous nos actes ont-ils tendu à les rapprocher, à les unir, à les pénétrer, en quelque sorte, les uns par les autres. Les Facultés de théologie et de droit s'appuient sur la Faculté des lettres ; les Facultés de médecine, les Ecoles préparatoires de médecine et de pharmacie sur les Facultés des sciences ; les Facultés des sciences elles-mêmes ne sont pas étrangères aux Facultés des lettres, puisque les unes et les autres concourent aux examens du double baccalauréat. »

Il est aisé de voir le point de départ du mouvement qui aboutira demain à la création des Universités provinciales.

A partir de 1854, la plupart des Ecoles préparatoires se mirent à l'unisson des réformes qui leur étaient demandées en échange des avantages qui leur étaient offerts ; elles se firent, suivant le terme consacré, *réorganiser* ; un programme de cours leur fut d'ailleurs donné en 1857 (1), mais Grenoble devait encore attendre avant que sa situation lui permit de recevoir la consécration nouvelle.

---

une Ecole supérieure de pharmacie, ou, moyennant un supplément 5 francs par inscription, par six inscriptions dans une Ecole préparatoire de médecine et de pharmacie, sans que le stage puisse, dans aucun cas, être réduit à moins de quatre années.

(1) Circulaire relative au nouveau règlement d'études pour les Ecoles préparatoires de médecine et de pharmacie, 16 avril 1857 (*Recueil de Beauchamp*).

III

Revenons donc à Grenoble et voyons ce qui s'y passsait, tandis que s'élaborait à Paris cette lente édification des Écoles préparatoires.

Par suite de la nouvelle affectation de Saint-Robert, le cours départemental d'accouchement qui se faisait dans cet asile au service des filles-mères est fait maintenant à l'Hôpital, et le Dr *Aribert-Dufresne* est nommé professeur de ce cours. *Mabboux* est nommé professeur adjoint.

Albin Gras continue ses travaux personnels. Il publie une note sur les oursins fossiles du département (1); il donne une étude d'histoire sur Grenoble depuis la suspension de Louis XVI jusqu'en Thermidor (2). Enfin dans une étude purement médicale sur la topographie médicale de Grenoble (3), le médecin, souvent caché derrière le naturaliste, reparaît sans que celui-ci masque toutefois celui-là, car il montre que le climat de Grenoble a permis l'acclimatement d'insectes et de plantes de la Provence : *Convolvulus cantabrica; Rhamnus alaternus; Olyris alba; Pistacia terebinthus.*

Entre temps, Gras poursuit ses études de géologie et signale dans l'arrondissement de Grenoble quelques fossiles nouveaux *Ostrea columba* et *Holaster subglobulosus.*

A. Charvet publie un volume important sur la statistique générale du département de l'Isère (4). Il donne une note assez intéressante sur une variété noire de la vipère commune signalant dans la haute montagne des environs de Grenoble des individus noirs, généralement moins grands que

---

(1) ALBIN GRAS : Description des ossements fossiles du département de l'Isère, précédée de notions élémentaires sur l'organisation et la glossologie de cette classe de zoophytes, Grenoble 1840.

(2) Deux années de l'Histoire de Grenoble, depuis la suspension de Louis XVI (10 août 1792) jusqu'à la chute de Robespierre (5 thermidor an II), par Albin Gras, docteur ès sciences, docteur en médecine de la Faculté de Paris, professeur à l'École de médecine de Grenoble, ex-président de la Société de statistique de l'Isère, O, 2789.

(3) Essai sur la topographie médicale de la ville de Grenoble, par le Dr Albin Gras, O, 3816.

(4) Statistique générale du département de l'Isère publiée sous la direction de M. *Pollenc*, préfet de l'Isère; par M. *Gueymard*, ingénieur des mines, *A. Charvet*, docteur en médecine, professeur à la Faculté des sciences de Grenoble et à l'École préparatoire de médecine et de pharmacie; *Pilot*, homme de lettres, et *Albin Gras*, docteur en médecine et ès sciences, professeur à l'École préparatoire de médecine et de pharmacie de Grenoble, vice-secrétaire de la Société de statistique, T. II.

ceux de l'espèce commune. A la même époque, il publie un travail sur un cas d'inversion splanchnique générale (1) ; entre temps il s'occupe de fouilles palethnologiques (2).

Son neveu, J.-B. *Charvet* jeune, préparateur d'anatomie à l'Ecole de médecine, passe en 1845 sa thèse de doctorat (3).

L'enseignement supérieur s'accroît à Grenoble en 1847, par suite du rétablissement de la Faculté des lettres, supprimée depuis 1816. Enfin 1850 voit arriver trois nouveaux professeurs suppléants : *Nicolas, Michaud,* et Edouard *Leroy*, fils de C. Leroy. Le dernier ne tarda pas à donner sa démission ; le Dᵣ Michaud compte aujourd'hui, après une carrière bien remplie, parmi nos professeurs honoraires (4). Le Dᵣ *Michaud* et *Nicolas* furent révoqués après le 2 décembre ; M. Michaud fut réintégré (18 juillet 1853), après avoir juré obéissance à la Constitution et fidélité à l'empereur. Nicolas ne fut pas réintégré (5). En 1850 Epaminondas *Bertrand* est nommé chef des travaux anatomiques ; il est en 1853 professeur suppléant d'anatomie et de physiologie. La même année, *Breton* (Henri), professeur suppléant, est, avec l'autorisation du Recteur, chargé par le titulaire *Leroy* de la chaire de pharmacie. M. Breton, dont la verte vieillesse défie les années, est avec M. Michaud un de nos professeurs honoraires.

Un certain nombre d'autres modifications se font en peu d'années dans le personnel de l'Ecole : en 1856, *Arthaud*, qui a quitté le barreau pour la médecine où il acquiert une grande clientèle, est nommé chef de travaux anatomiques en remplacement de Bertrand, dont la délégation est expirée.

La même année, *Michaud*, déjà professeur suppléant, est nommé pro-

---

(1) Observation sur un cas d'inversion splanchnique général, T, 4239.

(2) D'une caverne à ossements à Leval (Drôme), (*Société de statisque*, 1831), Bibliothèque, T, 4238.

(3) Sur l'incurvation instantanée des os longs chez les enfants, Bibliothèque, O, 3923.

Le Dᵣ J.-B. CHARVET, fidèle aux traditions de sa famille, porte encore aujourd'hui fort allègrement, après avoir fait une grande clientèle, un nom respecté dans le monde savant comme palethnologiste. La question du harnachement du cheval, au point de vue préhistorique et historique l'a principalement occupé. Ses travaux font autorité et ses collections ont une réputation européenne.

(4) Parmi les travaux du Dᵣ *Michaud*, je citerai :

Note sur un fœtus montrueux (*Société de statistique*, 1843);

Réflexions sur quelques épidémies du Dauphiné (*Société de statistique*, 1846).

(5) Le Dᵣ Nicolas était membre du conseil municipal de Grenoble. Il est le père de notre collègue le Dᵣ Nicolas, qui continue à l'Ecole, comme ancien professeur suppléant chargé du cours de physiologie, les traditions d'honneur et de travail de sa famille.

fesseur adjoint de pathologie interne. Enfin en 1857, *Arthaud*, déjà chef
de travaux anatomiques, est nommé professeur suppléant ; il conserve
néanmoins le titre et les fonctions de chef des travaux, et est chargé,
pendant le semestre d'été, de l'enseignement de la physiologie, qui, dans
les Ecoles réorganisées, était confié au professeur adjoint d'anatomie
et de physiologie ; *Berriat* (Hippolyte) est également nommé suppléant.

La situation de l'Ecole vis-à-vis l'Hôpital est d'ailleurs toujours la
même ; la subordination est complète et les cours ne se font pas, quand
les besoins de l'Hôpital l'exigent : le 27 juin 1855, l'administration de
l'Hospice avertit purement et simplement l'Ecole pour lui dire : « La
réparation de la salle de MM. les officiers nous met dans la nécessité de
disposer du salon des cours, le cas échéant, pour y placer les officiers
malades qui entreraient à l'Hôpital militaire. Nous avons pris toutes les
mesures pour assurer la prompte exécution des travaux. Nous espérons
que nous n'aurons pas de malades dans l'intervalle. S'il en était autrement, nous vous prierions de supporter avec nous cette gêne momentanée,
en établissant provisoirement les cours de médecine dans la salle des
opérations et dans le laboratoire de chimie » (1).

Les compensations qui peuvent se présenter dans cette étroite dépendance ne sont pas d'ailleurs suffisantes ; elles se bornent à quelques livres
reçus : « Le 27 août 1855, M. l'intendant militaire transmet plusieurs
volumes des mémoires de médecine et de pharmacie militaires : d'après
une dépêche du ministre de la guerre, ces volumes sont destinés à
la bibliothèque de l'Hospice civil, et comme cette bibliothèque vous
est confiée, afin qu'elle puisse servir à l'instruction de MM. les élèves,
nous avons l'honneur de vous les adresser » (2).

En 1861, l'Ecole perd son directeur Silvy (Célestin), homme actif et
dévoué. *Leroy* pourra, avec justice, dira sur sa tombe : « Ses fonctions
publiques ont eu plus de 30 ans de durée et nous seuls, ses collègues
dans l'enseignement, pouvons dire avec quelle exactitude, quels soins
consciencieux il les remplissait, plein du désir de voir l'Ecole prospérer,
y concourant de tous ses efforts, aimé de ses collaborateurs et chéri
des élèves, dont les succès faisaient l'objet de ses plus vives préoccupations ».

Il est remplacé par Berriat, comme professeur, et comme directeur,
par *Aribert-Dufresne* (13 mars 1861), professeur de matière médicale.

---

(1) Registre des délibérations de l'Hospice.
(2) Registre des délibérations de l'Hospice.

Quant à Leroy, le doyen de la Faculté des sciences, déjà professeur adjoint de chimie à l'Ecole, il est nommé, en 1861, professeur titulaire de chimie.

IV

Si nous laissons un moment l'Ecole pour voir en dehors d'elle le monde médical, nous constatons un mouvement qui est tout à l'honneur du corps médical de Grenoble. Il a pour effet la transformation, le rajeunissement de l'ancienne *Société de santé*, qui avait à plusieurs époques joué un rôle important. Le 20 novembre 1856, sur l'initiative du Dr *Buissard*, et avec l'autorisation du préfet de l'Isère, en date du 22 octobre, les médecins et pharmaciens de l'Isère, réunis à l'Hôtel de Ville, fondaient avec les débris de l'ancienne Société de santé l'*Association de prévoyance et de secours des médecins et pharmaciens de l'Isère*. Le but de l'association, dit l'art. 1er des statuts est *de distribuer des secours aux sociétaires tombés dans le malheur par suite de maladies, infirmités, progrès de l'âge. Les veuves et les enfants des sociétaires pourront être admis à participer aux secours de l'Association. L'Association aura à signaler et à réprimer, par tous les moyens en son pouvoir, les délits et les abus relatifs à l'exercice de la médecine et de la pharmacie.*

Nous fondions donc à Grenoble, du même coup, une association de prévoyance et un syndicat professionnel spécialement dirigé contre l'exercice illégal de la médecine ; nous restions, en outre, dans la vieille tradition dauphinoise, qui avait créé jadis à Grenoble, par la réunion des médecins et des pharmaciens en une seule association, l'ancien *corps de médecine*.

Il est bon de rappeler que ce n'est que deux ans plus tard que fut créée à Paris, en 1858, l'*Association Générale des médecins de France*. Le Dauphiné avait donc l'honneur de l'initiative. L'Association générale demanda de suite à l'Association de l'Isère de s'affilier à elle ; mais la largeur de vue qui avait guidé les médecins de Grenoble ne nous permettait pas d'entrer dans le cadre plus étroit qui avait été façonné à Paris : l'Association générale ne comptait en effet, que des médecins, et nous, nous avions englobé en un seul faisceau les médecins et les pharmaciens. Après de longs pourparlers, le Dr *Buissard* répondit que nous consentions à affilier la partie médicale de notre association locale, sans rien changer à la largeur de ses statuts, excellent exemple à la fois de conciliation et de fermeté. Gardons nos forces chez nous : la centralisation, ici comme en tout, est paralysante.

En même temps d'excellents travaux, d'utiles créations se faisaient dans notre pays.

En 1853, Armand Rey, que nous retrouverons bientôt à l'Ecole, fondait l'établissement hydrothérapique de Bouquéron, ouvrant ainsi une voie agrandie plus tard et intelligemment rendue pratique par le syndicat d'initiative de Grenoble (1).

Buissard concourait au même but, en introduisant la pulvérisation et l'inhalation aux eaux de la Motte, dont il était inspecteur (2).

Les infatigables travailleurs Albin Gras et A. Charvet continuaient à donner de nouvelles publications.

Albin Gras menant de front la science et l'histoire, publie le catalogue des plantes qui croissent spontanément dans le Bourg-d'Oisans (3).

Charvet, à propos d'une dent de mastodonte trouvée à Voiron (4), publie un mémoire sur les ossements fossiles du Dauphiné, et continue ses études sur les monstruosités (5).

En 1864, *Armand Rey*, est nommé professeur suppléant des chaires d'accouchement et de chirurgie, en remplacement d'Arthaud, qui meurt jeune, d'une tuberculose pulmonaire. La place de chef de travaux anatomiques est donnée au Dʳ *Minder* qui, à ce titre, comme c'était alors l'usage, fait l'enseignement de la physiologie et inaugure une série d'expériences et de vivisections, alors nouvelles à Grenoble.

La même année l'Association locale des médecins et des pharmaciens de l'Isère perd son vice-président, homme de talent et d'avenir, que nous avons vu briser volontairement sa carrière en 1852, le Dʳ Nicolas.

L'Ecole a su conserver l'affection de ceux qui l'ont fréquentée. Par testament du 18 décembre 1855, M. Ferrat (Louis-Alexis), de la Mure,

---

(1) Notice sur l'établissement hydrothérapique de Bouquéron près Grenoble, précédée d'un exposé critique, dogmatique, théorique et pratique de la véritable doctrine hydrothérapique par ARMAND REY, professeur d'accouchement, de maladies des femmes et des enfants à l'Ecole de médecine de Grenoble (2ᵉ édition, 1870). La 1ʳᵉ édition est de 1860, T, 727.

(2) La Motte-les-Bains. Lettre au rédacteur de la *Gazette médicale de Lyon*, par le Dʳ Buissard, médecin inspecteur des eaux de La Motte. O, 10114. — Consulter du même auteur : Indicateur médical et descriptif des eaux de La Motteles-Bains, par Buissard. T, 4464.

En collaboration avec Breton, le Dʳ Buissard avait fait, en 1850, des recherches sur l'existence de l'iode et de l'arsenic dans les eaux de La Motte.

(3) Ces notes se trouvent dans l'Essai descriptif de l'Oisans par *Aristide Albert*. Elles se trouvent mêlées aux notes de Bouteille, de Viaud et de Thevenet. T, 563.

(4) A. CHARVET : Mémoire sur les grands ossements fossiles du Dauphiné, *Société de statistique*, 1860.

(5) A. CHARVET : Observations sur des cas d'anomalies anatomiques multiples. Il s'agit dans ce mémoire principalement d'anomalies musculaires et artérielles.

17

décédé à Dijon, où il occupait le poste de chef de division à la préfecture, laisse à la bibliothèque de l'Ecole de médecine de Grenoble un certain nombre de volumes qu'il a reçus lui-même en héritage, de son oncle Charles-Frédéric Carrot.

Enfin en 1861, un médecin, dont le nom était devenu célèbre et qui, sorti de l'Ecole de Grenoble, avait contribué à répandre en Egypte l'influence française, en organisant les études médicales, le Dr Clot-Bey envoie lui-même 120 volumes à l'Ecole de Grenoble. « J'éprouve, aujourd'hui, dit-il, à la suite d'une grave et longue maladie qui a sensiblement affaibli mes facultés, le désir de donner à l'Ecole de Grenoble un nouveau témoignage de toute ma sympathie, en partageant entre elle et la Société impériale de médecine de Marseille, un certain nombre d'ouvrages scientifiques ».

Déjà l'année précédente, en 1860, Berard, doyen de la Faculté de Montpellier, avait donné à l'Ecole une importante collection des thèses de Montpellier (1825-1858) (1).

V

Malgré tout le bon vouloir de quelques-uns, il ne faut pas se dissimuler que l'Ecole végétait : elle n'avait guère que 25 élèves. Tandisque la plupart des Ecoles étaient *réorganisées*, la nôtre était encore dans les vieux errements et ne pouvait offrir aux élèves les mêmes avantages que ses rivales. Il fallait pour la sortir du marasme l'énergie d'un maire à qui l'Ecole doit une pieuse reconnaissance, M. Vendre.

Il s'agissait pour obtenir la réorganisation de créer trois nouvelles chaires et de porter le budget de l'Ecole à 15 800 fr. M. Vendre saisit le Conseil municipal de la question, sans essayer de lui masquer la situation. « Notre Ecole dépérit, lui dit-il; divisés par des rivalités anciennes, les professeurs ne sont d'accord que sur le terrain de l'apathie..... (2). Les chaires principales, telles entre autres les deux cliniques et les accouchements, sont à peu près abandonnées par les professeurs titulaires, qui, par suite de leur grand âge, ou de l'état général de leur santé, ou des infirmités graves dont ils sont sont atteints, sont empêchés de professer, au grand détriment des élèves dont ils furent pendant de longues années les

_____

(1) Comme pour continuer la tradition, M. le Recteur de Montpellier se souvenant de son séjour à Grenoble, a bien voulu, après entente avec M. le Recteur actuel, M. Zeller, envoyer à l'Ecole de Médecine et de Pharmacie un certain nombre de thèses et de livres. L'Ecole leur exprime à l'un et à l'autre sa reconnaissance.

(2) *Archives municipales*, 9, F. Exposé du maire dans la séance du conseil du 15 octobre 1866.

maîtres savants et dévoués . . . .

. . . . Pour toutes ces causes, on entrevoit la ruine certaine de notre Ecole dans un avenir très rapproché. Or la suppression de notre Ecole préparatoire eût été un grand malheur pour Grenoble, tant au point de vue des intérêts matériels, qu'au point de vue des intérêts moraux de l'ordre le plus élevé. Cette suppression, quelle que fût la cause qui l'avait produite, aurait été un danger, même pour la conservation de notre Ecole de droit, que d'autres nous envient, vous le savez, en même temps que c'eût été un démenti donné à la vieille réputation de notre ville, qui fut toujours connue pour son amour des lettres, des sciences et des arts.

. . . .

J'ai donc proposé, sauf votre ratification, la réorganisation de l'Ecole et l'augmentation des professeurs titulaires par la création de nouvelles chaires ».

« Au préalable il faut. ajoute-t-il, infuser du sang nouveau, puisque plusieurs cours ne sont jamais faits ». Il déclare donc, que « l'un des professeurs de l'Ecole a été admis à faire valoir ses droits à la retraite ; que deux autres ont été mis en non activité et que le quatrième a été provisoirement, et pour six mois encore, conservé possesseur de sa chaire ».

Il prie ses collègues de voter 9 chaires, par l'adjonction de *Buissard*, de *Corcellet*, licencié ès sciences, chargé de l'enseignement de la physiologie et des suppléants *Allard* et *Berger*. En terminant il leur expose « les compensations réelles, effectives, qui couvriront au-delà les dépenses, par l'augmentation du produit des inscriptions et des examens, et par les avantages qui résulteront, pour l'ensemble de nos concitoyens, des dépenses faites par les nouveaux élèves ».

Ces raisons prévalurent en 1866, comme elles prévalurent depuis, comme elles prévaudront encore dans l'incessante évolution que, suivant la loi commune, l'Ecole de Grenoble devra accomplir ; le 20 novembre 1866, notre Ecole, entrant dans une phase nouvelle, fut déclarée réorganisée.

Son personnel était ainsi composé :

1. *Thérapeutique et matière médicale*. . . . . ARIBERT-DUFRESNE, Directeur.
2. *Chimie et Pharmacie*. . . . LEROY.
3. *Anatomie* . . . . A. CHARVET.
4. *Physiologie*. . . . . CORCELLET.
5. *Clinique interne*. . . . . BUISSARD (il remplace Robin, mis en congé d'inactivité).

6. *Clinique externe*........   MINDER, chargé de la clinique externe (il remplace J. Chanrion, mis en congé d'inactivité) (1).

7. *Pathologie interne*......   MICHAUD.

8. *Pathologie externe*......   BERRIAT, précédemment adjoint de cette chaire.

9. *Accouchement, maladie des femmes et des enfants*   A. REY (il remplace Fournier).

Les 4 suppléants étaient :

Anatomie...............   BERTRAND.

Chirurgie............,. .   ALLARD (Félix), (à la place de Rey, nommé aux accouchements).

Médecine...............   BERGER.

Chimie... ....   BRETON.

CHAPITRE XI

(1816-1894)

I. Heureux effets de la réorganisation. — Accroissement du nombre des élèves. — Changements dans le personnel de l'Ecole. — Dr Turel, cours d'histologie. — M. Breton. — M. Giroud. — Bisch. — Buissard. — Minder. — Clinique des maladies mentales. — Les ambulances de 1870. — Dr Berger. — Dr Girard. — La chaire de pharmacie et de toxicologie transformée en chaire de pharmacie et de matière médicale. — Chaire de chimie, M. Raoult. — Chaire de thérapeutique et d'histoire naturelle. — A. Charvet et Raoult.

II. Décret sur l'enseignement de la pharmacie; manipulations obligatoires. — Nécessité d'une installation nouvelle. — Le bâtiment des épidémies. — La conciergerie. — L'Hospice. — Une installation *provisoire* qui durera vingt ans. — Le Dr Berger nommé Directeur.

III. Décret sur l'enseignement et le traitement des professeurs dans les Ecoles préparatoires de médecine et de pharmacie. — Onze chaires. — Nécessité d'agrandir l'Ecole. — Le palais des Facultés. — Modifications importantes dans la scolarité des Ecoles préparatoires. — Hésitation du conseil. — Ultimatum du ministère. — Vote du conseil. — Augmentation de la subvention départementale. — Nouvelles recrues dans le personnel enseignant. — Carlet. — Dr Pegoud.

_____

(1) Chanrion avait été pendant quelques mois directeur de l'Ecole (1849). Il avait succédé à Robin et avait été remplacé par Célestin Silvy. Il était fils de Joseph Chanrion, ce républicain ferme, intègre et calme dont la démarche auprès de Robespierre, demeurée célèbre, évita à Grenoble les excès de la Terreur. Chirurgien, élève de Lisfranc, il était très aimé des élèves. Il mourut en 1867. Il avait pratiqué un certain nombre d'opérations hardies et neuves de son temps : l'opération césarienne et la ténotomie.

— Dr Genevey-Montaz. — Dr Nicolas. — Réorganisation de la Maternité départementale : A. Rey remplace Aribert-Dufresne comme professeur d'accouchements.
— Tentatives pour fonder une école d'infirmiers garde-malades.

IV. Les Ecoles préparatoires menacées — Enquête auprès des conseils académiques. — Revendication des Ecoles.

Décret relatif aux conditions d'études pour le titre d'officier de santé. —
Décret portant réorganisation des Ecoles préparatoires de médecine et de pharmacie. — Douze chaires.

V. Efforts faits à Grenoble pour arriver à la réorganisation. — L'Hôpital accorde
une salle pour les maladies des enfants. — Le conseil vote les crédits nécessaires. — Le département augmente sa subvention. — La question de la construction
d'un bâtiment, condition *sine qua non*.

Le transfert de l'Hôpital-Hospice. — Hésitations. - Contradictions. — Intervention de la Société de médecine et de pharmacie.

Insistance du Recteur M. Bizos. — Pétition des étudiants. — Mouvement général dans les Ecoles de médecine : Clermont, Dijon, Grenoble. — Lettres successives des professeurs de Grenoble. — Intervention de M. le directeur de
l'enseignement supérieur. — L'Hôpital concède le service des filles-mères. —
Le Conseil décide de commencer les travaux. — Mort de Carlet. — Dr Bordier.
— Démission du Dr Berger. — Le Dr Bordier nommé directeur. — Suppression
du cours théorique d'accouchement et du cours d'hygiène. — Création d'une
chaire de clinique obstétricale et d'un cours d'histologie. — Réglementation
des études médicales et suppression des officiers de santé. — L'Ecole, déclarée réorganisée, prend possession de son nouveau local. — Discours de
M. Zeller, recteur de l'Académie de Grenoble.

I

Les effets de la réorganisation ne se firent pas attendre, le nombre des
élèves s'élève rapidement à 60 ; le produit des inscriptions et des
examens s'accroît considérablement.

Produit des inscriptions et des examens :

1866........................... 3.400 fr.
1867........................... 4.757 »
1868........................... 5.445 »
1869........................... 6.365 »
1870........................... 6.080 »
1871........................... 8.270 »
1872........................... 9.745 »

Il en résulte que la somme *réellement* versée par la ville, sous forme
de subvention, va parallèlement en diminuant.

Sommes réellement versées par la ville à titre de subvention :

1867.......	9.942 fr.
1868.........................	9.514 »
1869.........................	9.048 »
1870...............	8.948 »
1871.........................	7.205 »
1872.........................	5.750 »

Ce sont là, après tout, des sommes peu importantes et nous verrons bientôt augmenter la subvention réelle de la ville. Mais cette augmentation n'est-elle pas largement compensée, comme le disait Villars au siècle dernier, par l'apport d'argent fait par chaque élève dans la ville de Grenoble?

Des considérations d'un autre ordre avaient en outre déterminé le vote du conseil ; il avait compris la justesse de cette appréciation du Dʳ Gintrac : « Une institution d'enseignement médical doit être considérée comme une institution scolaire, mais aussi et surtout comme une institution sociale et administrative, ayant pour but d'offrir à une population considérable la somme de lumières médicales que réclame sa conservation. Priver une population d'une institution médicale, c'est la dépouiller des garanties de salubrité et de santé indispensables aux grandes améliorations sociales. »

L'Ecole possède, au moment où nous sommes parvenus, un certain nombre de jeunes éléments qui ne peuvent que lui donner de l'activité.

Le Dʳ *Turel*, qui venait d'être nommé chirurgien de l'Hôpital de Grenoble, par la première application du concours, ouvrait en 1868 un cours semi-officiel d'histologie, très suivi par les élèves. A l'époque où cette tentative était faite, c'était à Grenoble une nouveauté, presque une hardiesse.

Le Dʳ Turel était d'ailleurs le défenseur et le propagateur de toutes les nouveautés, lorsque, en 1868, deux ans à peu près après la mémorable communication de Villemin à l'Académie de médecine, il résumait la discussion si confuse à laquelle la tuberculose avait donné lieu à cette époque et se déclarait, un des premiers, partisan de la contagion, de la virulence, de l'inoculabilité de la tuberculose. Aujourd'hui l'affirmation nous semble banale et peu compromettante. En 1868, M. Turel faisait preuve d'indépendance et de clairvoyance (1).

M. *Breton* enseigne la pharmacie et la toxicologie ; M. *Giroud* est nommé suppléant de la chaire.

---

(1) Compte rendu synthétique et critique de la discussion sur le tuberculose par le Dʳ *Turel*. Grenoble, 1868.

L'Ecole reçoit, en 1869, *Bisch* (1), ancien médecin de marine, qui après une brillante carrière aux colonies, deviendra successivement suppléant d'anatomie, suppléant des chaires de médecine, chef des travaux anatomiques et enfin professeur de pathologie interne. La même année *Buissard*, *Minder* et *Corcellet*, jusque-là chargés de cours, sont nommés titulaires.

Sur l'initiative du Directeur Aribert-Dufresne, qui avait signalé la faiblesse des élèves en physique et réclamé un professeur pour cet enseignement, le doyen de la Faculté des sciences en avait été chargé. Aribert-Dufresne avait également porté son attention sur l'enseignement des maladies mentales : il aurait désiré voir les élèves suivre de temps en temps la clinique mentale de Saint-Robert.

La guerre de 1870, en arrêtant, bien entendu, tout travail à l'Ecole, ne fut pour les médecins, ici comme partout, qu'une occasion de plus de montrer leur dévouement : le Dr Buissard était le président de la section internationale des secours aux blessés pour le département de l'Isère, où un grand nombre d'ambulances sédentaires ou volantes furent rapidement organisées (2).

En 1873, le Dr *Berger*, déjà professeur suppléant, est nommé titulaire de la chaire de clinique interne, devenue vacante par la mort de Buissard, qui lui-même avait succédé à Robin.

La même année, la chaire de pharmacie et de toxicologie, occupée par M. Breton, est transformée en chaire de pharmacie et de matière médicale.

En 1873, l'Ecole de médecine a l'honneur de compter comme professeur de chimie un savant déjà célèbre, aujourd'hui illustre, et dont le nom restera lié à une des plus fécondes découvertes de ce siècle, M. Raoult, doyen de la Faculté des sciences. M. Raoult arrive à l'Ecole comme professeur d'une nouvelle chaire de chimie et de toxicologie, pour la création de

---

(1) Bisch a laissé, entre autres travaux et communications, une note intéressante sur la *lucilie hominivore* qu'il avait observée à la Guyane. *Société de statistique*, 1871.

(2) Les *Ambulances du lycée* étaient ainsi organisées: Salle no 1, 56 lits; chirurgien en chef, *Baptiste Charvet*; chirurgien-adjoint, *Leroy* — Salle no 2, 43 lits; chirurgien en chef, *Armand Rey*; chirurgien-adjoint, *Peyraud*. — Salle no 3; chirurgien en chef, *Gaché*: chirurgien-adjoint, *Berriat*.

Ambulances Saint-Joseph : Félix *Allard*.

Ambulances des Capucins : *Bois*.

Le service pharmaceutique était assuré par *H. Breton, Giroud, Martel, Flandrin, Drevon* et *Sirand*.

L'ambulance volante était composée de *Jacquet*, chirurgien-major; *Bernard* et *Masson*, chirurgiens aides-major; *Rostaing*, pharmacien; l'abbé Martin, puis l'abbé Régnier, aumôniers: Dallemagne, comptable.

Enfin le Dr *Turel* était médecin-major de la 1re légion mobilisée de l'Isère; c'est lui qui organisa dans la salle du musée, en façade sur la rue Villars, une infirmerie de 50 lits, installée exclusivement aux frais de la légion.

laquelle le conseil municipal, sur l'initiative de M. Calvat maire et du Dr Gaché adjoint, vient de voter un crédit.

La chaire d'histoire naturelle et de matière médicale, occupée par Aribert-Dufresne, est transformée en chaire de thérapeutique et d'histoire naturelle.

Le Dr Berriat, professeur de pathologie externe, demande à être mis en congé. Il est remplacé par le suppléant pour les chaires de chirurgie, le Dr *Girard* (1), qui le remplace définitivement lorsqu'il donne sa démission en 1876.

En 1874, arrive à l'Ecole, comme suppléant d'anatomie et de physiologie, le Dr Turel, qui devient, en 1876, professeur d'histoire naturelle et de [thérapeutique, jusqu'au jour où il prend la chaire de pathologie externe et de médecine opératoire. Le Dr Turel est en outre nommé à l'élection secrétaire de l'Ecole. Cette même année, Bisch remplace M. Michaud comme professeur de pathologie interne.

L'Ecole se renouvelait ainsi petit à petit : si les nouveaux éléments allaient être pour elle une source nouvelle de vigueur, ses professeurs honoraires eux-mêmes n'avaient rien perdu de leur activité : *A. Charvet* continuait la série de ses travaux, et il est difficile de ne pas être surpris de l'activité de ce savant qui, médecin, professeur de zoologie, professeur d'anatomie, mène de front l'anatomie, l'embryologie, la botanique et l'ensemble des connaissances biologiques (2).

---

(1) Voici les principales publications du Dr *Girard* :
Résorption urineuse et urémie dans les maladies des voies urinaires.
Du bubon chancreux sus-épitrochéien.
Du traitement des hernies étranglées par la ponction aspiratrice.
De la ponction sus-pubienne dans la rétention d'urine.
Du traitement du pédicule dans les hystérectomes abdominales.
De la suette miliaire.
De l'ostéomyélite à répétition.
De la valeur médico-légale des ecchymoses sous-pleurales, péricardiques et péricraniennes.
Grenoble, au point de vue de l'Hygiène.
Des précautions à prendre pour éviter les maladies contagieuses : choléra, diphtérie, variole, scarlatine, 4 brochures différentes.
De l'application du « tout à l'égoût » à Grenoble, au point de vue de l'hygiène.
De la trépanation dans l'épilepsie.
De l'emploi de l'éther iodoformé, en injections, dans les arthrites tuberculeuses.
Chirurgien honoraire de l'Hôpital et médecin en chef des épidémies, le Dr Girard est la tête des services hospitaliers de la ville en qualité de vice-président du Conseil d'administration des hospices.

(2) *A. Charvet* publie en 1869 un compte rendu du service médical de l'Hôpital civil de Grenoble.
Il publie une note sur les plantes médicinales des environs de Grenoble (*In*

L'élévation habituelle de son esprit donnait à tous les travaux d'A. Charvet une tournure sociologique, témoin sa belle étude sur le crétinisme dans l'arrondissement de Grenoble (1).

Dans ce travail remarquable, A. Charvet constate la diminution progressive de cette endémie, dans les vingt dernières années : « Au commencement de ce siècle, dit-il, le tiers et, dans certains villages, la moitié peut-être des habitants étaient porteurs de goitres volumineux. Des crétins aux formes et aux allures caractéristiques vaguaient dans les rues et sur les chemins, ou étaient assis dans la maison immobiles ou se balançant machinalement sur leurs chaises ». Dans des considérations intéressantes sur le rôle de la misère comme facteur capable d'accroître la réceptivité de l'organisme vis-à-vis la cause encore inconnue de l'endémie crétino-goitreuse, il cite des faits curieux, qui montrent la complexité des questions de milieu : A Saint-Paul-de-Varces, le goitre était très fréquent ; à une époque où les vignobles de la contrée tout entière furent ravagés par l'*oïdium*, la commune de St-Paul, si pauvre habituellement, fut épargnée . Elle seule eut en effet du vin et, comme le vin fut très cher cette année-la ainsi que les suivantes. elle vit une prospérité relative remplacer chez elle l'ancienne misère et l'endémie diminuer. La commune de Vaulnaveys vit de même sa richesse s'accroître et l'endémie diminuer avec le percement de la route d'Uriage à Vizille, avec la création de l'établissement d'Uriage et avec l'introduction des métiers à tisser la soie, qui amenèrent l'aisance. Charvet cite même telle commune voisine qui, après avoir été assainie par les métiers, vit l'endémie revenir avec la misère, le jour où les métiers disparurent pour une cause quelconque.

Si les derniers travaux de Charvet contribuèrent à illustrer l'Ecole de médecine, celle-ci pouvait avec raison se montrer flattée des recherches de son nouveau professeur de chimie, M. Raoult, professeur de chimie à la Faculté des sciences (2).

Société de statistique, 1863). L'auteur signale notamment la présence, aux environs de Grenoble, de plantes méridionales : *centaurea solstitialis* et *asclepias syriaca*.

En 1871, il publie une étude sur le *phylloxera vastatrix*. Malheureusement ses prévisions sur la marche du phylloxéra ne se sont pas réalisées. Il pensait en effet que le plateau des terres froides, où la vigne n'est pas cultivée et où le phylloxéra, si le vent l'amenait, ne trouverait pas à vivre, mettrait la vallée du Graisivaudan à l'abri du parasite.

En 1874, il publia une note intitulée : Cébocéphalie avec adhérence du placenta au crâne et à la face sur un fœtus humain.

(1) Exposé sur l'extinction progressive du crétinisme et du goitre endémique, dans l'arrondissement de Grenoble. T. 4241.

(2) Parmi les publications de M. Raoult je signalerai les suivantes :

II

Malgré les précieuses recrues faites par le personnel enseignant, malgré l'accroissement du nombre des élèves, les bâtiments de

Recherches sur les forces électromotrices des éléments voltaïques.
Recherches sur la chaleur chimique et la chaleur voltaïque. (Comptes rendus de l'Académie des Sciences, 14 septembre 1863.)
Chaleur dégagée par l'unité de Force électromotrice dans l'unité de résistance. (Ibid., 11 janvier 1864.)
Mesure directe de la chaleur dégagée lors de la combinaison du cuivre avec le chlore et le brome (Ibid., 4 juillet 1864.)
Recherches thermiques sur les voltamètres et mesure des quantités de chaleur dégagées dans les actions chimiques. (Ibid., 19 septembre 1864.)
Influence de la température sur l'Electrolyse. (Ibid., 9 novembre 1868.)
Influence du changement d'état des métaux sur la force électromotrice des éléments voltaïques. (Ibid., 15 mars 1869.)
Influence du changement d'état les sels sur la force électromotrice des éléments voltaïques) (Ibid., 11 octobre 1869.)
Condensation de l'hydrogène dans le nickel. (Ibid., 11 octobre 1869.)
Action d'un couple cuivre-cadmium sur le sulfate de cadmium. (Ibid., 4 novembre 1872).
Sur la réduction apparente des sels par leurs métaux. (Ibid., 20 janvier 1873.)
Recherches sur les forces électromotrices et les quantités de chaleur dégagées dans les combinaisons chimiques. (1re Partie : Annales de Chimie et de Physique, série 4, T. II, 1864. — 2e Partie : *Ibid.*. T. IV, 1865.)
Comparaison des coefficients colorifiques des courants thermoélectriques et hydroélectriques. (Annales de Chimie et de Physique, juillet et août 1871.)
Sur les causes de la différence entre la chaleur chimique et la chaleur voltaïque. (Bulletin de la Société chimique de l'Isère. 1870.)
Analyse des gaz de la Fontaine ardente. (Comptes rendus de l'Académie des Sciences, 16 mai 1870.)
Transformation d'une dissolution de sucre de canne en glucose, sous l'influence des rayons solaires. (Ibid., 30 octobre 1871.)
Absorption de l'ammoniaque par le nitrate d'ammoniaque. (Ibid., 19 mai 1873.)
Absorption de l'ammoniaque par les dissolutions salines. (Ibid., 10 novembre 1873.)
Emploi de charbon de cornues pour la distillation de l'acide sulfurique. (Ibid., 1874.)
Appareil simple pour l'analyse des mélanges gazeux par les liqueurs absorbantes. (Ibid., 10 avril 876.)
Influence de l'acide carbonique sur la respiration des animaux. (Ibid., 8 mai 1876.)
Sur la présence du cuivre et du zinc dans le corps des animaux. (Ibid., 2 juillet 1877.)
Action de l'acide carbonique sec sur la chaux pure. (Ibid., 24 janvier 1881.)
Action de l'acide carbonique sur la baryte et la strontiane. (Ibid., 9 mai 1881.)
Sur les carbonates basiques de chaux. (Ibid., 20 juin 1881.)
Nouveau réactif de la strychnine. (Bulletin de la Société de statistique de l'Isère, 3e série T. IV.)
Moyen de traiter directement le sulfure d'arsenic dans l'appareil de Marsh. (Ibid.).
Les acides de la série sulfurique. (Ibid.)

l'Ecole étaient insuffisants.   Un décret ministériel allait donner le signal du lent exode, qui devait, après bien des pourparlers, après

---

Recherches sur l'absorption de l'ammoniaque par les dissolutions salines. *(Annales de Chimie et de Physique, 5e série, T. I, 1874.)*

Influence de l'acide carbonique sur la respiration des animaux. (Annales, ibid., T. IX, 1886.)

Les recherches de M. Raoult sur le cryoscopie et la tonométrie sont surtout célèbres. Je citerai :

Sur la tension de vapeur et sur le point de congélation des dissolutions salines. (Comptes rendus de l'Académie des Sciences, 22 juillet 1878.)

Sur le point de congélation des mélanges alcooliques. (Ibid., 12 avril 1880.)

Loi de congélation des solutions aqueuses des matières organiques. (Ibid., 5 juin 1882).

Loi de congélation des solutions benzéniques des susbtances neutres. (Ibid., 24 juillet 1882.)

Loi générale de congélation des dissolvants. (Ibid., 27 novembre 1882.)

Recherches sur le partage des acides et des bases par la méthode de congélation des dissolvants. (Ibid., 26 février 1883.)

Sur le point de congélation des dissolution acides. (Ibid., 4 juin 1883.)

Sur le point de congélation des dissolutions alcalines. (Ibid., 29 octobre 1883.)

Sur l'abaissement du point de congélation des dissolutions de sels alcalins. (Ibid. 25 février 1884.)

Sur l'abaissement du point de congélation des dissolutions des sels est métaux biatomiques. (Ibid., 28 avril 1884.)

Sur le point de congélation des dissolutions salines. (Ibid., 18 août 1884.)

Action de l'eau sur les sels doubles. (Ibid., 24 novembre 1884.)

Influence de la dilution sur le coefficient d'abaissement du point de congélation des corps dissous dans l'eau. (Ibid., 13 avril 1885.)

Sur les abaissements moléculaires limites de congélation des corps dissous dans l'eau. (Ibid., 22 juin 1885.)

Application de la cryoscopie à la détermination des poids moléculaires. (Ibid., 23 novembre 1885.)

Recherches sur la température de congélation des dissolutions. (1re partie — Journal de Physique, janvier 1884; 2e partie — Journal de Physique, février 1886.)

Sur le point de congélation des liqueurs alcooliques. (Annales de Chimie et de Physique. 5e série, T. XX, 1880.)

Loi de congélation des solutions aqueuses des matières organiques. (Ibid., 5e série, T. XXVIII, 1883.)

Loi générale de congélation des dissolvants. (Ibid., 6e série, T. II, 1884.)

Recherches sur le partage des acides et des bases par la méthode de congélation des dissolvants. (Ann., ibid.)

Sur le point de congélation des dissolutions acides. (Ann., ibid.)

Sur le point de congélation des dissolutions alcalines. (Ann., ibid.)

Sur le point de congélation des dissolutions salines. (Annales de Chimie et de Physique, 6e série, T. IV, 1885.)

Influence du degré de concentration sur le point de congélation des dissolutions. (Annales de Chimie et de Physique, 6e série, T. VIII, juillet 1884.)

Méthode universelle pour la détermination des poids.moléculaires. (Ibid.)

Extension de la loi générale de solidification au thymol et à la naphtaline. (Comptes rendus de l'Académie des Sciences, 7 juin 1886.)

Kryoskopische Studien über Traubensæure und traubensæure Salze. (Zeitschrift für physikalische Chimie, 1, 4.)

Sur la composition des permanganates alcalins. (Bulletins de la Société chimique, T. XLVI, p. 805, 1886.)

bien du temps perdu et après de trop longues étapes dans des conditions mauvaises, amener l'Ecole de médecine à l'emplacement qu'elle occupe aujourd'hui.

Le 14 juillet 1875, un décret modifiait le régime des études de pharmacie et précisait : Art. 3. — *Les travaux pratiques sont obligatoires. Chaque période annuelle de ces travaux est fixée à huit mois* (1).

Les manipulations allaient devenir absolument nécessaires ; il fallait un laboratoire complet, sous peine de voir les élèves chercher ail-

---

Conférence sur la Cryoscopie, faite à la Société chimique de Paris. (*Bulletin de la Société chimique et Revue scientifique* du 29 mai 1886.)
Sur les progrès de la Cryoscopie. (*Bulletin de la Société de statistique de l'Isère,* 1888.)
Détermination du point de congélation des dissolutions aqueuses très diluées. — Application au Sucre de canne. (*Comptes rendus de l'Académie des Sciences,* 8 février 1892.)
Sur les tensions de vapeur des dissolutions faites dans l'Ether. (*Comptes rendus de l'Académie des Sciences,* 6 décembre 1886.)
Influence du degré de concentration sur la tension de la vapeur des dissolutions faites dans l'éther. (*Ibid.,* 4 avril 1887.)
Loi générale des tensions de vapeur des dissolvants. (*Ibid.,* 23 mai 1887.)
Remarque sur un calcul de M. Van t'Hoff *relatif à la tension de vapeur des dissolutions.* (*Ibid.,* 7 novembre 1887.)
Sur la tension de vapeur des dissolutions faites dans l'alcool. (*Ibid.,* 13 août 1888.)
Sur les tensions des dissolutions faites dans l'éther. (*Annales de Chimie et Physique,* 6e série, tome XV ; novembre 1888.)
Sur la tension de vapeur des dissolutions faites dans l'acide acétique (en commun avec M. Recoura). (*Comptes rendus de l'Académie des Sciences,* 24 février 1890.)
Sur les tensions de vapeur des dissolutions. (*Ann. de Chimie, et Physique,* 6e série, t. XX ; juillet 1890.)
Détermination des poids moléculaires par la cryoscopie et la tonométrie. (Conférence faite à la *Société chimique de Paris,* le 18 mai 1894. — *Revue scientifique* du 15 septembre 1894.)
Sur les phénomènes osmotiques qui se produisent entre l'éther et l'alcool méthylique, à travers différents diaphragmes. (*Comptes rendus de l'Académie des Sciences,* du 22 juillet 1895.)
Sur les tensions de vapeur des dissolutions faites dans l'acide formique. (*Comptes rendus de l'Académie des Sciences,* 26 mai 1896.)
Influence de la température du réfrigérant sur les mesures cryoscopiques. (*Comptes rendus de l'Académie des Sciences,* 8 juin 1896.)
(1) Voici le décret du 14 juillet :
ART 1er. — Les études pour obtenir le diplôme de pharmacien de 2e classe dureront six années, dont trois ans de stage officinal et trois années de cours suivis dans une Ecole supérieure de pharmacie ou dans une Ecole préparatoire de médecine et de pharmacie.
ART. 2. — ....
....Les élèves ne seront admis à prendre la 5e et la 9e inscription qu'après avoir subi, avec succès, un examen de fin d'année.
ART. 3. — Les *travaux pratiques sont obligatoires.*
Ce décret complétait d'une manière utile l'organisation des Ecoles préparatoires qui, depuis 1854, instruisaient et recevaient les pharmaciens de 2e classe.

leurs une instruction que l'Ecole de Grenoble était alors dans l'impossibilité matérielle de leur donner.

On songea à construire pour l'Ecole un bâtiment neuf ; on parlait d'une surface de 400 mètres environ, sur l'emplacement d'anciens moulins, près de l'Hôpital ; mais les démarches, l'établissement d'un devis, le temps de la construction portaient l'installation à 4 ou 5 ans ; la dépense était estimée 80.000 fr.

Aribert-Dufresne, le directeur, insistait avec raison pour une installation immédiate, qui put permettre aux élèves de travailler de suite. Un rapport, fait au conseil municipal par M. Flandrin, pharmacien, fit adopter l'urgence d'un laboratoire (1). Où allait-on le faire ? Tout le monde était d'accord pour installer l'Ecole agrandie dans un bâtiment de l'Hôpital, désigné sous le nom de bâtiment des épidémies; mais le conseil d'administration refuse de consentir et prend la résolution suivante :

Extrait du registre des délibérations de l'administration des Hospices de Grenoble (2).

Du 23 mai 1876,

La commission, assemblée dans le lieu ordinaire de ses séances, où étaient présents : MM. Gaché, maire de Grenoble, président ; Gautier, vice président. de St-Ferriol, Vicat et Sestier,

A délibéré ce qui suit :

Sur la demande renouvelée par M. le maire, du bâtiment des épidémies pour l'installation des cours de l'Ecole préparatoire de médecine et de pharmacie, la commission, rappelant la délibération prise dans la séance du 25 février dernier, et qui fut adressée à M le premier adjoint faisant fonctions de maire, pour être communiquée à la commission académique, déclare y persister, savoir : conserver la libre disposition du bâtiment des épidémies, céder à l'Ecole préparatoire le *bâtiment de la conciergerie*, auquel on pourrait annexer ultérieurement le bâtiment de la meunerie La ville de Grenoble prendrait à sa charge les dépenses d'appropriation, et les Hospices celles de l'établissement de l'amphithéâtre, considéré comme une dépendance de l'Hôpital lui-même. Les Hospices resteraient propriétaires de ces locaux sans pouvoir en changer la destination, si ce n'est avec l'assentiment préalable de la ville.

Après diverses observations échangées entre MM. les membres de la commission, lesquels font ressortir d'une part la convenance et la nécessité pour les Hospices de conserver le bâtiment des épidémies et d'autre part les avantages que présente, pour l'Ecole le bâtiment de la conciergerie, M. le maire reconnaissant en effet que l'emplacement offert par la commission réunit les conditions désirables d'accès, d'isolement, d'indépendance et de proximité des Hospices, déclare satisfaisante la proposition de la commission ; il fait connaître qu'il va faire étudier un projet d'ensemble. dès lors surtout que la commission offre de prendre à sa charge la construction de l'amphithéâtre.

Dès le lendemain Aribert-Dufresne envoie à la ville la délibération de

---

(1) *Archives municipales*, 9. F.
(2) *Archives municipales*, 9, F.

l'Ecole, qui conclut à l'appropriation du premier étage de la *conciergerie* pour le laboratoire de chimie et de pharmacie.

Les professeurs désignés par leurs collègues pour former la commission chargée d'étudier un projet de réinstallation de l'Ecole de médecine, réunis sous la présidence de M. le Recteur, vu la délibération des Hospices, qui rejettent en principe l'idée de céder le bâtiment des *épidémies*, dans lequel il eut été possible d'installer d'une manière convenable tous les services de l'Ecole, sont d'avis de se borner pour le moment :

1° A installer provisoirement les manipulations chimiques et pharmaceutiques dans le bâtiment de la *conciergerie ;*

2° L'ancien laboratoire sera converti en une salle destinée à recevoir les collections de l'Ecole;

3° La question d'une installation définitive sera réservée pour le moment ;

4° On accepte l'offre des Hospices de reconstruire à ses frais la salle de dissection et l'amphithéâtre.

Le devis de la *conciergerie* fut de 4.000 francs. Il suffit de se souvenir de la façon dont était installée l'Ecole dans cette trop célèbre *conciergerie,* pour rendre justice à la modestie des prétentions de l'Ecole ainsi qu'à l'énergie qu'elle a développée pour instruire et faire manipuler, *provisoirement*, les élèves pendant *vingt ans!*

Pendant qu'on faisait les travaux d'installation, un changement survient dans la direction de l'Ecole, et Aribert-Dufresne est remplacé par le Dr *Berger* comme directeur, le 5 octobre 1876. Le Dr *Berlioz* est nommé *suppléant* d'anatomie et de physiologie.

III

Pour hâter notre évolution, provisoirement arrêtée à la conciergerie, il fallait qu'un autre décret rendit plus difficiles encore et plus impérieuses les conditions de milieu, où nous avions à vivre, à moins que, vaincus dans la lutte, nous ne fussions destinés à disparaître.

Un décret du 10 août 1877 fixait à nouveau les conditions *sine qua non* de l'enseignement et du traitement des professeurs dans les Ecoles préparatoires de médecine et de pharmacie (1). On aurait tort de s'étonner de voir figurer sur le même pied les questions d'enseignement et de traitement ; elles sont solidaires. Il ne faut pas se dissimuler que dans les Ecoles et même dans les Facultés de médecine, ce qui fait tort au professeur, c'est la clientèle ; plus que tout autre, le professeur médecin

_____

(1) Voici le décret du 10 avril 1877 :

Art. 1er. — Le traitement minimum des professeurs titulaires, dans les Ecoles

forcé de négliger sa clientèle doit donc trouver dans la rémunération de
l'enseignement une compensation équitable et nécessaire.

Le décret de 1877 allait rendre encore plus impérieuse la nécessité de
s'agrandir et l'Ecole nomade allait encore songer à déménager. Déjà l'Hôpital avait refusé de nous recevoir, dans le bâtiment des épidémies; notre
destinée voulut que les Facultés refusassent aussi de nous admettre dans
le palais que la ville leur faisait construire. Il est des échecs heureux : nous
n'avons pas en effet aujourd'hui à regretter celui-là. Toujours est-il que,
animé d'intentions qui nous faisaient honneur, le conseil municipal (1) avait
émis le vœuque l'Ecole de médecine fut installée dans le nouvel édifice qu'on
construisait alors pour les Facultés : M. Durand-Savoyat, rapporteur devant
le conseil, avait fait valoir les inconvénients de l'établissement de l'Ecole
dans les bâtiments de l'Hôpital; il était à craindre, disait-il, que le local
qu'elle occupait lui soit, quelque jour, retiré ; les salles de l'Ecole sont d'ailleurs sur des points différents de l'Hôpital, etc. M. Durand-Savoyat formulait, en passant, une excellente idée : Parmi les avantages de l'établissement
de l'Ecole dans le palais des Facultés, il voyait la possibilité « d'ouvrir
les cours au public », habitude qui avait été déjà prise à Grenoble, on s'en
souvient, et qu'il ne dépend aujourd'hui que du public, sous réserves
de certaines formalités, de faire revivre. La proposition de M. Durand-

---

préparatoires de médecine et de pharmacie, est fixé à deux mille cinq cents
francs par an.

Le traitement annuel des suppléants attachés à ces mêmes établissements est
fixé à un minimum de mille francs.

ART. 2. — Le titre de professeur-adjoint est supprimé.

ART. 3. — L'enseignement dans les Ecoles préparatoires de médecine et de pharmacie doit être distribué entre onze professeurs au moins, savoir :

Un professeur d'anatomie ;
     —   de physiologie :
     —   d'hygiène et de thérapeutique ;
     —   de pharmacie et de matière médicale ;
     —   de pathologie externe et de médecine opératoire ;
     —   de pathologie interne ;
     —   d'accouchements, maladies des femmes et des enfants ;
     —   de clinique externe ;
     —   de clinique interne ;
     —   d'histoire naturelle ;
     —   de chimie et de toxicologie.

Il y a, en outre, un chef des travaux anatomiques et un chef des travaux chimiques, nommés après concours.

Ces derniers emplois pourront être cumulés avec ceux de suppléants.

Le traitement de ces fonctionnaires est fixé à mille francs au moins.

ART. 4. — Il sera inscrit au budget annuel de chaque Ecole un crédit minimum
de deux mille cinq cents francs destiné à faire face aux dépenses occasionnées
par les frais de cours.

(1) *Archives municipales*, 3, F.

Savoyat, soumise à une commission composée de MM. les Doyens, du Directeur de l'Ecole et de l'architecte, fut repoussée. Le fait est qu'il y avait
impossibilité matérielle. Les Facultés sont aujourd'hui à l'étroit dans leur
palais. Que serait-ce si, par malheur, on nous eut acceptés comme voisins !

La ville montrait d'ailleurs le plus grand désir de voir l'enseignement
de la médecine à Grenoble sur un pied digne d'elle-même et des professeurs : le 13 mars 1878, elle votait l'augmentation de leur traitement.
Mais les décrets se succèdent, de plus en plus exigents pour la bonne
installation des Ecoles et un conseil moins éclairé eut pu aisément se
décourager.

Le décret du 20 juin 1878, développant les travaux de laboratoire, rend
plus impérieuse encore l'obligation de s'agrandir. Ce décret nous accordait
en effet 12 inscriptions, ce qui était un avantage considérable ; ces inscriptions comptaient toutes, pour toute leur valeur dans une Faculté ;
mais une réforme qui était loin d'être heureuse, c'était la suppression des
examens de fin d'année, qui enlèvait toute sanction à l'assiduité des élèves
aux cours.

Pour développer les travaux pratiques, un crédit de 3.000 fr., destiné à
l'achat d'instruments, est demandé et obtenu par le Dᵣ Berger, mais
malgré son bon vouloir le conseil hésite à se lancer dans la voie des
dépenses plus considérables. Il fallut que le ministre fît de ces sacrifices
une question de vie ou de mort pour l'Ecole, pour le décider à satisfaire
aux exigences du décret du 10 août 1877.

Jules Ferry exige en effet l'intégralité de toutes les réformes prescrites
par le décret de 1877. Il fait valoir que le règlement du 20 juin 1878
« modifie profondément le régime des examens du doctorat. Désormais
dit-il la scolarité des aspirants à ce titre conservera sa valeur intégrale
pour les trois premières années passées dans les Ecoles. Ils n'ont plus à
renouveler leur 3ᵉ examen de fin d'année quand ils passent dans la
Faculté. Il faut donc des moyens d'instruction plus complets que par le
passé, sous peine de placer les élèves des Ecoles dans un état d'infériorité
vis-à-vis ceux des Facultés ».

« Cette mesure, écrit de son côté le Recteur au maire (1), a pour but
de conserver à la scolarité des aspirants au doctorat en médecine sa
valeur intégrale pour les trois premières années passées dans les Ecoles
préparatoires : elle a donc pour notre Ecole une importance qui n'échap-
pera pas à MM. les membres du conseil municipal. C'est une question

---

(1) *Archives municipales*, 9, F.

d'existence ! Si les réformes demandées ne sont pas faites, les conditions faites aux élèves pour leur passage dans les Facultés et pour leurs examens de doctorat ne peuvent être maintenues, et les inscriptions prises cesseront d'être valables à partir du 1er novembre 1879 ».

Le Conseil semblait devoir résister. Jules Ferry écrit une seconde fois au Recteur : « Sans méconnaître les sacrifices considérables consentis par la ville pour les établissements d'enseignement supérieur et le bon vouloir de la municipalité, je ne puis oublier que le refus du conseil porterait atteinte au principe même du décret précité et supprimerait les garanties, qui doivent établir une corrélation nécessaire entre les études des Facultés et celles des Ecoles. Il serait impossible au gouvernement de maintenir à ces derniers établissements, qui ne pourraient compléter leur enseignement, les conditions faites à leurs élèves pour leur passage dans les Facultés et pour les examens de doctorat ».

Le rapporteur du conseil, M. Petit (1), ne se dissimule pas l'importance des dépenses déjà faites pour l'édifice des Facultés réunies de droit, des sciences et des lettres ; « cependant, ajoute-t-il, il y a pour notre cité un devoir d'honneur à maintenir dans leur intégrité les établissements de haut enseignement, au développement desquels elle a largement contribué jusqu'à ce jour. Dans le faisceau des hautes études qu'il faut bien se garder de rompre, l'Ecole de médecine a naturellement sa place dans l'intérêt de la santé générale. Je pense en outre que l'Hôpital civil de Grenoble, recevant un secours incessant de l'Ecole préparatoire de médecine, dont les élèves lui fournissent des internes zélés et d'utiles auxiliaires, il n'hésitera pas à prendre sa part des nouveaux sacrifices réclamés »..... « Il espère également que le conseil général voudra venir aussi en aide à la ville, en augmentant l'allocation de 2.000 fr. votée précédemment par lui pour l'Ecole, car la plupart des départements qui possèdent une Ecole préparatoire n'ont pas hésité à lui donner, chaque année, 4.000, 5.000, 7.000 et même 12.000 francs ». Relativement à la onzième chaire et au chef des travaux chimiques, M. Gaché « se demande, dans le cas d'une solution favorable, qu'il souhaite et qu'il espère, si l'Hospice et le département ne devraient pas être appelés à augmenter les subventions accordées jusqu'à ce jour à une des institutions les plus dignes d'intérêt ».

Cette insistance, ces menaces officielles, décidèrent enfin le Conseil qui vota, en avril 1879, la création de la onzième chaire (1) demandée

---

(1) *Archives municipales*, 3, F.
(2) *Archives municipales*, 9, F.
Par décret du 12 mai 1879, la chaire de *thérapeutique et d'histoire*

par le ministre, ainsi que la création d'un emploi de chef des travaux chimiques.

En même temps, la subvention départementale est portée à 4.000 fr.

De nouvelles recrues viennent encore fortifier le personnel enseignant : la Faculté des sciences, à qui nous devions déjà Leroy, Charvet, M. Raoult, nous donne, pour la chaire d'histoire naturelle, *Carlet* (1), esprit distingué, naturaliste éminent de l'Ecole moderne, enlevé brusquement par la mort à un enseignement qui lui avait valu l'estime et l'affection des élèves. En 1881, le Dr *Pegoud* est nommé suppléant, puis professeur de pathologie interne. Le Dr *Genevey-Montaz* (2) remplace Corcellet à la chaire de physiologie ; enfin le Dr *Nicolas* est nommé, en 1882, suppléant d'anatomie et de physiologie et, en 1885, M. *Gagneu*, suppléant d'histoire naturelle.

Le Dr *Berlioz*, déjà professeur suppléant d'anatomie et de physiologie et chef des travaux anatomiques, en remplacement du Dr *Satre*, nommé en 1875 et démissionnaire en 1877, est nommé, en 1882, professeur titulaire d'hygiène et de thérapeutique (3).

Une réforme importante est faite en 1882 dans l'organisation de la

---

naturelle médicale prend le titre de chaire *d'hygiène et de thérapeutique.*
La chaire de *pathologie externe* prend le titre de chaire de *pathologie externe et de médecine opératoire.*
Il est créé une *chaire d'histoire naturelle.*

(1) Le professeur Carlet a laissé d'importants travaux. Je me bornerai à citer ses recherches sur les hirudinées, sur l'appareil musical de la cigale et son *Traité de zoologie médicale.*

(2) M. Montaz a fait de nombreuses publications sur la chirurgie. Je citerai ses travaux principaux : Sur les *lymphadénomes du phyrynx ; l'entérostomie, la résection du coude, la désarticulation du genou ; la chirurgie de l'estomac ; la chirurgie des reins ; les exostoses de croissance ; sur l'organisation antiseptique simplifiée,* etc., etc. — M. Montaz, démissionnaire en 1895, est mort depuis que ces lignes ont été écrites. Son nom restera dans le souvenir de ses contemporains comme celui d'un chirurgien de premier ordre.

(3) Le Dr Berlioz a fait de nombreux travaux, parmi lesquels je citerai :
Manuel de thérapeutique (3e édition),
Etude sur les diathèses et les dermatoses.
Manuel des maladies de la peau (3e édition).
Etude expérimentale sur l'action physiologique des eaux d'Uriage (Acad. de médecine).
Recherches expérimentales sur la tuberculose.
Etude sur la microcidine (Acad. de médecine).
Etude sur le formol (Acad. des sciences).
Etude sur le stéresol (Acad. de médecine).
Découverte d'un bacille pathogène produisant la broncho-pneumonie et la pleurésie hémorrhagique (Acad. de médecine).
Annuaire du bureau d'hygiène (1890, 1891, 1892, 1893, 1894).
M. Berlioz est, en outre, inspecteur départmental de travail dans l'industrie, directeur du bureau d'hygiène et directeur du laboratoire de sérothérapie de Grenoble, lequel, placé sous le *patronage de la Ville et de l'Ecole, est ouvert à l'enseignement de cette dernière.* (Procès-verbal du conseil municipal, 1er juillet 1895.)

maternité départementale : cette institution, dont l'origine était déjà ancienne à Grenoble, avait subi successivement de nombreuses transformations, lente évolution qui n'était pas, à l'époque où nous sommes arrivées, parvenue à son dernier terme.

Les cours de la maternité, même depuis qu'ils ne se faisaient plus à Saint-Robert, n'avaient lieu que tous les deux ans ; ils duraient dix mois, et pendant ce temps le service des accouchements était perdu pour les élèves en médecine. Le 15 décembre 1882, Aribert-Dufresne, qui était chargé du cours de la maternité, donne sa démission. Cette chaire, réorganisée en août par le conseil général, qui décide que le cours aura lieu chaque année, est donnée au Dr Armand Rey, qui prend le titre de directeur de la Maternité et reçoit une indemnité annuelle de 1.200 fr. (1).

Le conseil municipal émet à cette époque un vœu qui mérite d'être de nouveau formulé : il demande que l'Ecole fasse des cours pour former des garde-malades. Le Dr Berger, consulté comme directeur, avait approuvé cette idée et donné à penser que les élèves internes se chargeraient volontiers de cet enseignement très utile : on sait quels services rend à Paris l'enseignement des garde-malades, fondé par le Dr Bourneville. Cette idée a été reprise récemment par le Dr Perriol, devant la Société de médecine et de pharmacie de l'Isère, et il est à souhaiter qu'elle réussisse à former un personnel de garde-malades offrant les garanties que demandent les familles. C'est en effet ce qui manque à Grenoble, comme partout.

IV

Nous arrivons, en 1882, à une époque importante dans la vie des Ecoles préparatoires. Il semble, à ce moment, qu'elles vont disparaître ; elles ne furent sauvées que par la vitalité dont un grand nombre sut faire preuve et par la transformation qu'elle subirent. Les institutions comme êtres les vivants, ne subsistent dans le temps que grâce à d'incessantes transformations.

La question de l'avenir des Ecoles était dans l'air : toutes se remuent, émettent au moins des vœux, cherchent à se défendre contre de sinistres bruits de mort qui circulent un peu partout. A l'Ecole de Reims,

(1) Il a été remplacé par le Dr Gallois. La Maternité départementale a été depuis supprimée comme service spécial ; elle n'a plus de directeur spécial ; elle a été rattachée à la clinique d'accouchement de l'Ecole de médecine, qui se charge de l'instruction des élèves sages-femmes, lesquelles suivent la clinique obstétricale et les leçons spéciales de la sage-femme Mlle *Loubet.*

le professeur Decès émet le vœu que les étudiants en médecine soient mis dans l'obligation de commencer leurs études dans l'Ecole de leur région, et le Dʳ Luton, le directeur, émet le vœu que l'Etat prenne les Ecoles préparatoires à sa charge.

Le ministre de l'instruction publique, M. Duvaux, provoque lui-même une enquête auprès des conseils académiques, dont il désire connaître l'opinion sur l'avenir des Ecoles préparatoires. On peut même voir, comme un signe de bonne augure, le ministre dans une lettre aux Recteurs, protester, aussi lui, contre la centralisation. « Un intérêt général d'ordre élevé, dit-il, nous engage à tout faire pour concourir à la décentralisation scientifique et multiplier les centres de sérieuses études. »

Armand Rey fut chargé de faire le rapport au conseil académique. Comme tout le monde l'avait déjà fait, il déplore la suppression des examens de fin d'année, et demande l'abrogation du décret du 20 juin 1878, qui les avait supprimés. Malgré de très bonnes et très utiles modifications réalisées depuis, ces examens n'ont malheureusement pas encore été rétablis. Il demande, aussi lui, l'obligation pour les jeunes gens de faire au moins les deux premières années de leurs études dans l'Ecole de leur circonscription ; enfin, comme les professeurs de l'Ecole de Reims, il demande que l'Etat prenne les Ecoles à sa charge.

En 1883, tous les directeurs des Ecoles préparatoires, réunis à Paris, vont porter eux-mêmes au ministre les *desiderata* communs. Ils réclament le retour aux examens de fin d'année, seule sanction que possèdent les professeurs ; ils demandent qu'un certain nombre d'examens probatoires puissent être subis dans l'Ecole ; que les internes des hôpitaux et les prosecteurs puissent prendre 14 inscriptions ; enfin que les Ecoles préparatoires soient représentées par un ou plusieurs de leurs membres au conseil supérieur de l'instruction publique (1).

Le ministre, J. Ferry, était loin d'être animé d'intentions hostiles aux Ecoles préparatoires ; loin de les vouloir détruire, il se proposait de les relever, seul moyen de réaliser ce vœu qu'il émettait dans un discours officiel : « Nous aurions obtenu un grand résultat, s'il nous était possible de constituer un jour des Universités rapprochant les enseignements les plus variés ».

La suppression des officiers de santé, qui avait failli être réalisée en 1847, est abandonnée pour le moment ; mais, comme tout le monde est

_____

(1) Ce vœu vient d'être déposé de nouveau au Conseil général des Facultés de Grenoble.

d'accord sur l'impossibilité de conserver une inégalité dangereuse parmi les membres du corps médical, au lieu de les supprimer, on prend le parti de les instruire. C'est un acheminement comme un autre à leur suppression ; car lorsqu'ils auront la même instruction que les docteurs, pourquoi leur refuser le même titre ? La durée des études qui leur sont imposées est fixée à quatre années, pendant lesquelles ils prendront 16 inscriptions trimestrielles. Ils sont astreints à des travaux pratiques obligatoires, au stage hospitalier ; ils passent enfin trois examens de fin d'année et trois examens définitifs devant un jury composé d'un professeur de Faculté de médecine et de deux professeurs d'École préparatoire.

Ce décret augmentait considérablement les études de l'officier de santé et assurait aux Écoles préparatoires une nombreuse clientèle.

En même temps, un autre décret élevait aussi le niveau des études dans les Écoles (1): c'est le décret du 1er août 1883 « portant réorganisation des Écoles préparatoires de médecine et de pharmacie ».

Par ce décret les chaires sont portées au nombre de douze : anatomie ; physiologie ; hygiène et thérapeutique ; pathologie interne ; pathologie externe et médecine opératoire ; chimie et toxicologie ; physique ; histoire naturelle ; pharmacie et matière médicale ; clinique médicale ; clinique chirurgicale ; clinique obstétricale et gynécologie.

Les suppléants sont au nombre de six : anatomie et physiologie ; pathologie et clinique médicale ; pathologie, clinique chirurgicales et clinique obstétricale ; physique et chimie ; pharmacie et matière médicale ; histoire naturelle. Ils sont nommés au concours pour une période de neuf ans.

Les Écoles auront: un prosecteur, un aide d'anatomie et de physiologie,

___

(2) Décret du 1er août 1883: Les aspirants au titre d'officier de santé suivront, dit ce décret, dans les Écoles préparatoires de médecine et de pharmacie, les cours suivants: *1re année*: physique, chimie, histoire naturelle, ostéologie et arthrologie; *2e année*, anatomie, physiologie et pathologie; *3e année*, anatomie, physiologie, pathologie interne et pathologie externe, clinique interne et clinique externe; *4e année*, pathologie interne et pathologie externe, hygiène thérapeutique et matières médicale, clinique interne, clinique externe et clinique d'accouchements.

Dans une circulaire aux Recteurs (du 9 octobre 1883), le ministre se déclare disposé à répondre au vœu des Écoles qui demandent que les deux premiers examens probatoires puissent être subis par leurs élèves à l'École même, sous la présidence des professeurs de Faculté. Il reconnaît la légitimité des plaintes des Écoles préparatoires. « Mais nous avons pensé, dit-il, que nous devions profiter de cette occasion pour procéder à une *réorganisation* de ces établissements. Du moment, en effet, où les Écoles préparatoires demandent une extension considérable des privilèges dont elles jouissent déjà, nous avons le droit de déterminer les conditions qu'elles devront remplir pour que ces nouvelles concessions leur soient accordées ».

des chefs de clinique, des préparateurs pour les cours de chimie, de physique, de pharmacie et d'histoire naturelle, un bibliothécaire et un secrétaire.

Les villes sièges d'Ecoles préparatoires contractent, en outre, l'obligation :

1° D'assurer le service des trois cliniques prévues ;

2° De mettre à la disposition de l'Ecole une ou plusieurs salles consacrées aux maladies des enfants :

Elles s'engagent à prendre entièrement à leur charge le traitement du personnel et à couvrir les dépenses de toute nature occasionnées par l'enseignement, les exercices pratiques, l'entretien des bâtiments, du mobilier, des collections, des laboratoires, du jardin botanique et des cliniques.

Enfin les aspirants au doctorat en médecine, élèves des Ecoles préparatoires *réorganisées*, passent le premier examen probatoire et la première partie du second examen dans ces Ecoles.

V

Ces *réorganisations* successives ne sont jamais définitives, ce ne sont que des degrés, des étapes dans une évolution indéfinie. Réorganisée en 1866, l'Ecole de médecine de Grenoble avait en 1883 beaucoup à faire pour s'élever à ce qui était alors la nouvelle organisation. Il nous fallait modifier le personnel, le matériel et surtout le local, car la conciergerie, dans laquelle on s'était logé provisoirement, était ridiculement insuffisante.

Afin de commencer à compléter notre outillage, le Directeur de l'Ecole écrit au maire (1) pour lui demander, conformément au décret du 1er août 1883, d'assurer à l'Ecole un service de maladies des enfants. Il demande que l'Hospice confie à l'Ecole le service de la salle des enfants, désignée sous le nom de *crèche*.

Peu de temps après, le 25 avril 1884, la commission administrative, saisie par le maire de la demande du Dr Berger, prend la résolution suivante :

« Considérant que l'intérêt de la ville et des Hospices est de favoriser, autant que possible, la prospérité de l'Ecole de médecine, et qu'en conséquence il y a lieu d'accueillir favorablement la demande du Directeur de l'Ecole, la commission délibère :

« Tous les enfants déposés à la *crèche*, qui seront ou deviendront malades, seront placés dans la salle contiguë désignée habituellement sous le nom de *classe*.

---

(1) *Archives municipales*, paquet III.

« Cette salle d'enfants malades sera mise à la disposition de l'Ecole de médecine, pendant l'année scolaire, pour servir au cours de clinique des élèves, mais le Dr Berthollet reprendra le service médical de ces enfants pendant les vacances de l'Ecole, de même qu'il conservera pendant toute l'année la surveillance et la direction de la crèche ».

En même temps le conseil municipal vote les crédits nécessaires pour obtenir la réorganisation, élevant de ce chef de près de 20.000 francs les dépenses prévues pour l'Ecole. Le département porte de son côté la subvention de l'Ecole de 4.000 à 5.800 francs. On peut dire que le bon vouloir fut général, pour mettre l'Ecole de médecine au point que le ministère exigeait, avant de la réorganiser..... Et cependant elle était toujours soumise à l'ancien régime et ses élèves devaient encore aller à Lyon ou à Montpellier passer leurs examens. Le Dr *Girard*, au Conseil municipal, montre tout ce que cette situation a de fâcheux : « Le conseil a voté, dit-il, les crédits nécessaires et cependant nos étudiants sont encore forcés d'aller passer leurs examens devant la Faculté de Lyon ». Ceux qui ont vu l'Ecole de médecine logée à la conciergerie de l'Hôpital ne s'étonneront pas que le ministère ait refusé constamment d'accorder la *réorganisation* à une Ecole si peu installée.

On cherche bien de tous côtés un emplacement : le maire et le Dr Girard, au Conseil municipal, proposent le Lycée, qui était à la veille d'être abandonné par les garçons mais qui devint le Lycée de jeunes filles. Le temps se passe, la réorganisation ne se fait pas, et la question de l'emplacement de l'Ecole avance d'autant moins, qu'elle est liée à une autre question, celle du déplacement de l'Hôpital.

Il était depuis longtemps question de déplacer l'Hôpital : en 1881, une commission extra-municipale s'était déjà prononcée pour le transfert de l'Hopital-hospice à une faible distance de la ville, mais la dépense prévue (environ 2.500.000 fr.), en avait empêché la réalisation.

En 1888 (25 mai), fut présenté au conseil un nouveau projet de transformation, avec construction d'un hospice de vieillards à la campagne. Ce projet fut adopté.

C'est alors qu'intervint la *Société de médecine et de pharmacie* (1), qui, comme cela s'était déjà vu dans l'Histoire médicale de Grenoble, est consultée par le maire. Une commission composée de MM. *Berlioz, Gallois* et *Montaz* repousse le projet de transfert et prend les conclusions suivantes :

---

(1) L'ancienne *Société de Santé*, devenue en 1857 *Association de prévoyance des médecins et des pharmaciens*, devient en 1883, la *Société de médecine et de pharmacie de l'Isère*.

1º La Société rejette en principe la nécessité du déplacement total ou partiel de l'Hôpital-hospice.

2º Elle croit qu'on pourrait utilement étudier divers projets basés sur l'agrandissement sur place, après démolition de tous les bâtiments insalubres et elle conseille d'employer les économies qui pourraient être ainsi réalisées à des améliorations urgentes dans le service des malades.

Ces conclusions furent votées par la Société.

On vit alors la majorité de la commission administrative revenir sur son ancienne décision relative au transfert, en même temps que les médecins et chirurgiens de l'Hôpital, consultés au moyen d'une sorte de questionnaire, se prononcèrent en majorité pour le maintien de l'Hôpital-hospice sur son ancien emplacement. Enfin, en 1890, il arriva que la commission rejetait également, et la transformation sur place, et l'exécution du plan de 1888.

C'est alors que le conseil municipal, sur un rapport de M. Marquian, « déclare persister expressément dans le projet d'ouverture du boulevard de Bonne à travers le domaine hospitalier, homologué par arrêté préfectoral, après enquête du 15 mai 1882. Il invite l'administration municipale à poursuivre immédiatement la réalisation de cette ouverture et à mettre l'administration hospitalière en demeure d'accomplir les obligations du traité du 10 avril 1888, relatif à la construction à la campagne d'un Hospice, au déplacement des services accessoires et à l'amélioration des hôpitaux, traité auquel le conseil déclare donner son approbation entière sans réserve ».

Cela semblait hâter directement le transfert de l'Ecole : déjà, en 1888, le Recteur avait en effet écrit au Maire : « Au moment où le conseil municipal s'occupe de la question importante de l'agrandissement de l'Hospice, je crois devoir appeler son attention sur les besoins de l'Ecole préparatoire de médecine et de pharmacie. Vous savez, Monsieur le Maire, combien est insuffisante l'installation de cette Ecole, dans un local très restreint, où elle n'a ni les salles, ni les laboratoires nécessaires. J'ai l'honneur de vous communiquer une note indiquant les locaux dont l'Ecole aurait besoin ».

Il s'agissait d'un terrain de 4.500 mètres, la construction devant occuper 2.000 à 2.500 mètres ; le reste devait être consacré à un préau et à un jardin botanique.

En même temps, 1889, les étudiants de l'Ecole de Grenoble adressèrent à la municipalité la lettre suivante :

Monsieur le Maire,

Les étudiants en médecine et en pharmacie ont l'honneur de vous adresser une pétition afin d'obtenir un nouveau local pour leur Ecole.

Depuis longtemps, sur l'initiative de M. le Directeur, la municipalité avait promis d'installer l'Ecole de médecine et de pharmacie dans des locaux plus vastes et mieux aménagés. Mais la ville a jusqu'à ce jour complètement ajourné ce projet, sous prétexte de la prochaine transformation de l'Hospice. qui est renvoyée d'année en année.

Les salles actuelles des cours et de manipulations deviennent chaque jour de plus en plus insuffisantes, en raison du nombre des étudiants et du nouvel enseignement pratique : analyses chimiques, micrographie, histo‑logie, bactériologie.

Cette situation s'oppose au développement des études médicales et pharceutiques, et nuit en même temps au prestige de l'Ecole. Et cependant les étudiants sont astreints à payer à Grenoble les mêmes frais d'études et d'examens que dans les Facultés et Ecoles des autres villes qui sont convenablement installées.

Les étudiants, Monsieur le Maire, comptent sur votre bienveillance pour prendre en considération leur juste et légitime réclamation.

Néanmoins, rien ne se décidait ; la réorganisation ne se faisait toujours pas. Il y a plus : les projets qui circulaient sur la suppression des officiers de santé, sur la réforme des études médicales, avaient une seconde fois provoqué dans les Ecoles préparatoires une inquiétude générale. Chacun s'y remuait pour défendre sa propre existence.

Les professeurs de Clermont-Ferrand adressent aux représentants des départements de leur circonscription académique et médicale (Puy-de-Dôme, Allier, Haute-Loire, Cantal, Creuse, Corrèze, Loire, Lozère, Aveyron), une longue lettre, pour exposer la nécessité d'imposer, comme condition d'exercer la médecine, une *licence* médicale, dont le titre serait délivré par les Ecoles, laissant aux Facultés la délivrance du titre universitaire de *docteur*.

C'était sans doute un moyen de garder une bonne clientèle d'élèves, mais c'était aussi condamner les Ecoles à une fabrication forcément inférieure de praticiens et à un enseignement uniquement professionnel. Autant nous laisser la spécialité des officiers de santé. En réalité, les Ecoles n'ont pas d'intérêt à conduire les élèves dans une autre direction que les Facultés. Elles doivent les conduire comme elles, parallèlement à elles. Jusqu'à quel point doivent-elles les conduire ? C'est là la question ; mais l'essentiel est d'admettre le parallélisme, la superposition même des deux voies, Ecole et Faculté. Le chemin est le même. Il est tracé plus ou moins loin, mais toujours susceptible d'être prolongé. Avec le temps, par la force des choses, si nous remplissons utilement nos fonctions de corps enseignant, il faudra bien qu'on nous accorde le droit de conduire les élèves presque jusqu'au but, sinon au but lui-même : l'Ecole préparatoire d'aujourd'hui sera demain l'Ecole de plein exercice et plus tard la Faculté ;

laissez à cette évolution normale et physiologique la possibilité de s'accomplir, si dans la lutte pour l'enseignement l'Ecole a su tenir son rang et jouer son rôle, mais ne nous lancez pas, dès le début, dans une voie bornée, sans issue. Voilà ce qu'on eût pu répondre à ceux de nos collègues qui cédaient à la peur de mourir le lendemain de la suppression des officiers de santé.

Avec beaucoup plus de raison, les professeurs de Clermont protestaient une fois de plus contre la suppression des examens de fin d'année. Avec le système actuel des examens probatoires échelonnés et non précédés d'examens de fin d'année, il ne faut pas se dissimuler que les étudiants font, en effet, leurs études par *paquets*, sans plan général. En vue d'un examen, tout ce qui ne fait pas partie de cet examen est non avenu ; une fois l'examen passé, ses matières sont rejetées à tout jamais.

L'Ecole de Dijon, dans une pétition aux représentants de la Côte-d'Or et des départements voisins (Saône-et-Loire, Nièvre, Aube, Yonne, Haute-Marne), se joignit à celle de Clermont pour demander le maintien de deux ordres de médecins et le rétablissement des examens de fin d'année ; elle demandait en outre, dans le cas où les pharmaciens de 2ᵉ classe seraient supprimés, le droit pour les aspirants au titre de pharmacien de 1ʳᵉ classe de faire toutes leurs études dans les Ecoles ; enfin, point important, sur lequel nos collègues de Dijon insistaient avec raison, elle demandait l'élargissement du projet de loi sur les Universités, afin de permettre aux groupes comprenant trois Facultés et une Ecole de médecine et de pharmacie, d'être érigés en Universités (1).

Les professeurs de l'Ecole de Grenoble s'adressent à leur tour aux représentants de l'Isère et des départements voisins (Drôme, Hautes-Alpes, Ardèche, Savoie, Haute-Savoie, Ain). Ils insistent pour l'érection d'une Université à Grenoble.

« Bien que, disent-ils, la création d'Universités régionales dans quelques grandes villes privilégiées constitue une innovation distincte des projets de loi sur l'exercice de la médecine, ces deux questions sont intimement liées, et nous venons vous soumettre quelques réflexions sur l'*enseignement médical*, objet de nos préoccupations constantes.

« En ce qui concerne la création d'Universités dans quatre ou cinq grandes villes essentiellement commerçantes ou industrielles, nous ne pouvons que nous rallier sans réserve au vœu émis le 29 juillet dernier par la Faculté de droit de Grenoble. Il y a bien place en France pour

---

(1) Cette réforme importante a été votée par les Chambres depuis que ces lignes ont été écrites.

douze Universités, puisqu'il y en a treize en Italie et nos Facultés brillent encore d'un assez vif éclat pour que Grenoble ait droit à sa place dans la décentralisation projetée. »

Naturellement ils réclament le maintien de deux ordres de médecins : on ne pouvait leur demander de se couper eux-mêmes la gorge. Les professeurs de Grenoble sont unanimes en outre pour demander le rétablissement des examens de fin d'année.

Tout cela ne nous amenait pas encore la réorganisation, et nous luttions pour ennoblir le rôle des Ecoles préparatoires, au moment même où nous allions peut-être être supprimés pour cause d'incapacité de recevoir les élèves, étant Ecole sans domicile ! Le plus pressé était donc d'obtenir un local ; il serait temps plus tard de songer au meilleur mode de vivre. Mais *primo vivere !*

Les professeurs adressent donc à la municipalité la lettre suivante :

Grenoble, le 1ᵉʳ mars 1890.

Monsieur le Maire,
Messieurs les Conseillers municipaux,

Les professeurs de l'Ecole préparatoire de médecine et de pharmacie se sont préoccupés du nouveau projet de loi sur l'exercice de la médecine et de la pharmacie qui va être prochainement discuté et qui comporte la suppression des officiers de santé. Cette suppression, que le gouvernement accepte, diminuera sensiblement le nombre des étudiants et amoindrira l'un de nos établissements de l'enseignement supérieur.

Nous avons l'honneur d'appeler toute votre sollicitude sur cette situation et sur la requête que nous vous adressons en vue de neutraliser les effets fâcheux de ce projet de loi.

En conséquence, considérant :

1o Qu'un certain nombre d'Ecoles moins importantes que celles de Grenoble ont obtenu le titre d'*Ecole réorganisée ;*

2o Que le budget exigé pour la réorganisation est voté depuis plusieurs années, et que, par conséquent, les conditions demandées par les règlements, au point de vue du nombre des chaires, ont reçu satisfaction ;

3o Que plusieurs demandes de réorganisation ont été faites et que l'un des motifs de refus allégué par le ministère est l'insuffisance des locaux ;

4o Que cette insuffisance est notoire et incompatible, tant avec le bon fonctionnement des cours et conférences, qu'avec celui des exercices pratiques, dont le nombre et l'importance s'accroissent chaque année ;

5o Que le bâtiment actuel de l'Ecole est indigne d'un établissement d'enseignement supérieur, surtout dans une ville où les Facultés, les Lycées et les Ecoles primaires sont parfaitement aménagés ;

6o Que les règlements universitaires ont depuis dix ans apporté un obstacle sérieux au recrutement et au maintien des élèves en doctorat, et que malgré cela l'Ecole de médecine reste aux premiers rangs, ainsi qu'en font foi les résultats des examens et les recettes de la comptabilité municipale ;

7o Que la suppression des officiers de santé diminuera le nombre des élèves ;

8o Que l'atteinte qui serait portée à l'Ecole de médecine pourrait ébranler la stabilité du centre Universitaire de Grenoble ;

9o Que le seul moyen de prévenir ce danger est la réorganisation de l'Ecole, qui permettra de conserver les élèves en doctorat en leur donnant la possibilité de passer à Grenoble deux examens ;

Nous vous prions instamment de vouloir bien décider qu'un local répondant aux exigences des services sera attribué à l'Ecole de médecine et de pharmacie, et de faire auprès des pouvoirs publics de pressantes démarches en vue d'obtenir le plus tôt possible le titre d'Ecole réorganisée.

Veuillez agréer, Monsieur le Maire, Messieurs les Conseillers municipaux, l'assurance de notre respectueux dévouement.

BERLIOZ,	RAOULT,	BABOIN,
J. CARLET,	Félix ALLARD,	DESCHAMPS,
TUREL,	P. JANET,	LABATUT.
PEGOUD,	GAGNEUX,	

M. Liard, qui a dirigé avec tant de sollicitude pour nos Ecoles la réorganisation générale de notre enseignement supérieur et qui a tout fait pour l'élever à la hauteur de la science moderne et de ses moyens d'investigation, vient à Grenoble, calme les esprits, mais ne cache pas l'impression fâcheuse qu'il avait forcément éprouvée en visitant les locaux de la conciergerie.

Cette visite eut l'heureux effet de stimuler la municipalité, devant qui le Maire (22 mai 1890), fait l'exposé suivant :

Dans sa dernière inspection de nos établissements d'enseignement supérieur, M. Liard, directeur de ce service au Ministère de l'Instruction publique, nous a confirmé dans notre opinion que rien ne serait changé à notre situation universitaire malgré les bruits alarmants qui avaient circulé quelques jours avant son arrivée.

Nos Facultés sont installées convenablement dans un monument digne de l'enseignement qui y est donné par des professeurs distingués. L'esprit des élèves est excellent, et je crois que M. le Directeur a emporté de sa visite à Grenoble une bonne impression.

Seule l'Ecole de médecine fait tache dans le tableau. Son état de saleté et de délabrement est connu de nous tous. L'on n'a fait jusqu'à présent que des réparations urgentes dans le local actuel pour éviter la suppression de Ecole ; mais cette situation déplorable ne pourrait pas durer indéfiniment.

Il y a urgence actuellement à s'occuper de la reconstruction de l'Ecole de médecine sur un autre point, à la suite de l'Arsenal, par exemple, sur les terrains appartenant à la Ville. Cette question étant, d'un autre côté, liée à celle du transfert de l'Hospice sur un autre point du territoire de la ville et à celle du prolongement du boulevard de Bonne, le *statu quo* est impossible.

Si nous voulons conserver définitivement à Grenoble nos Facultés et faire consacrer l'existence de notre Ecole de médecine, qui est seulement tolérée aujourd'hui, il importe de ne point perdre de temps. C'est pourquoi, Messieurs, je vous propose de renvoyer à vos Commissions de Travaux et de l'Instruction publique l'étude de cette question que j'ai déjà fait préparer par notre Architecte municipal.

En août 1890, nouvelle lettre des professeurs :

Monsieur le Maire,
Messieurs les Conseillers municipaux,

Les projets de décentralisation universitaire actuellement en préparation auront pour effet, s'ils se réalisent, d'augmenter l'importance de certains centres d'enseignement supérieur et cela dans des proportions telles que les centres moins bien partagés risqueront de disparaître à bref délai.

A Grenoble, l'enseignement de cet ordre se trouve particulièrement menacé et nous avons le regret de constater que la situation de l'Ecole de médecine et de pharmacie accroît encore ce danger.

Notre Ecole, malgré les efforts incessants de son Directeur, de ses professeurs et de ses élèves, se trouve dans une situation irrégulière. Elle n'est pas *réorganisée* conformément au décret du 1er août 1883. La ville de Grenoble a consenti cependant à faire les sacrifices nécessaires. Il nous manque malheureusement quelque chose de plus, un élément indispensable de réorganisation, un *local*, et M. le Directeur de l'Enseignement supérieur nous le répétait encore, en présence de M. le Maire, lors de sa récente visite à Grenoble.

Nous ne pouvons ne pas reconnaître cependant que bien des progrès ont été réalisés. Il y a 20 ans, tous les cours se faisaient dans une salle de l'Hôpital militaire ; la bibliothèque n'existait pas, pas plus que les laboratoires. Nous avons aujourd'hui salles de cours, bibliothèque, laboratoires pleins, on pourrait dire encombrés d'appareils précieux ; mais le tout se trouve caché dans l'Hôpital et renfermé dans une masure sordide presque en ruines. C'est là que nous devrons recevoir prochainement M. le Ministre de l'Instruction publique.

Puisque d'une installation nouvelle dépend notre réorganisation, c'est-à-dire notre existence, nous croyons devoir insister auprès de vous pour que cette amélioration indispensable soit faite ou ait reçu au moins un commencement d'exécution dans le plus bref délai possible. Dans quelques mois il pourrait être trop tard.

Dans une situation intermédiaire entre les grandes et les petites villes, Grenoble, en tant que centre universitaire, doit grandir ou tomber. Nous comptons, certes, beaucoup sur le renom de nos Facultés, renom qu'une tradition fidèle a si glorieusement conservé, mais encore ne faut-il pas qu'il existe, dans ce brillant ensemble, des taches trop noires et notre installation actuelle en est une.

L'Ecole de médecine de Grenoble, comme les autres Ecoles semblables, est municipale et ne coûte rien l'Etat, puisqu'elle lui a rapporté plus de 8.000 fr. pour la seule année dernière, la part de la ville étant encore de 18.862 francs

C'est grâce à la ville qu'elle existe, grâce à son appui qu'elle a pu vivre et prospérer. Sans insister sur ce côté particulier de son utilité, la formation avec les Facultés d'un tout homogène et solide, nous croyons qu'elle peut récompenser Grenoble de ses efforts. Déjà nos travaux se multiplient, nos publications sont connues et citées. A un point de vue plus immédiatement pratique, c'est pour la population de notre Ville une garantie salutaire que la présence d'un corps médical et pharmaceutique recruté au concours, concours sérieux devant un jury en grande partie étranger à notre Ecole et constitué dans les conditions les plus indiscutables de compétence et d'impartialité.

Les élèves sont actuellement moins nombreux qu'ils ne le seraient avec d'autres programmes ; mais ces programmes ne peuvent manquer d'être modifiés et ne le seraient-ils pas, le nombre des élèves augmentera beaucoup si, comme nous le croyons, notre Ecole, résistant à l'orage, parvient, grâce à son énergie et à son travail, à conquérir bientôt un rang plus élevé.

Nous ne trouvons rien à redire aux améliorations apportées à la situation d'autres Ecoles. Plus les centres d'enseignement seront multipliés, plus s'élèvera le niveau général de l'instruction pour laquelle la France républicaine a déjà fait de si grands et si utiles sacrifices. — Mais si nous ne protestons pas contre le maintien ou même la création d'Ecoles ou de Facultés rivales, nous voulons au moins faire connaître nos droits à la lutte non seulement pour l'existence mais encore pour le progrès.

Il importe que nous ne succombions pas dès le début pour qu'il nous soit possible de rendre à la Ville, sous forme de renommée et de services, une partie au moins de ce qu'elle a fait pour nous.

Nous comptons cette fois encore sur votre appui efficace et surtout immédiat.

Tant que satisfaction ne sera pas donnée à M. le Ministre de l'Instruction publique, en ce qui concerne notre local, nous ne pouvons nous adresser qu'à vous.

On vient de réorganiser, on réorganise encore d'autres Ecoles ; celle de Besançon, par exemple, ville qui ne possède que deux Facultés, ou même celle d'Angers qui n'en a point, et lorsque la nôtre seule en France n'aura pas reçu cette consécration officielle, sorte de certificat de vie, elle sera bien près d'être supprimée, entraînant peut-être dans sa chute les trois Facultés qui l'entourent.

Veuillez agréer, Monsieur le Maire et Messieurs les Conseillers municipaux, l'assurance de notre entier dévouement.

Suivent les signatures de tous les professeurs :

> ALLARD, BABOIN, BERGER, BERLIOZ BISCH, CARLET, DESCHAMPS, GAGNIEU. GALLOIS, GIRARD. JANET, LABATUT. MONTAZ, NICOLAS, PEGOUD, RAOULT, TUREL, VERNE.

Grenoble, le 6 août 1890.

Le 21 mars 1891, M. le Recteur Bizos, à qui l'Ecole de Grenoble doit être reconnaissante des efforts qu'il a faits pour elle dans cette période difficile, fait parvenir au maire une lettre signée du Directeur et des professeurs ; il ajoute : « Ces messieurs m'ont exprimé le désir que cette lettre vous fût adressée par mon intermédiaire et j'y ai consenti bien volontiers, heureux de m'associer à eux dans les remerciements qu'ils envoient à la municipalité et dans le témoignage qu'ils donnent de leur dévouement aux intérêts de l'enseignement supérieur à Grenoble ».

Voici cette lettre :

Grenoble, 24 mars 1891.

Les professeurs soussignés remercient la municipalité de tous les efforts qu'elle fait en faveur de l'Ecole de médecine et de pharmacie.

Alors que les circonstances sont plus favorables que jamais à une amélioration de la situation universitaire de l'Ecole, ils seront heureux de voir mettre à exécution le projet de reconstruction conformément aux plans adoptés et sur l'emplacement choisi par la municipalité (rue Mazet).

Cette amélioration considérable ne peut venir à un meilleur moment, pour l'avenir de l'enseignement supérieur à Grenoble.

> BERGER, CARLET, RAOULT, MONTAZ, BERLIOZ, LABATUT, GALLOIS, PEGOUD, DESCHAMPS. BABOIN, NICOLAS, BISCH, TUREL, VERNE, GAGNEUX, GIRARD, ALLARD.

Enfin l'horizon semble s'éclaicir, les Ecoles semblent reprendre pied ; notre déplacement semble sur le point de se faire.

Dans la discussion devant la Chambre de la loi relative à l'exercice de la médecine, une déclaration du ministre, répondant à M. A. Rey, député de l'Isère, vient en effet à point dissiper les craintes. « Je déclare très nettement, dit M. Bourgeois à la tribune, que les intérêts des Ecoles secondaires nous avaient paru comme à M. Rey respectables, considérables même, et que nous devions nous-mêmes prendre toutes les mesures nécessaires pour que les Ecoles de médecine ne soient pas atteintes par les effets du projet de loi en discussion...... D'accord avec M. Rey et avec M. le Dr Langlet, qui se sont fait les organes autorisés des intérêts et des besoins de l'enseignement de la médecine, le gouvernement pense qu'il y a lieu de conserver et de fortifier les Ecoles secondaires. Elles constituent, suivant nous, des foyers d'études supérieures qu'il serait regrettable de voir disparaître et vous pouvez être assurés, messieurs, que le gouvernement fera tous ses efforts, non seulement pour maintenir tous ces foyers, mais pour les développer encore s'il est possible ».

En même temps, le conseil, sur le rapport du Dr Girard, renonce à l'emplacement choisi précédemment rue Mazet pour l'Ecole, et adopte un autre emplacement rue Lesdiguières (1). Voici le rapport du Dr Girard :

Messieurs,
Dans votre séance du 25 septembre dernier, à la suite d'un rapport présenté par notre honorable collègue, M. Marquian, au nom des commissions réunies de l'instruction publique, des finances et des travaux, vous avez approuvé le projet de construction d'une Ecole de médecine dressé par l'architecte municipal et se montant à la somme de 125.000 fr. , de plus, vous avez désigné un emplacement situé sur la rue Mazet.
Ce projet a dû subir de nombreuses modifications, sur la demande des intéressés ; tout dernièrement, M. le Ministre de l'instruction publique présentait quelques observations au sujet de l'installation des laboratoires.
Aujourd'hui, le plan remanié selon les vœux de l'administration supérieure et complètement approuvé par elle, peut être mis immédiatement à exécution. L'administration municipale a, du reste, la certitude que la construction de l'Ecole de médecine dans ces conditions entraînera forcément avec elle le titre d'Ecole réorganisée que vous demandez depuis 1885 (Rapport du conseil municipal, 1885), mais que le ministre a toujours refusé en raison de l'état des bâtiments actuels.
Les modifications apportées au plan primitif ont élevé les devis à la somme de 200.000 fr. ; c'est donc un surcroît de dépense de 75.000 fr. qui vous est demandé.
Le conseil, consulté officieusement par l'administration municipale, a reconnu la nécessité de voter ce supplément de 75.000 fr. et il a recherché les moyens de se procurer cette somme.
Il a tout d'abord reconnu que l'exécution du projet voté le 25 septembre dernier entraînerait une dépense totale de 225.000 fr., soit comme construction 125.000 fr., soit comme emplacement 100.000 fr
En effet, la valeur actuelle du terrain avoisinant la rue Mazet est de 50 fr. le mètre carré, et cette valeur ne peut que s'accroître. Or, l'Ecole de médecine située sur cet emplacement occuperait ou rendrait inutilisable une surface de près de 2.000 mètres carrés, soit à 50 fr. le mètre, cent mille francs.

_____

(1) Séance du 18 avril 1891.

Comme il était impossible de ne pas répondre aux exigences ministériel-
les et partant, de réduire le devis, il a fallu songer à réaliser des économies
sur l'emplacement en abandonnant le terrain de la rue Mazet.

S'inspirant de cette idée, l'administration municipale a proposé de construire l'Ecole au Jardin des Plantes, à droite ou à gauche du Muséum.

Cette proposition a séduit tout d'abord le conseil, car, outre l'économie du
terrain qu'elle permettait de faire, elle avait encore l'avantage de juxta-
poser l'Ecole de médecine et de pharmacie à l'un des premiers jardins
botaniques de France et au Muséum, dont les collections d'histoire naturelle sont très riches ; de plus, la présence de l'Ecole eût augmenté
l'animation de ce quartier relativement déshérité.

Mais un accès des lieux a démontré que cette solution mutilerait trop,
soit le jardin botanique, soit le jardin paysager, et d'un commun accord, et
bien qu'à regret, elle a été rejetée.

D'autant que l'administration municipale a alors proposé un emplacement
très heureusement choisi et qui a réuni tous les suffrages.

D'après cette nouvelle proposition, l'Ecole serait construite à l'angle du
boulevard de Bonne et de la rue Lesdiguières, en face de l'infirmerie du
lycée de garçons. Ce terrain est frappé d'une servitude qui en diminue
beaucoup la valeur, celle de ne pas permettre des constructions à quatre
étages, sous peine de porter préjudice aux cours de récréations du lycée ;
de plus, il est situé à côté de nouvelles casernes alpines.

En le choisissant de préférence au terrain de la rue Mazet, on réalisera
donc assurément une très importante économie.

En ce qui concerne les intérêts en cause, c'est-à-dire ceux des étudiants
en médecine et en pharmacie, le nouvel emplacement est très convenable,
car il est d'une part à égale distance de l'Hôpital (boulevard de Bonne) et
de la Faculté des sciences (rue Lesdiguières et place de la Constitution) et,
d'autre part, il est peu éloigné du jardin botanique et du Muséum, situés,
l'un et l'autre, sur le boulevard des Alpes, qui est le prolongement du
boulevard de Bonne.

En résumé, Messieurs, vous êtes appelés aujourd'hui à confirmer les
décisions que vous avez prises en réunion officieuse, c'est-à-dire à approuver les nouveaux plans et devis qui ont reçu la consécration officielle ; à
dire que le supplément de dépenses de 75.000 fr., en partie comblé par
l'économie faite sur le terrain, sera inscrit au prochain emprunt et enfin,
que l'Ecole de médecine et de pharmacie sera construite à l'angle du
boulevard de Bonne et de la rue Lesdiguières ; à autoriser M. le Maire à
faire préparer le cahier des charges de la construction en vue de l'adjudication dans le délai le plus rapproché possible.

En même temps, est organisé le service obstétrical de la nouvelle
Ecole.

M. le Maire expose que M. le Ministre de l'Instruction publique demande,
pour la réorganisation de l'Ecole préparatoire de médecine et de pharmacie, que la commission administrative des hospices mette à la disposition de l'Ecole le service des maladies des enfants et le service de clinique
obstétricale et il invite la commission à délibérer sur cette demande :

La commission, considérant que la réorganisation de l'Ecole de médecine
et de pharmacie est toute à l'avantage de la ville de Grenoble et des
Hospices, et qu'il y a lieu de la faciliter en accueillant la demande de
M. le Ministre.

Délibère : En ce qui concerne la clinique obstétricale, que le service des filles mères restera, comme par le passé, à la disposition de l'Ecole de médecine ;

En ce qui concerne la clinique infantile, la commission confirme sa délibération du 25 août 1884, par laquelle le service des enfants malades a été confié au professeur de l'Ecole chargé de ce cours ;

Avoir délibéré les jour, mois et an que dessus et ont signé au registre les membres présents.

Pour extrait conforme :

L'administrateur de service,
Signé : Dr GIRARD.

Les premiers travaux sont mis en adjudication le 27 août 1891, et pendant que s'élève le monument, l'Ecole vit, comme elle peut, à la conciergerie, soutenue par l'espoir d'un avenir meilleur et prend très judicieusement son parti de la suppression des officiers de santé. En 1888, M. *Baboin* avait été nommé professeur suppléant, et M. *Verne*, ancien chef des travaux chimiques de l'Ecole (concours de 1880), avait été nommé professeur titulaire de pharmacie et de matière médicale (1).

Une perte cruelle allait frapper l'Ecole avant qu'elle quittât ses anciens locaux : le Dr Carlet meurt brusquement, en pleine activité intellectuelle. Sa perte fut vivement ressentie par les élèves. Trait-d'union entre la Faculté des sciences et l'Ecole, le Dr Carlet continuait une tradition déjà ancienne, en vertu de laquelle nous avions déjà vu Leroy, Charvet, M. Raoult et d'autres jeter sur les deux enseignements un égal éclat, qui ne pouvait que profiter à l'Ecole de médecine et de pharmacie.

Il fut remplacé à la chaire d'Histoire naturelle de l'Ecole par le Dr *Bordier*, depuis longtemps professeur de géographie médicale à l'Ecole d'anthropologie de Paris (2).

---

(1) M. Verne a publié de nombreux mémoires :
Sur la découverte de la boldine (Bulletin de la Société chimique de Paris).
Etude sur le boldo, couronnée par la Société de pharmacie de Paris.
Etude sur les ferments digestifs.
Etude sur les altérations du calomel par l'albumine, le sucre et les acides.
Des préparations pharmaceutiques du goudron, etc., etc.

(2) Voici les principales publications du Dr Bordier :
Epidémie cholérique de 1866 à l'Hopital Beaujon. Paris, Asselin, 1867.
De l'emploi du sphygmographe dans l'étude des agents thérapeutiques. Paris, Hennuyer, 1868.
Des nerfs vaso-moteurs. Paris, Leclerc, 1868.
De la glycosurie dans la convalescence des maladies aiguës. Paris, Asselin, 1868.
Migraine. (Art. du *Dict. encycl. des Sciences médicales*). Paris, en collaboration avec Gubler, Masson, 1872.
Névrosthéniques. (Art. du *Dict. encycl. des Sciences médicales*). Paris, Masson, 1873.
De l'élimination des médicaments. Paris, Hennuyer, 1873.
De l'influence des variations de la pression atmosphérique sur l'évolution organique. Paris, Masson, 1877.
Les Esquimaux. Paris, Masson, 1877.

Peu de temps après, le D' Berger demandait, pour des raisons de santé,

Note sur les effets narcotiques du protoxyde d'azote. Paris, Masson, 1877.
Tiahuanaco et les bords du lac Titicaca. In Bull. Société d'Anthropol., 1877.
Des localisations cérébrales. In Revue d'Anthropol., 1877.
Instructions pour l'île de Madagascar, Paris, Masson, 1878.
Les Gauchos. In Bull. Société d'Anthropol., 1878.
De l'usage de l'arc et des échasses en Océanie. In Bull, Société d'Anthropol., 1879.
L'exposition des Sciences Anthropologiques. Paris, Reinwald, 1878.
Instructions pour la Malaisie. In Bull. de la Société d'Anthropologie, 1879.
Instructions pour la Laponie. In Bull. de la Société d'Anthropologie, 1879.
Etude sur une série de crânes d'assassins. Paris, Masson, 1879. 2me édition, 1890.
Notes de pathologie exotique, le bouton de Biskra et la Veruga ou bouton des Andes. J.-B. Baillières, 1880.
L'Ethnographie du Mackensie. In Bull. de la Société d'Anthropologie, 1881.
De l'aptitude des races blondes de l'Europe pour la suette. In Bull. de la Société d'Anthropologie, 1881.
Japonais et Malais. In Revue d'Antropol., 1881.
Notice sur la collection d'Anthropologie préhistorique du Muséum d'histoire naturelle de Grenoble. Grenoble, Dupont, 1882.
L'Humanité devant la foi et devant la science. Grenoble, Dupont, 1882.
La science et la question du travail. Grenoble, Dupont, 1882.
Rapport à M. le Maire de Grenoble sur une expérience de transport de la force motrice au moyen de l'électricité. Grenoble, Dupont, 1883.
Articles Coca ; Condurango, Fer, Musc, Nicotianine, Nicotine, Quassia, Raifort, Résolutifs, Santal, Scammonée, etc. In Dict. encycl. des Sciences médicales. Paris, Masson.
Articles : Albinisme, Algérie Beriberi, Bouton de Biskra, Choléra, Dégénérescence. In Dictionnaire des Sciences Anthropologiques. Paris, Doin.
La Géographie médicale, 1 vol. in-8º de 660 pages, avec planches. Paris, Reinwald, 1884.
La Colonisation scientifique et les Colonies françaises, 1 vol. in-8º de 500 pages. Paris, Reinwald, 1884.
La Vie des Sociétés, 1 vol. in-8º de 350 pages. Paris, Reinwald, 1887.
Pathologie comparée de l'Homme et des êtres organisés, 1 vol, in-8º de 500 pages. Paris, Lecrosnier, 1889.
Les microbes et la transformisme. (Revue scientifique, 1891.)
Le milieu intérieur et l'acclimatation. (Revue de l'Ecole d'anthropologie, 1891.)
Le sifflet chez les peuples primitifs. (Bulletin de la Société d'anthropologie et la Nature, 1891.)
Naissance et évolution des idées et des pratiques médicales, superstitions médicales. (Revue de l'Ecole d'anthropologie, 1893.)
La question de race en médecine. (Annales de l'Univerté de Grenoble, 1893.)
Toxicologie primitive. (Revue de l'École d'anthropologie, 1893.)
Théorie et mécanisme de l'hérédité. (Revue de l'Ecole d'anthropologie, 1893.)
Mutilations ethniques. (Annales de l'Université de Grenoble, 1893.)
Coup d'œil sur la population néolithique dans le Dauphiné et en Europe, Grenoble, Rigaudin, 1894.
Les Monuments mégalithiques. Grenoble, Rigaudin, 1894.
Les cordeliers de Grenoble et le maréchal Bourcet. Grenoble, Rigaudin, 1894.
L'Etat social en Dauphiné avant la Révolution. Grenoble, Rigaudin, 1894.
La vie d'un paysan dauphinois avant la Révolution. Grenoble, Rigaudin, 1894.
Etude sur la couleur des cheveux et des yeux dans le département de l'Isère. Grenoble, Rigaudin, 1895.

à être relevé de ses fonctions de Directeur ; il était nommé Directeur honoraire et remplacé par le Dr *Bordier*. Le Dr *Porte* (1) est nommé suppléant des chaires de pathologie et de clinique médicales ; le Dr *Perriol* est nommé chef des travaux anatomiques, il est nommé en même temps chirurgien adjoint des hôpitaux (2). M. *Romeyer*, pharmacien en chef de l'Hôpital, est nommé chef des travaux chimiques. M. *Labatut* (3), suppléant des chaires de chimie et de physique, est chargé du cours de M. *Raoult*, démissionnaire. En 1883, M. le Dr *Deschamps* avait été nommé professeur suppléant des chaires de chirurgie et d'obstétrique (4). Le Dr *Douillet* avait

---

D'une coutume funéraire en Dauphiné, 1895.
Etude sur le rôle de la médecine dans l'expédition de Madasgascar.

Passim : In *Journal de Thérapeutique de Gubler, Bulletin de Thérapeutique, Revue scientifique, Revue internationale des Sciences, Archives de Médecine, Archives de Médecine navale, la Gazette hebdomadaire de Médecine et de Chirurgie, Bulletin de la Société anatomique, Bulletin de la Société de Thérapeutique, Bulletin de la Société d'Anthropologie, La Nature, Le Bulletin de la Société dauphinoise d'Ethnologie et d'Anthropologie, La Revue de l'Ecole d'Antropologie*, etc.

(1) M. Porte, chargé de la suppléance de la chaire de clinique médicale, a publié un certain nombre de travaux, dont voici les principaux :
Phlébite au cours d'un pneunomie bilieuse. (Dauphiné médical, 1855.)
Néphrite périphérique.
Néphrite syphilitique précoce.
En collaboration avec M. Labatut   *Traitement de la goutte et du rhumatisme par l'électrolyse du chlorure de lithium.*
Bruits musicaux cardio-vasculaires.

(2) M. Perriol a publié :
Désarticulation du genou par la méthode sous-périostée.
Suture du nerf médian et sutures tendineuses.
Désarticulation de l'épaule à lambeau cutané.
Imperforation du rectum. (Comptes rendus de la Société de médecine et de pharmacie.)

(3) M. Labatut a fait d'importants travaux sur le transport des *ions*. Il a ainsi posé les bases d'une nouvelle méthode d'introduction des médicaments, qu'il a développée au point de vue clinique, en collaboration avec le Dr Porte.

(4) M. Deschamps a publié de nombreux travaux relatifs à l'ophtalmologie :
Thèse inaugurale. Paris, 1884. *Du choléra endémique en Cochinchine.* Mention honorable (prix de thèse).
Un cas de calcul de l'amygdale. (Dauphiné médical, juillet 1889.)
Conjonctivite due à la présence prolongée d'un grain de blé dans le cul de sac conjectival supérieur. (Dauphiné médical, avril 1889.)
Quelques considérations sur l'opération de la cataracte (Dauphiné médical, 1890.)
Corps étranger ayant séjourné 25 ans dans une fosse nasale. (Dauphiné médical, 1890.)
Complications oculaires de la rougeole. (Dauphiné médical, 1890.)
Deux observations des luxations traumatiques du cristallin. (Dauphiné médical, mars 1891.)
De la luxation spontanée du cristallin. (Annales d'occultisiques, 1891.)
Du choix des lunettes. (Annales de l'enseignement supérieur de Grenoble, 1891.)
Sur les végétation adénoïdes. (Dauphiné médical, 1891 .)

été, en 1891, nommé suppléant des chaires d'anatomie et de physiologie (1).

Pendant que les ouvriers mettaient la dernière main à ce qui allait
être l'Ecole de médecine *réorganisée*, survient le décret de 1893, qui
allait modifier profondément les études médicales. Notre réorganisation, notre installation dans les nouveaux bâtiments venaient à point
pour coïncider avec une orientation nouvelle : c'était une rénovation
complète.

L'idée générale de la nouvelle réglementation est excellente, elle
repose sur l'importance de plus en plus grande que prennent chaque jour
dans la médecine, les sciences qu'on nommait jadis *accessoires*; ce sont
elles qui font que la médecine est de plus en plus une science, mise
au service d'un art (2) : mais elle a l'inconvénient de ne pas rétablir les
examens de fin d'année.

Les avantages qu'elle présente pour nous ont été très bien résumés par
M. le Directeur de l'enseignement supérieur (3). « Il se trouve donc, dit-il,
— et on l'a voulu — que les décrets de 1893 sont une mesure de décentralisation. Si les familles en comprennent bien l'esprit, ils peuvent avoir
pour les établissements d'enseignement supérieur et en particulier pour
les Ecoles de médecine, de plein exercice et préparatoires, les plus heureux
effets. . . . . On a voulu proposer un remède à
l'engorgement excessif de Paris. Les étudiants y font foule, le conseil
général des Facultés s'en plaignait récemment et en signalait les dangers

*De l'intervention chirurgicale dans les blessures de l'œil avec pénétration de
corps étranger. (Dauphiné médical,* décembre 1892.)
*Un nouvel appareil destiné à remplacer la pile du galvano cautère. (Annales
d'oculistiques,* 1893.)
*Guérison de plusieurs cas de surdité profonde d'origine spécifique. (Dauphiné
médical,* octobre 1893.
*Les vapeurs de formol dans les affections de l'oreille moyenne. (Annales des
maladies de l'oreille,* avril 1894.)
Traitement du ptérygion par le râclage méthodique de la cornée. Communi-
cation à la *Société Française d'ophtalmologie,* en mai 1895.
(1) M. Douillet a fait de nombreuses publications :
Sur la myopathie atrophique. (Loire médicale, 1885.)
Sur la tachycardie essentielle. (Dauphiné médical, 1851.)
Sur un empyème enkysté suivi de vomique.
Sur l'atethose.
Sur les accidents dus à l'électricité à courants continus.
(2) On sait que cette réforme repose surtout sur le certificat d'études physiques,
chimiques et naturelles exigé des aspirants au doctorat — en ce qui concerne les
Ecoles, elle leur est favorable puisque les étudiants peuvent passer dans ces
Ecoles deux examens probatoires et prendre 12 inscriptions.
(3) La réglementation des études médicales, par Louis LIARD, *Revue des Deux-
Mondes,* 15 octobre 1894.

. . . . Les familles se figurent, bien à tort, qu'il est bon pour leurs enfants de commencer leurs études médicales à Paris ; elles savent que les ressources y sont considérables, mais elles ignorent, que, si considérables qu'elles soient, elles sont insuffisantes ».

Plusieurs modifications préparent notre réorganisation : la chaire d'accouchement, maladies des femmes et des enfants est supprimée et remplacée, avec le même titulaire, le Dr Gallois, par une chaire de clinique obstétricale. En même temps, le Conseil général du département, sur la demande du Conseil général des Facultés, décide que le service de la maternité départementale sera à la disposition de l'Ecole de médecine, non plus pendant six mois seulement, mais pendant toute l'année. Il supprime en même temps l'ancien cours départemental d'accouchement, laissant à l'Ecole la charge de l'enseignement des élèves sages-femmes. Le cours d'hygiène et de thérapeutique est supprimé et remplacé par une chaire d'histologie, dont M. *Berlioz*, devient titulaire. Enfin, le 22 octobre 1894, paraît le décret de réorganisation : « L'Ecole préparatoire de médecine et de pharmacie de Grenoble est autorisée à jouir des droits conférés aux Ecoles préparatoires réorganisées par l'art. 13 du décret du 1er août 1883 ».

En même temps qu'elle entrait en jouissance de ses nouveaux droits, l'Ecole prenait, au mois de novembre 1894, possession de ses nouveaux bâtiments, et M. le Recteur Zeller (1), le chef autorisé de ce que nous pouvons nommer mrintenant l'Université de Grenoble prononçait, dans la séance de rentrée des Facultés, les paroles suivantes, qui peuvent servir d'épigraphe à ce livre et sont, en même temps, un gage pour l'avenir :

« Par une de ces bonnes fortunes, qui ne sont point dues au hasard, et qui n'échoient qu'à ceux qui les méritent, il arrive qu'au moment précis où la récente réglementation ouvre à notre Ecole de médecine une nouvelle et féconde carrière, le superbe édifice que lui a construit la ville de Grenoble se trouve terminé et prêt à la recevoir. M. le directeur de l'enseignement supérieur nous a fait l'honneur de le visiter au mois de septembre dernier. Il ne nous a pas ménagé les témoignages de satisfaction. Il a déclaré devant le maire dévoué de cette ville, et devant l'architecte qui l'a si habilement secondé, qu'à son avis l'Ecole préparatoire était l'une des plus belles et des mieux aménagées qu'il y eut en France.

« L'Ecole de médecine et de pharmacie occupera désormais une place

---

(1) Séance annuelle de rentrée des Facultés et de l'Ecole préparatoire de médecine et de pharmacie, le 3 novembre 1894.

d'honneur à côté du Musée-Bibliothèque, du Palais des Facultés, du Lycée de garçons et des autres monuments scolaires, qui sont la parure et la gloire de Grenoble. » S'adressant aux divers étudiants de Grenoble, M. Zeller terminait par cet encouragement : « Le gouvernement de la République et les municipalités qui se sont succédé à la tête de la ville depuis vingt ans, vous ont élevé des monuments construits à grands frais et aménagés avec le plus grand soin. On vous a donné des professeurs d'un grand mérite, parmi lesquels il en est qui se sont illustrés par leurs travaux et leurs découvertes. Il vous appartient de justifier et de faire fructifier l'œuvre de vos pères..... l'avenir de notre centre universitaire est entre vos mains. C'est à vous d'en attester la vitalité par votre travail, d'en accroître le prestige par vos succès et de faire en sorte que, dans cette ville de Grenoble, qui vous est si hospitalière, il y ait toujours un foyer d'études florissant, digne de son glorieux passé et des sacrifices du temps présent, *ut in eâ sint perpetuo*, comme disait le dauphin Humbert, *generalia studia in juris, medicinæ, artium Facultatibus* ».

J'arrête à cette date le récit du développement de notre Ecole de Médecine ; la suite de cette histoire nous la vivons ; d'autres l'écriront. Les chapitres ultérieurs mentionneront, il le faut espérer, le titre d'Ecole de plein exercice, puis celui de Faculté. Dès maintenant, la valeur des professeurs (1), leur exactitude, l'importance de leurs travaux, le nombre

---

(1) Depuis la réorganisation M. *Pionchon* a remplacé M. *Janet*, comme professeur de physique.

M. *Georges Dodero*, chef des travaux chimiques à la Faculté des sciences, est chargé de la suppléance de la chaire de physique.

Le D͏ʳ *Nicolas* est chargé du cours de physiologie en remplacement de M. Montaz, démissionnaire. Il sera sans doute demain titulaire.

Il a publié de nombreux mémoires :

Traitement abortif de la blennorrhagie après anesthésie par la cocaïne, décembre 1888.

Hydramnios, ponction, accouchement prématuré, avril 1889.

Deux observations de diphtérie bénigne, mars 1889.

Observation de coup de chaleur, juillet 1889.

Cancer du pylore. Pièces anatomiques décembre 1889.

Uu cas d'hydro-pneumathorax, décembre 1889.

Syphilis congénitale, mars 1890.

Endocardite végétante et aortite, juin 1890.

La neurasthénie, septembre 1890.

Angine de poitrine. Pièces anatomiques, novembre 1890.

Vérification des thermomètres médicaux, janvier 1891.

La variole à l'hôpital, mars 1891.

Deux autopsies après hémorrhagies cérébrales, mai 1891.

Sclérose en plaques, mai 1891.

Réactions anormales de l'albumine, juillet 1891.

croissant des élèves et leur application nous permettent d'espérer que les sacrifices que la ville a faits, à tant de reprises, porteront leurs fruits et que l'Ecole de Médecine tiendra sa place avec honneur dans l'Université de Grenoble.

Obstruction totale des narines dans la syphilis congénitale, août 1891.
Traitement de l'occlusion intestinale par l'électricité, février 1892.
Emploi du sublimé comme traitement des gerçures du sein, février 1892.
Pneumonie double suppurée, novembre 1892.
Appendicite et pérityphlite, décembre 1892
Cirrhose atrophique du foie, janvier 1893.
Vaginalite aiguë et étranglement herniaire, février 1893.
Hydronephrose intermittente, décembre 1893.
Chorée chronique de Huntington, décembre 1893.
Néphrite syphilitique héréditaire, décembre 1894.
Paralysie radiculaire du plexus bracchial, type supérieur, mai 1895.
Incontinence nocturne d'urine, juin 1895.
M. *Paul Dodero* a été nommé professeur suppléant d'histoire naturelle.
Il a publié plusieurs mémoires, relatifs à la zoologie et à la médecine, sur la *conservation des pièces anatomiques par un procédé nouveau* et sur les *douches locales, rectales* et *vaginales.*

FIN

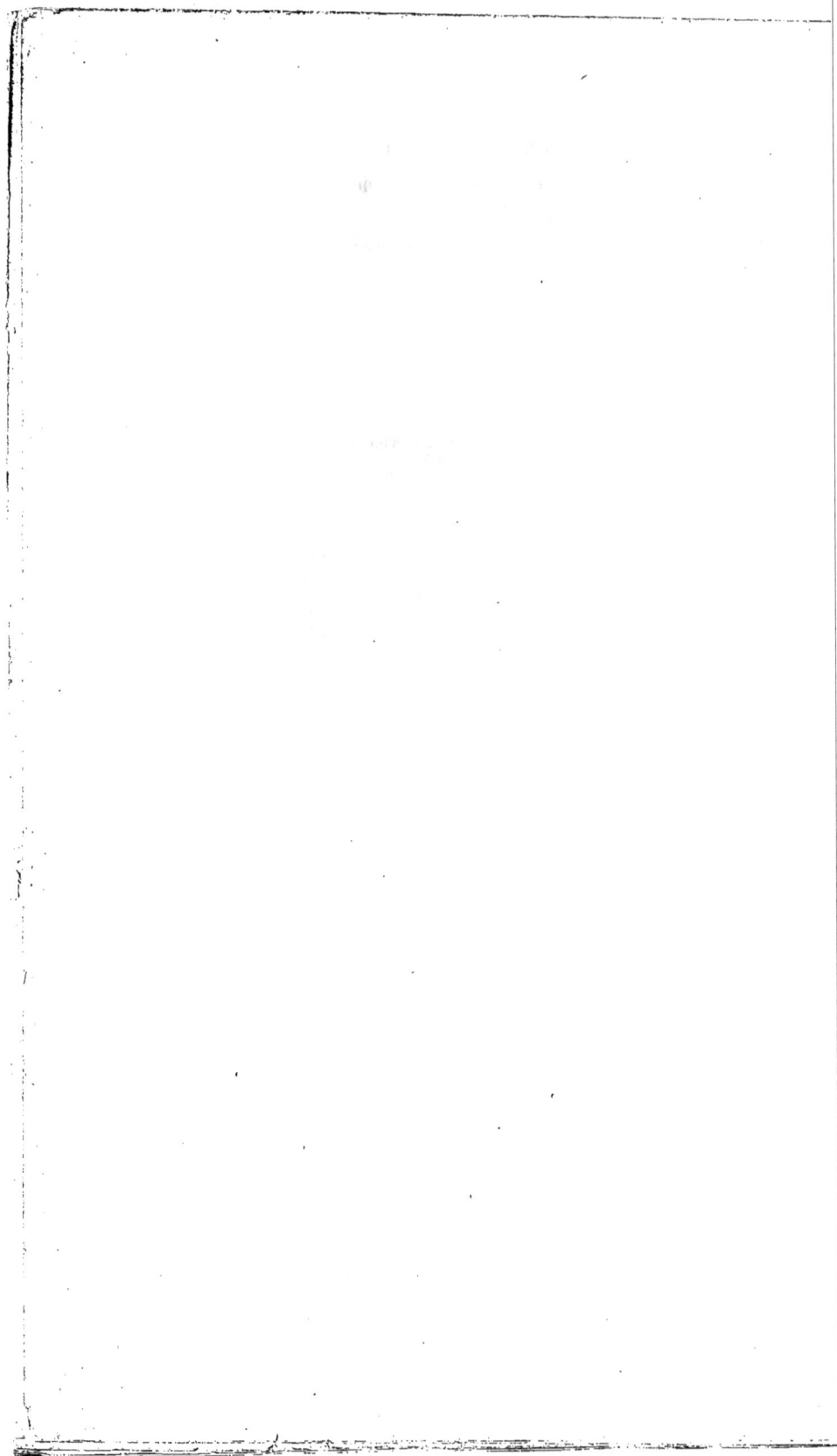

Ingram

165.   180 · 131   191 · 195 · 196 · 202 ·
208 · 215 · 216 · 217 · 218 · 222 · 223.
229 · 230 · 231 · 232

www.ingramcontent.com/pod-product-compliance
Lightning Source LLC
Chambersburg PA
CBHW032327210326
41518CB00041B/1354